精气神学说

何清湖　刘　密　主编

全国百佳图书出版单位
中国中医药出版社
·北　京·

图书在版编目（CIP）数据

精气神学说 / 何清湖，刘密主编. -- 北京：中国中医药出版社，2024.7（2025.3 重印）

ISBN 978-7-5132-8882-8

Ⅰ. R212

中国国家版本馆 CIP 数据核字第 2024F7N284 号

中国中医药出版社出版

北京经济技术开发区科创十三街 31 号院二区 8 号楼

邮政编码 100176

传真 010-64405721

北京盛通印刷股份有限公司印刷

各地新华书店经销

开本 787×1092 1/16 印张 21.75 字数 472 千字

2024 年 7 月第 1 版 2025 年 3 月第 2 次印刷

书号 ISBN 978-7-5132-88 8

定价 69.00 元

址 www.cptcm.com

热线 010-64405510

热线 010-89535836

假 010-64405753

务号 zgzyycbs

网址 https://kdt.im/LIdUGr

博 http://e.weibo.com/cptcm

舰店网址 https://zgzyycbs.tmall.com

装质量问题请与本社出版部联系（010-64405510）

《精气神学说》编委会

主　　编　何清湖　刘　密

副 主 编　刘建和　孙贵香　刘　琼　冯　雪　邱冉冉

编　　委（按姓氏笔画排序）

丁攀婷　王　军　牛　丽　刘朝圣　闫朝勃

孙相如　李祖强　肖　逸　肖碧跃　旷世达

何灏龙　余　娜　张汝涵　张冀东　陈　元

陈　琳　易亚乔　周　兴　周　青　周竞颖

胡宗仁　贾　铝　徐　璇　曹思慧　曹　淼

梁枝懿　彭　亮　傅馨莹

学术秘书　傅馨莹

序

中医药学的形成与发展得益于几千年来历代医家反复实践经验的总结，它的理论形成更得益于中国传统文化与传统哲学，古人对自然、社会的认知产生的哲学智慧同样适用于对生命、健康、疾病的认识。同时，中医药学理论的形成也得益于历代医家天才般的发现和创造性的智慧。中医药学发展至今，依然熠熠生辉。对于中医的地位问题，习近平总书记曾有过高屋建瓴的概括。他说："中医药学凝聚着深邃的哲学智慧和中华民族几千年的健康养生理念及其实践经验，是中国古代科学的瑰宝，也是打开中华文明宝库的钥匙。深入研究和科学总结中医药学对丰富世界医学事业、推进生命科学研究具有积极意义。"2021 年 5 月 12 日～13 日，习近平总书记在河南南阳考察时对中医药事业作出重要指示："中医药学包含着中华民族几千年的健康养生理念及其实践经验，是中华民族的伟大创造和中国古代科学的瑰宝。要做好守正创新、传承发展工作，积极推进中医药科研和创新，注重用现代科学解读中医药学原理，推动传统中医药和现代科学相结合、相促进，推动中西医药相互补充、协调发展，为人民群众提供更加优质的健康服务。"中医药作为我国独特的卫生资源、潜力巨大的经济资源、具有原创优势的科技资源、优秀的文化资源和重要的生态资源，在经济社会发展中发挥着重要作用。

中医药在当今的传承、创新与发展，需要我们做到"传承精华、守正创新"，要坚定中医文化自信、中医理论自信与中医疗效自信，实现中医药健康养生文化的创造性转化、创新性发展。特别是坚定中医文化自信，有利于建立中医学科自信，有利于提升国民健康素养，有利于中华传统文化对外传播，有利于中医事业发展。坚定中医文化自信不仅是一个倡议，而且应当成为发展中医药事业的一项系统工程。建设这项工程，需要领悟并把握其医学内涵、文化内涵及精神内涵。唯有把握内涵，才能进一步促进文化传承、中医自信乃至中医药事业的发展。2023 年 6 月 2 日，习近平总书记在北京出席文化传承发展座谈会并发表重要讲话，他强调，在新的起点上继续推动文化繁荣、建设文化强国、建设中华民族现代文明，是我们在新时代新的文化使命。要坚定文化自信、担当使命、奋发有为，共同努力创造属于我们这个时代的新文化，建设中华民族现代文明。中医药学深刻体现了中华民族的认知方式和价值取向，蕴含着丰富的中华民族文化精髓，是我国文化软实力的重要体现。坚定中医文化自信有利于推进中华民族文化自信、自觉与自强，有利于铸就中华文化新辉煌，有利于推进中华民族伟大复兴。

中医具有独特而又丰富的理论体系，如阴阳、五行、藏象、经络、治未病等，这些理论与中国传统文化、哲学都有紧密的联系，对于指导临床实践有重要的意义。包括精气神学说在内的中医学理论体系都具有丰富的学术内涵，对于指导养生保健和防病治病都有重要的意义。同时，精气神学说也能成为当今中医科技创新的智慧源泉，也有利于丰富中医方、药、术的内涵，促进中医药大健康产业的发展。精气神学说由来已久，其理论具有较丰富的内涵，但一直以来缺乏系统的整理与研究。如何对精气神学说进行探本溯源，并进一步整理、归纳和研究，从而凝练总结并系统构建精气神学说理论体系，并且指导临床实践以及赋能大健康产业发展，是本书重点探讨的问题以及本书的编撰目的所在。因此，本书具有科学性、实用性、系统性、创新性四个方面的特点。

1. 科学性

本书在编写过程中做到了文献资料科学、研究方法科学、理论构建科学，重视内容的学术性及权威性。因此，本书既可以作为学术参考书，又能够为相关研究提供方向。

2. 实用性

本书的重要任务是指导临床实践，同时又面向从事健康产业与保健品、功能食品开发的相关人员，为大健康相关产业发展赋能。此外，本书还有较好的科普作用，语言简练易懂，值得中医养生爱好者阅读。

3. 系统性

作为专门论述精气神学说的学术著作，我们通过讲好精气神学说的故事来推动精气神学说的传播、研究与应用，从历史溯源、文献分析、现代研究、临床运用等多个维度阐释精气神学说的内涵以及价值。

4. 创新性

中医药学不是一成不变的，而是革新不绝、演化不断的。在中医学理论体系中，精、气、神都有各自的理论体系，我们团队首次将“精气神”作为一个学术整体来进行研究和论述，这是本书最大的创新点，也是中医“传承精华、守正创新”的生动实践。

总之，本书面对的读者对象是中医药相关专业的学生、临床医生及中医爱好者和中医大健康产业从业者。本书的编撰工作由湖南医药学院校长、中华中医药学会治未病分会主任委员、世界中医药学会联合会慢病管理专业委员会会长、湖南中医药大学何清湖教授牵头组织，湖南中医药大学、湖南医药学院等单位的中青年学者参与了本书的编撰工作，同时本书的出版也得到启迪药业集团股份公司及互联网（中西协同）健康服务湖南省工程研究中心的大力支持，在此一并感谢。

由于时间比较仓促，加之编者水平有限，本书可能还存在一些不足之处，研究深度有待加强，临床指导的系统性有待进一步提高，恳请广大读者提出宝贵的意见和建议，以便再版时修订提高。

湖南中医药大学教授、湖南医药学院校长 何清湖

2024 年 3 月

编写说明

中医药的传承创新受到党和国家高度重视。党的二十大报告提出，要加强中医药传统知识的保护和传承，推动中医药的发展和创新；要加强中医药的宣传和推广，提高公众对中医药的认识和了解。为此，我们组织编写了《精气神学说》，在国内率先提倡和总结精气神学说的理论和临床应用，推动精气神学说的传播和运用。

中医学具有独特的理论体系和治疗方法，对于人们的健康有着重要作用。精气神学说是中医药的重要理论基础，编写中医精气神学说可以将中医知识传播给更多的人群，让更多的人了解和信赖中医，从而改善人们的健康状况。通过总结和归纳精气神学说的辨证和治则治法，可以作为传承中医的参考资料，帮助他们提高中医理论和实践的水平。通过系统的学习和研究，可以更好地传承和发展中医。

《精气神学说》一书首次系统总结了中医精气神学说，更加重视其在治未病中的作用，并且学术研究价值大，编写成员均为中医药行业中的高层次人才。本专著具有以下特点：一是原创性，精气神辨证、精气神的治则与治疗方法具有创新理论和技术优势，充分汲取精气神学说研究成果的合理内核与最新进展，突出学术原创性；二是实用性，重点介绍了基于精气神学说指导下临床各科的实践应用，为掌握精气神学说理论和临床应用提供专业指导。

《精气神学说》一书从理论和实践两个方面对精气神学说进行系统论述。全书分上下两篇，共二十三章。上篇全面总结了精气神学说的理论基础，第一章精气神学说的起源由邱冉冉、刘琼、旷世达、冯雪编写，第二章精气神的基本概念及其内在关系由王军、李祖强、张汝涵、曹思慧编写，第三章精气神与脏腑经络由曹淼、闫朝勃、丁攀婷编写，第四章中医经典与名家论精气神由肖碧跃、孙相如、刘朝圣、胡宗仁编写，第五章精气神辨证由孙贵香、何灏龙、周竞颖、肖逸编写，第六章精气神的治则与治疗方法由余娜、张冀东、彭亮、陈琳编写，第七章精气神的现代研究由傅馨莹编写；下篇重点介绍精气神学说的临床应用，第八章治未病由易亚乔、贾铝、牛丽、梁枝懿编写，第九章至第二十二章各类疾病治疗应用由邱冉冉、刘琼、刘建和、周青、刘朝圣、周兴、梁枝懿、徐璇、陈元编写，第二十三章疾病康复由刘密编写。

本专著的编写旨在为精气神学说理论和临床应用提供专业指导，促进学术交流，传播中医知识，推动中医发展。由于时间仓促，疏漏在所难免，恳请大家不吝指正，万分感激。

湖南中医药大学教授、湖南医药学院校长 何清湖

2024 年 3 月

目 录

上篇

下篇

上篇

第一章
精气神学说的起源

众所周知，精气神原本是古代哲学概念，当其被引入中医学后，成为贯穿于整个中医理论体系的核心要点，其对中医学的影响绝不亚于阴阳五行学说。精气神学说作为古代哲学理论，产生于先秦，成熟并广泛应用于秦汉。谈到古代哲学理论，绕不开儒道释三家，故本章我们将分别从儒家、道家、释家分别来阐述精气神理论的起源与发展的过程。

第一节　儒家与精气神

先秦儒家最具代表性的人物为孔子、孟子、荀子，而秦汉时期儒家的代表人物非“罢黜百家、独尊儒术”的董仲舒莫属。孔子的哲学思想及言论集中体现在《论语》和《周易·系辞》中，孟子的政治主张与哲学思想及言论集中呈现在《孟子》中，当然荀子的理论及其主张也更多地显现于《荀子》中。董仲舒著作颇丰，但其精气神相关的学说更多集中在《春秋繁露》一书中。因此，我们接下来将从这几本书中来探究儒家的精气神学说。

一、《论语》中的精气神学说

“精”“气”“神”三字在《论语》通篇中出现的频率较低，其中“精”字出现过1次，“气”字出现过6次，“神”字出现过7次。

“食不厌精，脍不厌细”（《论语·乡党》）是论语中唯一一次关于“精”的表述，没有哲学含义，仅仅指精细之意。“君子所贵乎道者三：动容貌，斯远暴慢矣；正颜色，斯近信矣；出辞气，斯远鄙倍矣”（《论语·泰伯》）；“摄齐升堂，鞠躬如也，屏气似不息者”（《论语·乡党》）；“肉虽多，不使胜食气”（《论语·乡党》）；“君子有三戒：少之时，血气未定，戒之在色；及其壮也，血气方刚，戒之在斗；及其老也，血气既衰，戒之在得”（《论语·季氏》），是论语中出现“气”字的6处表述，由此可见，这个时候的气更多地指代声调、气息等本意，血气二字的反复出现也意味着先秦儒家用气来解释我们的一些生理现象，出现了精气学说的萌芽。而“神”的7次出现都阐述的是鬼神之意，未有哲学含义。

二、《周易·系辞》中的精气神学说

《周易·系辞》主要用于阐述《周易》的哲学意蕴和功用，其中引用了不少孔子的论述，也能较好地反映孔子的哲学思想。《周易·系辞》中出现“精”字4次，“气”字1次，“神”字26次。

“精气为物，游魂为变”“非天下之至精，其孰能与于此”“精义入神，以致用也”“男女构精，万物化生”，此为“精”字具体呈现内容。“精气为物”阐述了万物的本源为精气；“精”在“非天下之至精”中被理解为精微、至精的道理；“精义入神”中的“精”作为动词被理解为专精的研究或者精研万物之理；“男女构精，万物化生”同样阐述了化育万物的本源在于男女之精气的结合。由此可见“精”在《周易·系辞》中可以理解为精微之物或精微之道理；可以理解为专精的研究或者精研万物之理，这两者都是“精”字的本意；还可以理解为万事万物化育的本源，用来解释生命的起源。这是从哲学的视角来探讨“精”之意，而“精”的这一理解对精气学说的形成至关重要。“气”字唯一一次出现是与“精”字同时呈现的，“精气为物”，表明气与精一样，是构成万事万物化育的本原。“神”字在《周易·系辞》中出现26次，其含义各有差异，具体呈现为四个方面。其一，指代生命的高扬，即我们常说生命的状态是否有神采之意。“精气为物，游魂为变，是故知鬼神之情状”“天数二十有五，地数三十，凡天地之数五十有五，此所以成变化而行鬼神也”中描述的神即此意。其二，阴阳变化的屈伸往来，即阴阳变化的深层次规律，或许称为神妙的道理。“故神无方而《易》无体”“阴阳不测之谓神”“显道神德行，是故可与酬酢，可与祐神矣”“知变化之道者，其知神之所为乎”“非天下之至神，其孰能与于此”“惟神也，故不疾而速，不行而至”“是故蓍之德，圆而神”“神以知来，知以藏往，其孰能与于此哉”“圣人以此斋戒，以神明其德夫”“变而通之以尽利，鼓之舞之以尽神”“神而明之，存乎其人”“精义入神，以致用也”“穷神知化，德之盛也”“知几，其神乎”“阴阳合德，而刚柔有体，以体天地之撰，以通神明之德”等原文中的“神”基本为此意。其三，人名，神农。“包牺氏没，神农氏作，斫木为耜，揉木为耒，耒耨之利，以教天下，盖取诸益”“神农氏没，黄帝、尧、舜氏作，通其变，使民不倦”中的“神”为此意，跟精气神学说无关。其四，神奇、神妙之意。“古之聪明睿知，神武而不杀者夫！是以明于天之道，而察于民之故，是兴神物，以前民用”“是故天生神物，圣人则之”中的“神”即为此意。

三、《孟子》中的精气神学说

《孟子》中“精”字未曾出现，“气”字出现20次，“神”字出现3次。“气”字集中出现在《孟子·公孙丑上》，具体含义有以下三种。其一，盛气，意气。“孟施舍之守气”“勿求于气”中之“气”可做如此解释。其二，体之充也，指的是构成人体的精微物质。“夫志，气之帅也”，是儒家对神与气关系相对较早的一种表述，神（志）是气的统帅。“志至焉，气次焉”“持其志，无暴其气”“志壹则动气”都表明神（志）对气的绝对统帅。气同样也反作用于神（志），“气壹则动志也。今夫蹶者趋者，是气也，而反动其心”，表明气动亦会导致的神（志）的变化。气与（神）之间的这种辩证关系正是儒家关于精气神学说的萌芽状态。其三，浩然正气。何为浩然之气？孟子给出了一个具有儒家色彩的定义，“其为气也，至大至刚，以直养而无害，则塞于天地之间。其为气也，配义与道；无是，馁也。是集义所生者，非义袭而取之也。行有不慊于心，则馁矣”，这“浩然正气”是最强大且最刚强之气，如通过正义来培养且不伤害它，它便能充斥天地之间。这种气是在长时间积累的正义中所化生，它不可能通过偶然的正义而产生，同时它离不开“义”与“道”的培育，如若没有“义”与“道”，它就会疲弱，不能成为最强大最刚强之气，也无法充斥天地之间。由此可知，浩然正气是一种集物质之气与精神之气于一体的状态。它能充斥天地间，表明它具有物质性；它的至大至强需要正气的积累，“义”与“道”的培育，表明其具有精神属性。孟子将养德内化为养浩然正气，浩然正气也具有神的功能，它无形但我们却可以真实感受到，它能提升我们生命的高度。可见神是通过不断培养浩然正气而形成，通过践行正义之事来养气养神的观点，对后世儒家精气神学说的产生具有深远影响。

“有为神农之言者许行”（《滕文公上》）；“使之主祭而百神享之，是天受之；使之主事而事治，百姓安之，是民受之也”（《万章上》）；“夫君子所过者化，所存者神”（《尽心上》）。此为“神”字出现在《孟子》中的3处具体表述。其一，神农之意，人名，不具有特殊意义。其二，神明之意，具有人格化的上天主宰。其三，解释为神奇的变化。

四、《荀子》中的精气神学说

在《荀子》中“精”字出现27次，“气”字出现27次，“神”字出现39次。“精”字在《荀子》中有6种含义。其一，理解为擅长、精通之意。“体倨固而心执诈，术顺墨而精杂污，横行天下，虽达四方，人莫不贱”（《修身》）；“农精于田而不可以为田师；贾精于市而不可以为市师；工精于器而不可以为器师。有人也，不能此三技，而可使治三官。曰：精于道者也。非精于物者也。精于物者以物物，精于道者兼物物”（《解蔽》）；“而羿精于射；奚仲作车，乘杜作乘马，而造父精于御。自古及今，未尝有两而能精者也”（《解蔽》），这三个部分中的“精”都应该这么理解。其二，理解为聚精会神、专业之意。《解蔽》中的“心枝则无知，倾则不精，贰则疑惑”与“耳目之欲接，则败其思；蚊虻之声闻，则挫其精”中的“精”都是这个含义。其三，“精”通“睛”，理解为眼睛、视觉。《解蔽》中的“瞽者仰视而不见星，人不以定有无，用精惑也”，就是这一含义的呈现者。其四，理解为精妙或精妙之理。“虽精，不加察焉，夫是之谓不与天争职”（《天论》）；“君子之言，涉然而精，俛然而类，差差然而齐”（《荀子·正名》）；“广大精神，请归之云”（《赋》）；“思乃精，志之荣，好而壹之神以成。精神相反，一而不贰，为圣人”（《成像》），这几处描写中的“精”就是这一理解。其五，理解为精微、细微之意。《赋》中的“大参乎天，精微而无形，行义以正，事业以成”与“精，微乎毫毛，而大，盈乎大寓”中的“精”则为这一理解。其六，精华、精细之物，或者构成万物之精。“性之和所生，精合感应，不事而自然谓之性”（《正名》）与“血气之精也，志意之荣也”（《赋》）中的“精”可以这么理解，而且后者道出了精、气、神三者的关系，气是有形的精微物质，正是这精微物质滋养了神。

“气”在《荀子》中有4种含义。第一，意气、口气之意。“问楛者勿告也，告楛者勿问也，说楛者勿听也，有争气者勿与辩也”（《劝学》）；“故其行效，其立效，其坐效，其置颜色、出辞气效”（《大略》），这两句描述中的“气”即为此意。第二，气色，神色之意，是中医学中“气”学说的组成部分。如“故未可与言而言谓之傲，可与言而不言谓之隐，不观气色而言谓之瞽”（《劝学》）。第三，气息，人体的精微物质，已经具有中医学的生理功能。《荀子》中出现“气”的大部分的含义皆是如此。如《修身》中“扁善之度，以治气养生则后彭祖，以修身自名则配尧、禹”；“凡用血气、志意、知虑，由礼则治通，不由礼则勃乱提僈”；“治气养心之术：血气刚强，则柔之以调和”；“凡治气养心之术，莫径由礼，莫要得师，莫神一好。夫是之谓治气养心之术也”；“君子贫穷而志广，富贵而体恭，安燕而血气不惰，劳倦而容貌不枯，怒不过夺，喜不过予。君子贫穷而志广，隆仁也；富贵而体恭，杀埶也；安燕而血气不惰，柬理也”中所表达的“气”皆为此意。其他篇目中表达此意的居多，总共出现了17次，此处不再赘述。最后，“气”还有风气、氛围之意。如《乐论》中“凡奸声感人而逆气应之，逆气成象而乱生焉；正声感人而顺气应之，顺气成象而治生焉”的“气”表达的就是此意。

“神”在《荀子》中有6种含义。一是人格化的天神、上天的主宰之意。“神之听之，介尔景福”（《劝学》）；“如是，百姓贵之如帝，高之如天，亲之如父母，畏之如神明”（《强国》）；“故君子以为文，而百姓以为神。以为文则吉，以为神则凶也”（《天论》）；“居如大神，动如天帝”（《正论》）；“是以为善者劝，为不善者沮；刑罚綦省，而威行如流，政令致明，而化易如神”（《君子》）；“怀柔百神，及河乔岳”（《礼论》），这几句话中的“神”皆可以理解为此意。二是阴阳变化的屈伸往来，即阴阳变化的深层次规律，或许称为神妙的道理。《天论》中“列星随旋，日月递炤，四时代御，阴阳大化，风雨博施，万物各得其和以生，各得其养以成，不见其事，而见其功，夫是之谓神”是给“神”下的定义，即阴阳变化的深层次规律，具体表现为“万物各得其和以生，各得其养以成，不见其事，而见其功”“德厚而不捐，五采备而成文，往来惛憊，通于大神，出入甚极，莫知其门”。《赋》中的“神”也可以这么理解。三是神明、神妙或懂得最神妙的道理，表明“神”由积善、诚心守仁、诚信等而来。《劝学》中“神莫大于化道，福莫长于无祸”“积土成山，风雨兴焉；积水成渊，蛟龙生焉；积善成德，而神明自得，圣心备焉”；《不苟》中“诚心守仁则形，形则神，神则能化矣”“公生明，偏生暗，端悫生通，诈伪生塞，诚信生神，夸诞生惑”，上述文句中“神”均可做此解释。四是与形体相对的概念，可以理解为生命力的延伸、灵魂、神志等意。这种对“神”的理解被中医学所吸纳，成为精气神学说中关于“神”的理解一个非常重要的方面。“天职既立，天功既成，形具而神生，好恶喜怒哀乐臧焉，夫是之谓天情”（《天论》）；“故葬埋，敬藏其形也；祭祀，敬事其神也；其铭诔系世，敬传其名也”（《礼论》）；“心者，形之君也，而神明之主也，出令而无所受令”“醉者越百步之沟，以为蹞步之浍也；俯而出城门，以为小之闺也：酒乱其神也”（《解蔽》），这几处“神”表达的即是此意。五是以完备周全的方法治理国家。“故天之所覆，地之所载，莫不尽其美，致其用，上以饰贤良，下以养百姓而安乐之。夫是之谓大神”（《王制》）；“曷谓一？曰：执神而固。曷谓神？曰：尽善挟治之谓神，万物莫足以倾之之谓固。神固之谓圣人”“并一而不二则通于神明，参于天地矣”（《儒效》）；“故仁者之兵，所存者神，所过者化，若时雨之降，莫不说喜”“故民归之如流水，所存者神，所为者化”（《议兵》）；“所存者神，所过者化，观其善行，孔子弗过”（《尧问》），这几处说的“神”不同于道家阐述的自然化育万物的规律，而是强调“神”的终极作用在于治国平天下。最后一种含义为神秘不可揣测之意。“知而险，贼而神，为诈而巧，言无用而辩，辩不惠而察，治之大殃也”（《非十二子》）；“上察于天，下错于地，塞备天地之间，加施万物之上，微而明，短而长，狭而广，神明博大以至约”（《王制》）；“谈说之术：矜庄以莅之，端诚以处之，坚强以持之，譬称以喻之，分别以明之，欣驩芬芗以送之，宝之珍之，贵之神之，如是则说常无不受”（《非相》）；“托地而游宇，友风而子雨，冬日作寒，夏日作暑，广大精神，请归之云”“有物于此，蠡蠡兮其状，屡化如神，功被天下，为万世文”（《赋》），上述文句中描述的“神”均可解释为此意。

五、《春秋繁露》中的精气神学说

精气神学说作为古代哲学理论，成熟并广泛应用于秦汉，秦汉时期儒家最具代表性的人物为董仲舒，他的哲学思想又集中体现于《春秋繁露》中。故我们一起来看看精气神学说在《春秋繁露》中是如何呈现的。在《春秋繁露》中“精”字出现41次，“气”字出现234次，“神”字出现84次。

“精”在《春秋繁露》中主要有精细地、深入地；精华、精粹；精神；精微及精微物质等含义。如《卷二·竹林第三》中“辞不能及，皆在于指，非精心达思者，其孰能知之”与《卷十七·天道施第八十二》中“天道施，地道化，人道义，圣人见端而知本，精之至也，得一而应万类之治也”的“精”即表达为“精细地、深入地”之意。《卷八·仁义法第二十九》中“非三王之德，选贤之精，孰能如此”与《卷十·深察名号第三十五》中“今万民之性，待外教然后能善，善当与教，不当与性，与性则多累而不精，自成功而无贤圣，此世长者之所误出也，非《春秋》为辞之术也”，两句中的“精”可以理解为“精华、精粹”之意。《卷五·正贯第十一》中“知其声矣，而后能扶其精也”之“精”则可以理解为“精神”。在本书中“精”的含义更多指的是组成人体的精微物质，同时带有儒家色彩的精气神学说在此得到发展。“故天道务盛其精，圣人务众其贤；盛其精而壹其阳，众其贤而同其心；壹其阳，然后可以致其神，同其心，然后可以致其功；是以建治之术，贵得贤而同心。”《卷六·立元神第十九》中表明了精可以生神，“盛其精而壹其阳”即可“致其神”。

“气之清者为精，人之清者为贤，治身者以积精为宝，治国者以积贤为道。身以心为本，国以君为主；精积于其本，则血气相承受；贤积于其主，则上下相制使；血气相承受，则形体无所苦；上下相制使，则百官各得其所；形体无所苦，然后身可得而安也；百官各得其所，然后国可得而守也。夫欲致精者，必虚静其形；欲致贤者，必卑谦其身，形静志虚者，精气之所趣也；谦尊自卑者，仁贤之所事也。故治身者，务执虚静以致精；治国者，务尽卑谦以致贤；能致精，则合明而寿；能致贤，则德泽洽而国太平。”（《春秋繁露·通国身》）

上述这一段话阐述了精与气的关系，“气之清者为精”，精与气都是最精微的物质，精气旺盛则“形体无所苦”，从而达到“身安”。养生当重视“积精”，与治国当重视“积贤”一样，“积精”则血气充沛，“积贤”则相互制约，血气充沛则身体无苦楚，而相互制约则体现在百官在各自的岗位上各得其所，发挥自己的功能。培养旺盛精气当“形静志虚”，不妄作劳，守静，且志闲少欲，则能“合明而寿”。治国者如要吸引贤能之人为国服务，当“谦尊自卑”，从而才能实现“德泽洽而国太平”。治身与治国是一样的道理，需抓重点，治身当“积精”，治国当“积贤”。

“气”在《春秋繁露》中出现了234次，频率极高，其主要表达的含义具有理论意义，是组成万物的物质载体。名称除了有自然属性的“天气”“元气”“春气”“夏气”“秋气”“冬气”“土气”“暖气”“清气”“暑气”“寒气”“阴气”“阳气”等，还有明显人文属性的“喜气”“怒气”“乐气”“哀气”，以及道德属性的“刑气”“德气”“正气”“邪气”“贼气”“嘉气”等。

阴阳二气原本是气的两种自然属性，在《春秋繁露》中也带有明显的儒家道德属性。正如《卷十一·阳尊阴卑第四十三》中所言，“阳，天之德，阴，天之刑也，阳气暖而阴气寒，阳气予而阴气夺，阳气仁而阴气戾，阳气宽而阴气急，阳气爱而阴气恶，阳气生而阴气杀”，阳气有好生之德，有仁爱之心，温暖且愿意给予万物；阴气有杀生之刑，对待万物暴戾且有厌恶之情，阴寒且抢夺万物之生机。

“天有寒有暑，夫喜怒哀乐之发，与清暖寒暑其实一贯也，喜气为暖而当春，怒气为清而当秋，乐气为太阳而当夏，哀气为太阴而当冬，四气者，天与人所同有也，非人所能蓄也，故可节而不可止也，节之而顺，止之而乱。人生于天，而取化于天，喜气取诸春，乐气取诸夏，怒气取诸秋，哀气取诸冬，四气之心也。四肢之答各有处，如四时；寒暑不可移，若肢体；肢体移易其处，谓之壬人；寒暑移易其处，谓之败岁；喜怒移易其处，谓之乱世。明王正喜以当春，正怒以当秋，正乐以当夏，正哀以当冬，上下法此，以取天之道。春气爱，秋气严，夏气乐，冬气哀；爱气以生物，严气以成功，乐气以养生，哀气以丧终，天之志也。是故春气暖者，天之所以爱而生之，秋气清者，天之所以严以成之，夏气温者，天之所以乐而养之，冬气寒者，天之所以哀而藏之；春主生，夏主养，秋主收，冬主藏；生溉其乐以养，死溉其哀以藏，为人子者也。故四时之行，父子之道也；天地之志，君臣之义也；阴阳之理，圣人之法也。阴，刑气也，阳，德气也，阴始于秋，阳始于春，春之为言犹偆偆也，秋之为言犹湫湫也，偆偆者，喜乐之貌也，湫湫者，忧悲之状也。是故春喜、夏乐、秋忧、冬悲，悲死而乐生，以夏养春，以冬藏秋，大人之志也。是故先爱而后严，乐生而哀终，天之当也；而人资诸天，天固有此，然而无所之，如其身而已矣。人主立于生杀之位，与天共持变化之势，物莫不应天化，天地之化如四时，所好之风出，则为暖气，而有生于俗；所恶之风出，则为清气，而有杀于俗；喜则为暑气，而有养长也；怒则为寒气，而有闭塞也。”（《春秋繁露·王道通三》）

上述文字将人的喜乐怒哀与自然的春夏秋冬之气一一对应，出现了“喜气为暖而当春，怒气为清而当秋，乐气为太阳而当夏，哀气为太阴而当冬”的表述，同时将自然的春夏秋冬之气赋予了社会与道德属性，“春气爱，秋气严，夏气乐，冬气哀；爱气以生物，严气以成功，乐气以养生，哀气以丧终”。爱、乐、严、哀本是人的情感表达，在此被赋予为春夏秋冬四气的属性，加上“春主生，夏主养，秋主收，冬主藏”是春夏秋冬四气的自然属性，董仲舒以春夏秋冬四气为媒介，将自然与社会属性连接起来，出现了喜气—春气—爱气—生物—生、乐气—夏气—养生—养、怒气—秋气—严气—成功—收、哀气—冬气—丧终—藏这四种表达。自然以“喜”实现“暖而春生育”、“怒”实现“清而秋杀就”、“乐”实现“疏阳而夏养长”、“哀”来实现“瞠阴而冬闭藏”。人通过春气来“博爱而容众”、夏气来“盛养而乐生”、秋气来“立严而成功”、冬气来“哀死而恤丧”。进而通过气的表述，来阐述其“天乃有喜怒哀乐之行，人亦有春秋冬夏之气者”的天人相副的思想。人既然与天相类，必当遵守天之理。自然“寒暑当其时乃发”，人之“喜怒必当义而出”；自然“阳之多于阴也”，人也应该“使德之厚于刑”；自然行阴气“少取以成秋，其余以归之冬”，人行阴气也应“少取以立严，其余以归之丧”。一年中先春夏后秋冬为自然规律，故在社会治理中也要遵守“先爱而后严，乐生而哀终”的原则。

在《春秋繁露》中“气”拥有自然、社会、道德三重属性，是万事万物之本源，是沟通人与自然的桥梁，实现“天人相副”的基石，进而要求社会治理应当要如同天道一样，德厚于刑，但又不可废刑；喜怒哀乐当发而中节，不可无节制；爱百姓大众，使其生养有道。

当然“气”在此还具有“意气”“本质”等之意。如《卷二·竹林第三》中“因得气而无敌国，以兴患也”的“气”具有意气之意；《卷五·正贯第十一》中“是以必明其统于施之宜，故知其气矣，然后能食其志也”的“气”具有本质的含义。

“神”在《春秋繁露》中含义的表达重点见于《春秋繁露·立元神》，其提出治国当“尊神”“贵神”，同时为“神”下了一个定义。

“体国之道，在于尊神。尊者，所以奉其政也，神者，所以就其化也，故不尊不畏，不神不化。夫欲为尊者，在于任贤；欲为神者，在于同心；贤者备股肱，则君尊严而国安；同心相承，则变化若神；莫见其所为，而功德成，是谓尊神也……为人君者，其要贵神，神者，不可得而视也，不可得而听也，是故视而不见其形，听而不闻其声；声之不闻，故莫得其响，不见其形，故莫得其影；莫得其影，则无以曲直也，莫得其响，则无以清浊也；无以曲直，则其功不可得而败，无以清浊，则其名不可得而度也。所谓不见其形者，非不见其进止之形也，言其所以进止不可得而见也；所谓不闻其声者，非不闻其号令之声也，言其所以号令不可得而闻也；不见不闻，是谓冥昏，能冥则明，能昏则彰，能冥能昏，是谓神。人君贵居冥而明其位，处阴而向阳，恶人见其情，而欲知人之心。是故为人君者，执无源之虑，行无端之事，以不求夺，以不问问；吾以不求夺，则我利矣，彼以不出出，则彼费矣；吾以不问问，则我神矣，彼以不对对，则彼情矣。故终日问之，彼不知其所对，终日夺之，彼不知其所出，吾则以明，而彼不知其所亡。故人臣居阳而为阴，人君居阴而为阳，阴道尚形而露情，阳道无端而贵神。”（《春秋繁露·立元神》）

何谓神？《春秋繁露》给出的解释为不可视其形影，不可闻其声响，无法判断形影之曲直、声响之清浊。不可视其形，并不是指看不到事物的发展和停止的状态，而是指看不清事物发展和停止的背后缘由，需要更深入观察。不可闻其声，并不是指听不到事物发出的号令之声，而是指听不清使事物发出号令之声的缘由。不见不闻，能在幽深暗昧中彰显道理即为神。“神”在儒家的治国与平天下理念中尤显重要，强调“尊神”“贵神”，重视贤能，使贤能之人同心同德，君主不需要做过多事情，国家就可以实现长治久安，即为神。

当然“神”在《春秋繁露》中还有其他的含义，如精神、神志等。《卷六·立元神第十九》中“故为人君者，谨本详始，敬小慎微，志如死灰，形如委衣，安精养神，寂寞无为，休形无见影”之“神”当理解为此意。《卷六·离合根第十八》中“天高其位而下其施，藏其形而见其光；高其位，所以为尊也，下其施，所以为仁也，藏其形，所以为神，见其光，所以为明；故位尊而施仁，藏神而见光者，天之行也。故为人主者，法天之行，是故内深藏，所以为神”的“神”之意表达为“深藏其形”，与前面的“不见不闻”相通，“神”我们看不到、摸不着、闻不到，但我们可以感受到“神迹”，如同上天的神灵操作一般。

第二节　释家与精气神

佛学在秦汉时期才传入我国，且当时比较有价值的佛学著作当属《四十二章经》《牟子理惑论》，故佛家精气神学说的起源当从此二书来探究。

一、《四十二章经》中的精气神学说

“精”字分别出现在《第二十七章·无着得道》《第三十三章·智明破魔》《第三十五章·垢净明存》。

“佛言：夫为道者，犹木在水，寻流而行。不触两岸，不为人取。不为鬼神所遮，不为洄流所住，亦不腐败。吾保此木，决定入海。学道之人，不为情欲所惑，不为众邪所娆，精进无为。吾保此人，必得道矣。”（《第二十七章·无着得道》）

“佛言：夫为道者，譬如一人与万人战，挂铠出门。意或怯弱。或半路而退，或格斗而死，意或无惧，或得胜而还。沙门学道，应当坚持其心，精进勇锐，不畏前境，破灭众魔，而得道果。”（《第三十三章·智明破魔》）

“佛言：如人锻铁，去滓成器，器即精好。学道之人，去心垢染，行即清净矣。”（《第三十五章·垢净明存》）

前两段文字中的“精”字都表示为精进、精进无为、精进勇锐之意，与我们讲述的生命之“精”没有必然联系，“精进”是佛家术语，理解为做勤、努力向善向上之

意。第三段文字中的“精”表面上形容的是铁器的品质精良，纯之又纯，实际上说的是学道之人内心去除贪恋杂欲后纯正的清净。

“神”字一共出现了4次，分别出现在《第一章·出家证果》《第二十六章·天魔娆佛》和《第二十七章·无着得道》中，分别表述为“寿终灵神”“天神献玉女于佛，欲坏佛意”和“不为鬼神所遮”。“寿终灵神”中的“神”指的是神识、灵魂等，佛家认为，人寿终后，神识能脱离肉体而存在。“天神”在此指的是具有人格化的神人。“不为鬼神所遮”中的“神”指的是看不到摸不着且无形的神人。

《四十二章经》中通篇没有关于精气神学说的具体阐述，但其文中“成道”的要求确能养精存神。“离欲寂静”“断欲去爱”“割爱去贪”，止“杀、盗、淫、两舌、恶口、妄言、绮语、嫉、恚、痴”十恶行，“改恶行善”“忍恶无瞋”“守志奉道”“助之欢喜”“净心守志”“断欲无求”“行道守真”“推我本空”“不为情欲所惑”“不为众邪所娆”“心寂欲除”“清净安乐”等具体成道的方式无不透露着其行善、去欲、去恶、去情、志闲、守静等行为要求，而这些具体行为皆能养精存神，真正做到“精神内守”“志闲而少欲，心安而不惧”。

二、《牟子理惑论》中的精气神学说

在《牟子理惑论》中“精”字出现了3次，“气”字出现了4次，“神”出现了29次。

“精”出现的3处具体表述分别为“志精于学”“食不厌精，脍不厌细”“精乱神昏，谷气不充”。“志精于学”中的“精”可以理解为专心、精心之意；“食不厌精，脍不厌细”中的“精”应理解为精致、精细之意，但均非精气神学说中“精”的含义的表述；“精乱神昏，谷气不充”中的“精”与“神”应该表达的是同一概念，即精神、神志等，“谷气不充”是“精乱神昏”一个非常重要的原因，只有谷气充盛，才能丰沛气血，滋养神魂。

“气”出现的4处表述分别为“狐貉虽煴，不能热无气之人”“食气者寿”“见六禽闭气不息，秋冬不食，欲效而为之”“精乱神昏，谷气不充”，前3个“气”指的是气息、呼吸之意，第4个“气”字指饮食所化之谷气，谷气充盈，方能生命力旺盛而长寿。可见《牟子理惑论》中的“气”更多的强调是人之气，人通过呼吸自然之气蓄养宗气，通过饮食蓄养五谷之气，再而滋养形神。牟子认为“澹泊无为莫尚于佛”，佛家也强调“法自然，重无为”，但“法自然”不是模仿自然界“六禽闭气不息，秋冬不食”，因“物类各自有性”，因此应禀性而无为，“止粮之术”必定致人谷气不充而精乱神昏。

“神”字在《牟子理惑论》中共出现29次，可以理解为四种含义：其一，神灵、神仙、鬼神；其二，神魂，精神；其三，神奇、奇妙；最后，特指神农。“虽读神仙不死之书”“多为神仙辟谷长生之术”“鬼神扶举，飞而出宫”“未有尔时祷请神只”“犹名三皇神五帝圣也”“神明之宗绪”“今佛家辄说生死之事鬼神之务”“何为乃道生死以乱志说鬼神之余事乎”“河伯虽神”“梦见神人”“此为何神”“殆将其神也”“王乔赤松八仙之箓神书百七十卷”“神仙之书”“神农尝草殆死者数十”“吾子讪神仙抑奇怪”“神仙之术秋冬不食”，上述文句中的“神”皆指代神灵、神仙、鬼神等具有人格化的神，牟子认为“佛”与“神”是同宗，佛神妙无比，无所不能。“恍惚变化分身散体。或存或亡。能小能大。能圆能方。能老能少。能隐能彰。蹈火不烧。履刃不伤。在污不辱。在祸无殃。欲行则飞。坐则扬光”“神还则生”“不还神何之呼”“魂神固不灭矣”“魂神如五谷之种实”“有道虽死神归福堂”“为恶既死神当其殃”，这些文句中的“神”理解为精神、神魂之意，在此，牟子认为佛家的神魂是不灭的，可以离开形体而存在并进入轮回，因而需要行善道，行善之人死后其神魂将“归福堂”，为恶之人死后其神魂“当其殃”。同时他将形体比作“五谷之根叶”，将神魂比作“五谷之种实”，形体如根叶有生必有死，而灵魂如种实无终已。“固不灭矣”“况佛身相好变化神力无方”“神蛇能断而复续”中的“神”可理解为神奇、神妙之意。“神农尝草殆死者数十”中的“神”没有特定意义，是人名。

总的来说，从《四十二章经》《牟子理惑论》可见佛家作为外来宗教，在秦汉时期初传入中国时借助了儒道两家的本土文化来解释佛学道义，同时也将儒道两家的精气神学说部分引入佛教理论中，表明谷气充盛，才能丰沛气血，滋养神魂；认为人在法自然之时，当明白“物类各自有性”，不能简单模仿。佛家认为人的神魂不灭，需要行善道方能归“福堂”，这种观点在客观上劝人为善，又与儒家理论相契合。秦汉时期佛家的精气神学说虽未成型，但其理论客观上无一不在践行聚精养气存神的精气神学说。

第三节　道家与精气神

先秦道家的代表人物为老子、庄子，汉代道家思想的重要传承者与发展者为王充，故道家的精气神学说，当分别从其代表著作《老子》（又名《道德经》）、《庄子》和《论衡》来论说。

一、《老子》中的精气神学说

《老子》中“精”字出现3次，“气”字出现3次，“神”字出现8次。

“精”在《老子》中出现了3次，分别在第二十一章和第五十五章，均可以解释为“精微物质”。“窈兮冥兮，其中有精；其精甚真，其中有信”（《第二十一章》）中用“精”来说明“道”不是虚无的，虽然它飘忽不定，无从捕捉，但在其宁静幽远和深不可测中，包含着肉眼所不可见的精微物质，且这种精微物质是极其真实可信的。可见“精”是道的内核，它是一种极其精微的物质实体。“未知牝牡之合而全作，精之至也”（《第五十五章》）说的是小儿不知男女媾合之事，但是经常可见其生殖器勃起的现象，这是由于小儿体内精气充足的缘故。在此“精”指的是人体之精，即游走在人体各处的精微物质，与中医学中的“精”表达的是同样的含义。

“气”分别在《老子》的第十章、第四十二章、第五十五章中所呈现，均可以解释为“肉眼看不到的真实存在的物质”。“载营魄抱一，能无离乎？专气致柔，能婴儿乎”（《第十章》）中“气”的前面有个修饰语“专”，何为“专气”？《河上公老子注》云：“专守精气”；王弼《老子道德经注》言：“专，任也”，专气为“任自然之气”；蒋锡昌《老子校诂》云：“‘专’为‘转’字之假……‘转气者’谓导引使气辗转不息也……‘专气’以婴儿”为此者，取其无思无虑之意。因引导时，必须静思息虑。如一入外界意念，气即受停阻而不得转通也。”可见“专气”之“气”可理解为人体之精气、自然之气，在此，“气”都可以理解为运转于自然或者人体中的物质，与前面的“精”表达的意思接近，只是“精”是“气”中比较特殊的精微物质，“精”包含于“气”之内，是“气”的一部分。“道生一,一生二,二生三,三生万物。万物负阴而抱阳，冲气以为和”（《第四十二章》），这一句话是老子宇宙生成论中非常重要的论断。在此，对“冲气”理解不能脱离前面的“道生一,一生二,二生三,三生万物”，何为“一”，大家比较公认的是未分阴阳的混沌之气，也可以叫混沌的宇宙原气；“二”为混沌之气分为阴阳二气；“三”即是“冲气”，“冲”在《说文解字》中理解为“涌摇也”，即碰撞、交流之意。“冲气”可以理解为阴阳二气在碰撞交流中产生的一种新的性质的气，即“和气”，正是这种“和气”才形成世间万物。“气”不管它是混沌之气、原气，还是冲气，它的本质不变，可以理解为肉眼看不到的真实存在的物质。“知和曰常，知常曰明，益生曰祥，心使气曰强。物壮则老，谓之不道，不道早已”（《第五十五章》）中的“气”还是理解为精气，即肉眼看不到的物质实体。“心使气曰强”谓之“不道”，“心”理解为人的意志或者欲望，“心使气曰强”即意志或者欲望支配精气，或者妄有所为就是逞强，不符合道，过早地消耗我们的气，故老子强调养生当清心寡欲。

“神”字在《老子》中出现了8次，分别在第六章、第二十九章、第三十九章、第六十章。“谷神不死，是谓玄牝，玄牝之门，是谓天地根”（《第六章》），“谷神”即道，“谷”形容道的虚空博大，“神”表示道的变化无穷、神秘莫测，而非人格化的上天主宰，也非中医学之“神”。“将欲取天下而为之，吾见其不得已。天下神器，不可为也，不可执也。为者败之，执者失之”（《第二十九章》），王弼《老子道德经注》释：“神，无形无方也。器，合成也。无形以合，故谓之神器”；《河上公老子注》曰：“人乃天下之神物也。神物好安静，不可以有为治”，不管“神物”指代何物，是人，是天下，还是神圣的东西，都可确定“神”在此指的是神秘、神圣、无形的意思。“昔之得一者，天得一以清，地得一以宁，神得一以灵，谷得一以盈，万物得一以生，侯王得一以为天下贞。其致之。天无以清将恐裂，地无以宁将恐发，神无以灵将恐歇，谷无以盈将恐竭，万物无以生将恐灭，侯王无以贵高将恐蹶”（《第三十九章》），“神”在此章中两处均指人格化的上天主宰，神灵或者鬼神。“以道莅天下，其鬼不神。非其鬼不神，其神不伤人；非其神不伤人，圣人亦不伤人。夫两不相伤，故德交归焉”（《第六十章》），朱清国在《老子本义》中言：“其：指天地之道。鬼：归。《说文》：‘鬼，人所归曰鬼。’归：归，归宗，引申为根本宗旨。神：神秘，精神。其鬼不神：天地之道的根本宗旨并不神秘。其神不伤民：天地之道的精神实质是不伤害民众”，在此章中“神”解释为神秘、精神，尤为符合老子本义。可见，“神”在《老子》中的含义可释为变化无穷、神秘莫测；神秘、神圣、无形；人格化的上天主宰，神灵或者鬼神；精神。

二、《庄子》中的精气神学说

《庄子》中“精”字出现42次，“气”出现46次，“神”出现112次。

“精”在《庄子》中主要有2种含义。其一，精华、精微物质，庄子在《外篇·秋水》中给出的解释为“小之微也”，可以理解为与粗大相对的概念，精细微妙。如“故上悖日月之明，下烁山川之精，中堕四时之施，惴耎之虫，肖翘之物，莫不失其性”（《外篇·胠箧》）；“我闻吾子达于至道，敢问至道之精。吾欲取天地之精，以佐五谷，以养民人”（《外篇·在宥》）；“广成子蹶然而起，曰：‘善哉问乎！来，吾语女至道：至道之精，窈窈冥冥；至道之极，昏昏默默’”（《外篇·在宥》）；“三皇之知，上悖日月之明，下睽山川之精，中堕四时之施”（《外篇·天运》）；“世之议者皆曰：‘至精无形，至大不可围。’是信情乎？”北海若曰：“夫自细视大者不尽，自大视细者不明。夫精，小之微也；垺，大之殷也，故异便。此势之有也。夫精粗者，期于有形者也；无形者，数之所不能分也；不可围者，数之所不能穷也。可以言论者，物之粗也；可以意致者，物之精也；言之所不能论，意之所不能察致者，不期精粗焉”（《外篇·秋水》）；“此名实之可纪，精微之可志也。随序之相理，桥运之相使，穷则反，终则始，此物之所有”（《杂篇·则阳》），上述文句中描述的“精”都可以理解为精华、精微物质这一含义。其二，与形体相对的精神、精力之意。“庄子曰：‘道与之貌，天与之形，无以好恶内伤其身。今子外乎子之神，劳乎子之精，倚树而吟，据槁梧而瞑。天选子之形，子以坚白鸣。’”（《内篇·德充符》）；“故深之又深而能物焉；神之又神而能精焉。故其与万物接也，至无而供其求，时骋而要其宿，大小、长短、修远”（《外篇·天地》);“水静则明烛须眉，平中准，大匠取法焉。水静犹明，而况精神！圣人之心静乎！天地之鉴也；万物之镜也”(《外篇·天道》);“弃事则形不劳，遗生则精不亏。夫形全精复，与天为一。天地者，万物之父母也。合则成体，散则成始。形精不亏，是谓能移。精而又精，反以相天”(《外篇·达生》);“三军五兵之运，德之末也；赏罚利害，五刑之辟，教之末也；礼法度数，形名比详，治之末也；钟鼓之音，羽旄之容，乐之末也；哭泣衰绖，隆杀之服，哀之末也。此五末者，须精神之运，心术之动，然后从之者也”(《外篇·天道》);“形劳而不休则弊，精用而不已则劳，劳则竭”(《外篇·刻意》);“一之精通，合于天伦。野语有之曰：‘众人重利，廉士重名，贤士尚志，圣人贵精’”(《外篇·刻意》);“小夫之知，不离苞苴竿牍，敝精神乎蹇浅，而欲兼济道物，太一形虚。若是者，迷惑于宇宙，形累不知太初。彼至人者，归精神乎无始，而甘冥乎无何有之乡”(《杂篇·列御寇》)。上述诸多文句中的“精”都指代人的精神，与“神”同用，“精”“神”二字叠加，更能凸显这种含义。

“气”在《庄子》中大致可以理解为自然环境之气、人体之气、宇宙本源之气、虚静待物的状态四层含义。

自然环境之气在《庄子》中有云气、六气、天气、地气、强阳气、四时殊气等表述形式。如《内篇·逍遥游》中的“有鸟焉，其名为鹏，背若泰山，翼若垂天之云，抟扶摇羊角而上者九万里，绝云气，负青天，然后图南，且适南冥也”“若夫乘天地之正，而御六气之辩，以游无穷者，彼且恶乎待哉！故曰：至人无己，神人无功，圣人无名”等，中有“云气”“六气”等表述，在这指代的都是自然环境之气，“六气”为“阴阳风雨晦明”。《外篇·在宥》中“天气不和，地气郁结，六气不调，四时不节。今我愿合六气之精以育群生，为之奈何”，表明即使是自然环境之气也是由世界本源之气形成的，可以用其精来养育世界万物，在此可见“精”是“气”的特殊一部分，可表述为“精气”。

人体之气在《庄子》中有噫气、人气、气息、血气、纯气、盛气、志气、忿滀之气等表述。“夫大块噫气，其名为风”(《内篇·齐物论》)，用拟人的手法，将风喻为天地自然的呼吸之气；“孔子再拜趋走，出门上车，执辔三失，目芒然无见，色若死灰，据轼低头，不能出气(《杂篇·盗跖》)”；“且德厚信矼，未达人气；名闻不争，未达人心”(《内篇·人间世》)，“气”在此也同样指代人体正常的呼吸之气，从以上三句话中可得知，人体之气与自然环境之气密不可分，人体的吸气来源于自然环境之气，人体的呼气又重新成为自然环境之气的一部分。“愁其五脏以为仁义，矜其血气以规法度”(《外篇·在宥》)，“血气”是人体精微物质，用来滋养人体的五脏六腑及四肢百骸等。“今吾告子以人之情：目欲视色，耳欲听声，口欲察味，志气欲盈”(《杂篇·盗跖》);“子非夫博学以拟圣，於于以盖众，独弦哀歌以卖名声于天下者乎？汝方将忘汝神气，堕汝形骸，而庶几乎！而身之不能治，而何暇治天下乎！子往矣，无乏吾事”

(《外篇·天地》)，前一句中“志气”在此与“精”“神”二者表达了同样的含义，都可以指代精神，后一句“神”与“气”连用，同样指代精神、神气之类。“公则自伤，鬼恶能伤公！夫忿滀之气，散而不反，则为不足；上而不下，则使人善怒；下而不上，则使人善忘；不上不下，中身当心，则为病”(《外篇·达生》)，“忿滀之气”指的是气的郁结，这里的气终究来说是与“血气”相同的概念，是用来滋养人体五脏六腑及四肢百骸的精微物质。“十日而问：‘鸡已乎？’曰：‘未也，方虚骄而恃气。’十日又问，曰：‘未也，犹应响影。’十日又问，曰：‘未也，犹疾视而盛气’”(《外篇·达生》)，“恃气”理解为自恃意气，“盛气”则为怒气充盈之意，“气”在此更多指的是精神状态，意气、神气等。关于人体之气在《庄子》中的具体表现，在此就不一一列举了。

宇宙本源之气，是指气是构成世间万物最精微的物质。《外篇·知北游》中的“通天下一气耳”就充分说明庄子认为世间万物均由气构成，当然也包括人本身，他在同篇中提出“人之生，气之聚也。聚则为生，散则为死”。“气”是游乎天地之间，气聚则有形，气散则无形，气的不同聚合形式让我们见到了万千世界的多姿多彩，正如庄子在《内篇·大宗师》中所言，“彼方且与造物者为人，而游乎天地之一气”。“气”是天地间本来就存在的吗？非也，庄子认为天地间本无气。《外篇·至乐》中“非徒无形也，而本无气。杂乎芒芴之间，变而有气”是他为气的来源和产生提供的解释，“气变而有形，形变而有生”进一步解释了世间万物是如何由气而产生。《杂篇·则阳》中“是故天地者，形之大者也；阴阳者，气之大者也；道者为之公”进一步解释了气来源于道，气分阴阳，最终形成万物。

“气”还可以理解为虚静待物的状态，正如《内篇·人间世》中“回曰：‘敢问心斋。’仲尼曰：‘若一志，无听之以耳而听之以心；无听之以心而听之以气。听止于耳，心止于符。气也者，虚而待物者也。唯道集虚。虚者，心斋也’”所表述，只有虚静待物的状态才能容纳世间万物，才是道所停驻的地方。气的这种虚静待物的状态是化生万物的前提，如需养气，需要保持我们自身心灵的虚静，摒弃各种世俗智巧之事，遵循自然，顺应万物的变化。

总之，气在《庄子》一文中层次较为丰富，气由道产生，是人体肉眼看不到的无形或虚空状态的精微物质，可通过聚散组成世间万物，是世间万物的本源，本源之气可以形成自然之气和人体之气两大类，自然之气组成除人以外的万物，人体之气生成人类，通过赋予人体以气息、血气、纯气、志气等来生形神。

“神”字在《庄子》中出现的频率明显高于“精”“气”二字，高达112次，具有四种理解方式，除了人名的指称“神农”，还有以下三种理解。

第一，指代人格化的神人、神灵等的存在，常表述为神、神人、鬼神等。《内篇·逍遥游》中“藐姑射之山，有神人居焉”“故曰：至人无己，神人无功，圣人无名”的“神人”;《内篇·人间世》中“夫徇耳目内通而外于心知，鬼神将来舍，而况人乎”“此皆巫祝以知之矣，所以为不祥也。此乃神人之所以为大祥也”的“鬼神”“神人”;《内篇·应帝王》中“郑有神巫曰季咸，知人之死生存亡、祸福寿夭，期以岁月旬日若神”的“神”;《外篇·天运》中“是故鬼神守其幽，日月星辰行其纪”的“鬼神”;《杂篇·外物》中“如是则知有所困，神有所不及也”的“神”;《杂篇·徐无鬼》中“君独为万乘之主，以苦一国之民，以养耳目鼻口，夫神者不自许也。夫神者，好和而恶奸。夫奸，病也，故劳之”“是以神人恶众至，众至则不比，不比则不利也”的“神者”“神人”;《外篇·天地》中“上神乘光，与形灭亡，是谓照旷”的“上神”;《杂篇·天下》中“不离于宗，谓之天人；不离于精，谓之神人；不离于真，谓之至人”的“神人”等均为此理解。

第二，指精神、意识、心智等。“神”的此种解释与中医学中“神”的解释一致，庄子在《外篇·刻意》与《外篇·达生》中还提出了“养神”的具体方式。《外篇·刻意》道“纯粹而不杂，静一而不变，淡而无为，动而以天行，此养神之道也”“平易恬淡，则忧患不能入，邪气不能袭，故其德全而神不亏”“其寝不梦，其觉无忧。其神纯粹，其魂不罢。虚无恬淡，乃合天德”。《外篇·达生》中言“壹其性，养其气，合其德，以通乎物之所造”。总之，庄子认为“养神”当内心纯粹无杂念、安静专一、虚无恬淡、顺应自然，与《素问·上古天真论》中：“恬淡虚无，真气从之，精神内守，病安从来？是以志闲而少欲，心安而不惧，形劳而不倦”的“养神方式”有异曲同工之妙。“其神凝，使物不疵疠而年谷熟”(《内篇·逍遥游》);《内篇·养生主》:“方今之时，臣以神遇而不以目视，官知止而神欲行”“泽雉十步一啄，百步一饮，不蕲畜乎樊中。神虽王，不善也”;“浸假而化予之尻以为轮，以神为马，予因以乘之，岂更驾哉”(《内篇·大宗师》);“故君子苟能无解其五脏，无擢其聪明，尸居而龙见，渊默而雷声，神动而天随，从容无为而万物炊累焉”(《外篇·在宥》);“无视无听，抱神以静，形将自正。必静必清，无劳女形，无摇女精，乃可以长生。目无所见，耳无所闻，心无所知，女神将守形，形乃长生”(《外篇·在宥》);《外篇·天地》曰:“物得以生谓之德；未形者有分，且然无间谓之命；留动而生物，物成生理谓之形；形体保神，各有仪则谓之性；性修反德，德至同于初”“纯白不备则神生不定，神生不定者，道之所不载也。吾非不知，羞而不为也”“汝方将忘汝神气，堕汝形骸，而庶几乎！”“执道者德全，德全者形全，形全者神全。神全者，圣人之道也”“夫明白入素，无为复朴，体性抱神，以游世俗之间者，汝将固惊邪？且浑沌氏之术，予与汝何足以识之哉！”;《外篇·天道》曰:“水静犹明，而况精神！圣人之心静乎！天地之鉴也；万物之镜也”“此五末者，须精神之运，心术之动，然后从之者也”“形德仁义，神之末也，非至人孰能定之”“天下奋棅而不与之偕，审乎无假而不与利迁，极物之真，能守其本，故外天地，遗万物，而神未尝有所困也”;“涂郤守神，以物为量。其声挥绰，其名高明”（《外篇·天运》）；“精神四达并流，无所不极，上际于天，下蟠于地，化育万物，不可为象，其名为同帝。纯素之道，唯神是守。守而勿失，与神为一。一之精通，合于天伦。野语有之曰：‘众人重利，廉士重名，贤士尚志，圣人贵精。’故素也者，谓其无所与杂也；纯也者，谓其不亏其神也。能体纯素，谓之真人”（《外篇·刻意》）；“今子外乎子之神，劳乎子之精，倚树而吟，据槁梧而瞑”（《内篇·德充符》）；“劳神明为一而不知其同也，谓之‘朝三’”（《内篇·齐物论》）；《外篇·田子方》：“夫至人者，上窥青天，下潜黄泉，挥斥八极，神气不变”“若然者，其神经乎大山而无介，入乎渊泉而不濡，处卑细而不惫，充满天地，既以与人己愈有”；“用志不分，乃凝于神”（《外篇·达生》）；《外篇·知北游》曰：夫昭昭生于冥冥，有伦生于无形，精神生于道，形本生于精，而万物以形相生”“昔之昭然也，神者先受之；今之昧然也，且又为不神者求邪！”；“欲静则平气，欲神则顺心”（《杂篇·庚桑楚》）；“夫杀人之士民，兼人之土地，以养吾私与吾神者，其战不知孰善”（《杂篇·徐无鬼》）；《杂篇·则阳》曰：“夫夷节之为人也，无德而有知，不自许，以之神其交，固颠冥乎富贵之地”“遁其天，离其性，灭其情，亡其神，以众为”；“真在内者，神动于外，是所以贵真也”（《杂篇·渔父》）；《杂篇·列御寇》曰：“小夫之知，不离苞苴竿牍，敝精神乎蹇浅，而欲兼济道物，太一形虚。若是者，迷惑于宇宙，形累不知太初。彼至人者，归精神乎无始，而甘冥乎无何有之乡”“受乎心，宰乎神，夫何足以上民”等。上述文句中的“神”皆可以解释为与形体相对的精神、神志等，是《庄子》中出现频率最高的对“神”的解释。

第三，指代神圣、神妙、神气之意，与其不见无形但又神秘莫测之意相关。“至人神矣！大泽焚而不能热，河汉冱而不能寒，疾雷破山、飘风振海而不能惊”（《内篇·齐物论》）；“且鸟高飞以避矰弋之害，鼷鼠深穴乎神丘之下以避熏凿之患，而曾二虫之无知？”（《内篇·应帝王》）；“一而不可不易者，道也；神而不可不为者，天也”（《外篇·在宥》）；“夫王德之人，素逝而耻通于事，立之本原而知通于神，故其德广”“视乎冥冥，听乎无声。冥冥之中，独见晓焉；无声之中，独闻和焉。故深之又深而能物焉；神之又神而能精焉”（《外篇·天地》）；“故曰莫神于天，莫富于地，莫大于帝王。故曰帝王之德配天地”“天尊地卑，神明之位也；春夏先，秋冬后，四时之序也。万物化作，萌区有状，盛衰之杀，变化之流也。夫天地至神，而有尊卑先后之序，而况人道乎”（《外篇·天道》）；“则以天合天，器之所以疑神者，其是与”（《外篇·达生》）；“六合为巨，未离其内；秋毫为小，待之成体；天下莫不沉浮，终身不故；阴阳四时运行，各得其序；惛然若亡而存；油然不形而神；万物畜而不知：此之谓本根”（《外篇·知北游》）。上述的“神”皆理解为神圣、神妙、神奇之意。

三、《论衡》中的精气神学说

《论衡》中“精”字出现270次，“气”字出现837次，“神”出现639次，其中关于精气神的学说主要集中在《论衡·论死篇》。

“人之所以生者，精气也，死而精气灭，能为精气者，血脉也。人死血脉竭，竭而精气灭，灭而形体朽，朽而成灰土，何用为鬼？人无耳目则无所知，故聋盲之人，比于草木。夫精气去人，岂徒与无耳目同哉？朽则消亡，荒忽不见，故谓之鬼神。人见鬼神之形，故非死人之精也。何则？鬼神，荒忽不见之名也。人死精神升天，骸骨归土，故谓之鬼。鬼者，归也；神者，荒忽无形者也。或说：鬼神，阴阳之名也。阴气逆物而归，故谓之鬼；阳气导物而生，故谓之神。神者，申也。申复无已，终而复始。人用神气生，其死复归神气。阴阳称鬼神，人死亦称鬼神。气之生人，犹水之为冰也。水凝为冰，气凝为人；冰释为水，人死复神。其名为神也，犹冰释更名水也。人见名异，则谓有知，能为形而害人，无据以论之也。”

在此段中可知，王充认为，人是精气化生而成，人的形体是精气所形成的，而精气贮藏在人体的血脉中，而血气充盈是有“神”的物质基础。“神”在此与“鬼”一起使用，《韩诗外传》解释“鬼者，归也”为“人死曰鬼，鬼者归也。精气归于天，肉归于土，血归于水，脉归于泽，声归于雷，动归于风，眼归于明，骨归于木，筋归于山，齿归于石，膏归于露，发归于草，呼吸之气，复归于人”，既然“神”与“鬼”相对，“神”当可释为精气导入世间万物而生，“血者生时之精气”“精神本以血气为主”，血气充盈则精神饱满，有神与否当为生命力是否旺盛的表现，但“神”又是“荒忽无形”，看不到摸不着的，是属于无形，故说“人用神气生，其死复归神气”。

“人未生，在元气之中；既死，复归元气。元气荒忽，人气在其中。人未生无所知，其死归无知之本，何能有知乎？人之所以聪明智惠者，以含五常之气也；五常之气所以在人者，以五脏在形中也。五脏不伤，则人智惠；五脏有病，则人荒忽。荒忽则愚痴矣。人死，五脏腐朽，腐朽则五常无所托矣，所用藏智者已败矣，所用为智者已去矣。形须气而成，气须形而知。天下无独燃之火，世间安得有无体独知之精？”

在人产生之前，其精气在元气中，人死后，精气又归于元气，正如庄子所言“人之生，气之聚也。聚则为生，散则为死”。精气化而为人时，禀受了天之五常（仁义礼智信）之气而藏于五脏（心肝脾肺肾），如果五脏不伤，则人聪明智慧，如五脏有病，则人恍恍惚惚以至于愚痴也。故说，人的聪明智慧（神）依赖于五常之气是否藏于五脏中且不伤。

王充认为人体生命的寿夭与贵贱贫富皆由所禀之气所决定，具体可见于《第二卷·幸偶篇》与《第二卷·命义篇》。

“俱禀元气，或独为人，或为禽兽。并为人，或贵或贱，或贫或富。富或累金，贫或乞食；贵至封侯，贱至奴仆。非天禀施有左右也，人物受性有厚薄也。俱行道德，祸福不均；并为仁义，利害不同。”（《第二卷·幸偶篇》）

“禀得坚强之性，则气渥厚而体坚强，坚强则寿命长，寿命长则不夭死。禀性软弱者，气少泊而性羸窳，羸窳则寿命短，短则蚤死。故言‘有命’，命则性也。至于富贵所禀，犹性所禀之气，得众星之精……天施气而众星布精，天所施气，众星之气在其中矣。人禀气而生，含气而长，得贵则贵，得贱则贱；贵或秩有高下，富或资有多少，皆星位尊卑小大之所授也。”（《第二卷·命义篇》）

可见，王充认为万物皆禀元气而生，或为人，或为禽兽。生命的寿夭也与人禀受的元气的厚薄密切相关，禀受的元气丰厚，则精气浓厚而身体坚强、寿命长；禀受的元气薄弱，则精气稀薄而身体瘦弱、寿命短，且人的形体和寿命都是在生命形成的那一刻所决定，不可再更改，除非得到善道神药，则形体可更改、寿命可增长。人的贵贱与贫富，也皆由生命所禀受气的不同而命定，禀受尊贵之气就尊贵，禀受卑贱之气就卑贱。

第二章
精气神的基本概念及其内在关系

第一节　精的基本概念

在中医学中，精的理论是研究人体之精的概念、生成、贮藏、施泄与生理功能的学说。

一、精的概念

精，是由禀受于父母的生命物质与后天水谷精微相融合而形成的一种精华物质，是人体生命的本源，是构成人体和维持人体生命活动的最基本物质。

精，是构成和维持人体生命活动的最基本物质，对于人体生命活动具有重要意义。精分为广义之精和狭义之精，广义之精包括气、血、津液等人体一切精微物质；狭义之精专指生殖之精。

二、精的生成、贮藏和施泄

1. **精的生成**　先天之精禀受于父母，是构成胚胎的原始物质。《灵枢·天年》认为人之始生，“以母为基，以父为楯”。可见，父母遗传的生命物质是与生俱来的精，谓之先天之精。如《灵枢·决气》曰：“两神相搏，合而成形，常先身生，是谓精。”《灵枢·本神》曰：“生之来，谓之精。”

后天之精来源于水谷，又称“水谷之精”。古人通过对饮食水谷消化吸收乃至糟粕排泄过程的观察，认识到人体必须吸收饮食物中的精华物质才得以维持生命。脾气升运，化饮食水谷为水谷之精，是人出生后赖以维持生命活动的精微物质，故称为后天之精。水谷之精以与津液相合的液态形式由脾气转输全身各脏腑形体官窍，如《素问·厥论》曰：“脾主为胃行其津液者也。”《素问·玉机真脏论》曰：“脾为孤脏，中央土以灌四傍。”

2. **精的贮藏**　先天之精：人体之精分藏于五脏，但主要藏于肾中。先天之精在胎儿时期就贮藏于肾，是肾精的主要成分。而在胎儿发育和各脏腑组织官窍的生成过程中，先天之精也有部分分藏于其他脏腑中。

后天之精：后天之精来源于水谷，由脾胃化生的精微物质，经脾气的转输作用源源不断地输送到各个脏腑组织，化为脏腑之精，在供给脏腑生理活动需要的同时，又将其剩余部分输送于肾中贮藏，以充养肾藏的先天之精。

3. **精的施泄**　精分藏于各脏腑，濡养脏腑，并化气以推动和调节脏腑功能活动。生殖之精施泄以繁衍生命。女子“二七”、男子“二八”之时，若先天之精无缺陷，后天之精能资养，肾中所藏之精充盛，肾气充沛，天癸则按时而至。肾精在天癸的促发作用下，可化为生殖之精以施泄。如《素问·上古天真论》曰：男子“二八，肾气盛，天癸至，精气溢泻，阴阳和，故能有子。”

三、精的分类

1. **广义之精**　指构成人体和维持生命活动的基本物质，包括气、血、津液等人体一切精微物质。《素问·金匮真言论》曰：“夫精者，身之本也。”

2. **狭义之精**　指生殖之精。《灵枢·决气》曰：“两神相搏，合而成形，常先身生，是谓精。”

3. **先天之精**　指生殖之精。

4. **后天之精**　由饮食水谷化生的精微，又称水谷之精。

四、精的功能

1. **繁衍生命**　先天之精具有遗传功能，具有繁衍生命的作用。

2. **濡养**　精能濡养、滋润脏腑，形体，官窍。

3. **化血**　精能化血，是血液生成的来源之一。血本源于先天之精，而生成于后天饮食水谷。

4. **化气**　精可化气。《素问·阴阳应象大论》曰：“精化为气。”先天之精化生元气，水谷之精化生水谷之气，肺则吸入自然界清气，三气合而成一身之气。因此，精是气的化生本源。

5. **化神**　精能化神，是神的基础物质。《灵枢·平人绝谷》曰：“故神者，水谷之精气也。”说明精是神的基础物质。

6. **抗邪**　精具有保卫机体，抵御外邪入侵的功能。

第二节　气的基本概念

中医学中关于气的研究包括人体之气的概念、生成、运动、变化与生理功能。

一、气的概念

气是人体内活力很强并且运行不息的极精微物质，是构成人体和维持人体生命活动的基本物质之一。气运行不息，推动和调控着人体内的新陈代谢，维系着人体的生命进程。《灵枢·决气》曰："上焦开发，宣五谷味，熏肤，充身，泽毛，若雾露之溉，是谓气。"

二、气的生成

人体之气来源于先天之精所化生的先天之气（即元气）、水谷之精所化生的水谷之气和自然界的清气，后两者又合称为后天之气（即宗气），三者结合而成一身之气，《内经》称为"人气"。一身之气的生成，是脾、肾、肺等脏腑综合协调作用的结果。

气生成的来源有以下三种：

1. **先天精气**　先天之精来源于父母的生殖之精结合成为胚胎，人尚未出生之前，受之于父母的先天之精化生先天之气，成为人体之气的根本。先天之气是人体生命活动的原动力，《灵枢·刺节真邪》称之为"真气"，说："真气者，所受于天，与谷气并而充身者也"；《难经》称之为"原气"或"元气"。

2. **后天水谷精气**　后天水谷之精来源于饮食物的水谷精微，被人体吸收后化生水谷之气，简称为"谷气"，布散全身后成为人体之气的主要部分。《灵枢·营卫生会》曰："人受气于谷，谷入于胃，以传于肺，五脏六腑皆以受气。"另外，水谷精微化生的血和津液，也可作为化气之源。

3. **自然界清气**　自然界清气来源于自然界的清气需要依靠肺的呼吸功能和肾的纳气功能才能吸入体内。《素问·阴阳应象大论》曰："天气通于肺。"清气参与气的生成，并且不断吐故纳新，促进人体代谢活动，因而是生成人体之气的重要来源，清气随呼吸运动源源进入体内，不可间断。

三、气的分类

气的分类有三个层次：第一层次是人气，即人身之气，为一身之气；第二层次是元气、宗气、营气、卫气；第三层次是脏腑之气和经络之气。

1. **元气**　元气指根源于肾，以先天精气为基础，依赖后天精气充养的气。元气是人体最根本、最重要的气，是人体生命活动的原动力。元气，《难经》又称“原气”；《内经》虽无“元气”或“原气”之称，但有“真气”之说。元气、原气、真气，三者的内涵是相同的，都是指先天之气。

元气的生理功能主要有两个方面：一是推动和调节人体的生长发育和生殖功能；二是推动和调节各脏腑、经络、形体、官窍的生理活动。

2. **宗气**　宗气是由水谷精气与自然界清气相结合而积聚于胸中的气，属后天之气的范畴。宗气的生成直接关系到一身之气的盛衰。宗气在胸中积聚之处，《灵枢·五味》称为“气海”，又名为膻中。

宗气的生理功能主要有两个方面：一是走息道以行呼吸。宗气上走息道，推动肺的呼吸功能。因此，凡语言、呼吸、发声都与宗气的盛衰有关。二是贯心脉以行气血。宗气贯注心脉，促进心脏推动血液的运行。凡气血的运行、心搏的强弱及其节律都与宗气有关。

3. **营气**　营气是行于脉中而具有营养作用的气，是由饮食水谷所化生的精气。因其富有营养，在脉中营运不休，故称之为营气。由于营气在脉中，是血液的重要组成部分，营气与血关系密切，可分不可离，故常常将“营血”并称。营气与卫气从性质、功能和分布进行比较，则营属阴，卫属阳，所以又常称为“营阴”。

营气的生理功能主要有两个方面：一是化生血液；二是营养全身。

4. **卫气**　卫气是行于脉外而具有保卫作用的气，是由饮食水谷所化生的悍气。因其有卫护人体，避免外邪入侵的作用，故称之为卫气。卫气与营气相对而言属于阳，故又称为“卫阳”。

卫气的生理功能主要有三个方面：一是防御外邪；二是温养全身；三是调节腠理。

四、相关脏腑功能

人体之气的生成和充足与否都有赖于全身各个脏腑的综合协调作用，其中与肾、脾胃和肺的生理功能尤为密切相关。

1. **肾为生气之根**　肾藏先天之精，并受后天之精的充养。先天之精是肾精的主体成分，先天之精所化生的先天之气（即元气），是人体之气的根本。《素问·六节藏象论》曰：“肾者主蛰，封藏之本，精之处也。”

2. **脾胃为生气之源**　脾主运化，胃主受纳，共同完成对饮食水谷的消化吸收。脾气升转，将水谷之精上输心肺，化为血与津液。水谷之精及其化生的血与津液，皆可化气，统称为水谷之气，布散全身脏腑经脉，成为人体之气的主要来源，所以称脾胃为生气之源。

3. **肺为生气之主** 肺主气，主司宗气的生成，在气的生成过程中占有重要地位。一方面，肺主呼吸之气，通过吸清呼浊的呼吸功能，将自然界的清气源源不断地吸入人体内，同时不断地呼出浊气，保证了体内之气的生成及代谢。另一方面，肺将吸入的清气与脾气上输水谷精微所化生的水谷之气二者结合起来，生成宗气。宗气积于胸中，上走息道行呼吸，贯注心脉行血气，下蓄丹田资元气。

五、人体之气的运动与气化

气有运动的特性，气以其运行不息而激发和调控机体的新陈代谢，推动人体的生命进程。人体之气是不断运动着的活力很强的极细微物质，它周流全身，内至五脏六腑，外达筋骨皮毛，发挥其生理功能，推动和激发人体的各种生理活动。

1. **气机的概念** 气的运动称作气机。人体之气处在不断的运动之中，周流全身，内至五脏六腑，外达筋骨皮毛，推动和激发人体的各种生理活动。

2. **气运动的形式** 人体之气的运动形式为升、降、出、入四种。升，指气自下而上的运动；降，指气自上而下的运动；出，指气由内向外的运动；入，指气自外向内的运动。

3. **气运动的意义** 气机的升降出入，对于人体的生命活动至关重要。人体脏腑、经络、形体、官窍的生理活动必须依靠气的运动才得以完成，脏腑、经络、形体、官窍之间的相互联系和协调也必须通过气的运动才得以实现。也就是说，人体整个生命活动都离不开气的升降出入运动。正如《素问·六微旨大论》所说："非出入，则无以生长壮老已；非升降，则无以生长化收藏。是以升降出入，无器不有。"

4. **气运动失常的表现** 气的运动阻滞，升降出入运动之间平衡失调，称为"气机失调"。气的运行受阻而不畅通时，称作"气机不畅"；受阻较甚，局部阻滞不通时，称作"气滞"；气的上升太过或下降不及时，称作"气逆"；气的上升不及或下降太过时，称作"气陷"；气的外出太过而不能内守时，称作"气脱"；气不能外达而郁结闭塞于内时，称作"气闭"。

六、气的功能

1. **推动与调控作用** 气是活力很强的精微物质，能激发和促进人体的生长发育及各脏腑经络的生理功能。因此，人体的生长发育、脏腑经络的生理活动、精血津液的生成及运行输布等都要依靠气的推动作用。

2. **温煦作用** 气的温煦作用，是指气可以通过气化产生热量，使人体温暖，消除寒冷。气的温煦作用对人体有重要的生理意义：①使人体维持相对恒定的体温。②有助于各脏腑、经络、形体、官窍进行正常的生理活动。③有助于精血津液的正常施泄、循行和输布，即所谓“得温而行，得寒而凝”。

发挥温煦作用的气是人身之阳气，《医碥·气》说：“阳气者，温暖之气也。”若阳气不足，产热过少，则可见虚寒性病变，表现为畏寒喜暖、四肢不温、体温低下、脏腑生理活动减弱、精血津液代谢减弱、运行迟缓等，如《诸病源候论·冷气候》说：“夫脏气虚，则内生寒也。”

3. **防御作用**　气既能护卫肌表，防御外邪入侵，同时也可以驱除侵入人体内的病邪。因此，气的防御作用十分重要。当邪气入侵人体某一部位时，机体正气就会聚集在该处，发挥抗御邪气、驱邪外出的作用。因此，气的防御功能正常，则邪气不易入侵，或虽有邪气侵入，也不易发病，即使发病，也易于治愈。气的防御功能决定着疾病的发生、发展和转归。

4. **固摄作用**　是指气对于体内血、津液、精等液态物质的固护、统摄和控制作用，从而防止这些物质无故流失，保证它们在体内发挥正常的生理功能。具体来说，气的固摄作用表现为：①统摄血液，使其在脉中正常运行，防止其逸出脉外。②固摄汗液、尿液、唾液、胃液、肠液，控制其分泌量、排泄量和有规律地排泄，防止其过多排出及无故流失。③固摄精液，防止其妄加排泄。

5. **中介作用**　人体内部各个脏腑组织器官都是相对独立的，但是在它们之间充满着气这一物质。气充斥于人体各个脏腑组织器官之间，成为它们相互之间联系的中介。人体之气的中介作用，主要是指气能感应传导信息以维系机体的整体联系。气是感应传递信息之载体。人体内各种生命信息，都可以通过在体内升降出入运行的气来感应和传递，从而构建了人体各个部位之间的密切联系。

第三节　神的基本概念

中医学中关于神的研究包括人体之神的概念、生成、生理功能与分类。

一、神的概念

神分为广义之神和狭义之神。广义之神是指人体生命活动的主宰及其外在总体表现的统称。神的内涵是广泛的，既是一切生理活动、心理活动的主宰，又包括了生命活动外在的体现，其中又将精神、意识、思维活动归纳为狭义之神的范畴。

二、神的生成

先天之神是神志活动的原动力，精、气、血、津液是化神养神的基本物质。神的产生，不仅与精微物质的充盛及相关脏腑机能的发挥有关，也与脏腑精气对外界刺激的应答反应密切相关。

三、神的分类

神分属于五脏，故意识、思维、情志等精神活动，依据五脏生理功能和外在表现的不同进行分类。

1. **五神** 五神即神、魂、意、魄、志，是对感觉、意识、思维等精神活动的概括。《灵枢·本神》曰："肝藏血，血舍魂""脾藏营，营舍意""心藏脉，脉舍神""肺藏气，气舍魄""肾藏精，精舍志"，说明五神是以五脏的精、气、血、津液为物质基础来完成正常的生理活动。

神，是依存先天之精生成而表现于外的生命活动；魄，是与生俱来的、本能的感知觉和运动能力；魂，是随心神活动所做出的意识、思维活动，睡眠时亦可表现为梦境及梦幻现象；意，是获得感性印象，形成记忆、意念；志，是在意的基础上，形成理性的意志、志向等神志活动。《灵枢·本神》曰："故生之来谓之精，两精相搏谓之神，随神往来者谓之魂，并精而出入者谓之魄，所以任物者谓之心，心有所忆谓之意，意之所存谓之志，因志而存变谓之思，因思而远慕谓之虑，因虑而处物谓之志。"

2. **情志** 情志包括七情、五志，亦是精神活动的表现。

七情：是喜、怒、忧、思、悲、恐、惊七种正常情志活动的概括。

五志：心在志为喜，肝在志为怒，肺在志为忧，脾在志为思，肾在志为恐。

情志：是脏腑功能活动的表现形式，脏腑精气是情志活动的物质基础。

四、神的功能

神对人体生命活动具有重要的调节作用。《素问·移精变气论》曰："得神者昌，失神者亡。"

1. **主宰生命活动** 神是人体生理活动和心理活动的主宰。《素问·灵兰秘典论》曰："心者，君主之官也，神明出焉。"《素问·宣明五气》曰："心藏神。"这些都突出了神在生命活动中的主宰地位。

2. **主宰精神活动** 意识、思维、情志等精神活动是人体生命活动的最高级形式。

3. **调节精气血津液** 神既由精、气、血、津液等作为物质基础而产生，又能反作用于这些物质。神具有统领、调控这些物质在体内进行正常代谢的作用。

4. **调节脏腑功能** 脏腑精气产生神，神通过对脏腑精气的主宰来调节其生理功能。以五脏精气为物质基础产生的精神情志活动，在正常情况下对脏腑之气的运行起到调控作用，使之升降出入运行协调有序。"五脏藏五神"及"五脏主五志"，反映了生命存在的形神统一观。神的存在是脏腑生理功能正常与否的反映。

第四节　气生精、气摄精、精养气

一、气生精

气的运行不息能促进精的化生。肾中所藏之精以先天之精为基础，且赖后天水谷之精的不断充养才得以充盛。只有全身脏腑之气充足，功能正常，才可以运化吸收饮食水谷之精微，于是五脏六腑之精充盈，流注于肾而藏之。因而，精的化生依赖于气的充盛。

二、气摄精

气不但能促进精的化生，而且又能固摄精，使精聚而充盈，不致无故耗损外泄，这是气的固摄作用之体现。气足则精充；气虚则精亏、失精，治宜补气生精、补气固精。此外，气还有推动精的运行的作用。

三、精养气

人体之精在气的推动激发作用下可化生为气。各脏之精化生各脏之气，而藏于肾中的先天之精化为元气，水谷之精化为谷气。精为气化生的本源，精足则人身之气得以充盛，分布到各脏腑经络，则各脏腑经络之气亦充足；各脏之精充足则各脏之气化生充沛，自能推动和调控各脏腑形体官窍的生理活动。故精足则气旺，精亏则气衰。

第五节　气生神、神主气

一、气生神

气是神得以化生的物质基础，神必须得到气的滋养才能正常发挥作用。神寓于气，气聚则神生，气动则神至，气充则神旺，气调则神明，气虚则神衰，故称气为“神之母”。神是生命活动的主宰，而气作为人体的基本物质，属于人的形体。形体是第一性的，是根本。神寓于形体之中，脱离形体的神是不存在的。

二、神主气

神以气为物质基础，但神又主气。人体脏腑形体官窍的功能活动及气的生成与运动，都必须受神的调控和主宰。形是神之宅，但是神乃形之主，神安则气畅，神荡则气衰，神失则气乱。异常的情绪变化和强烈的情志刺激，容易导致气机紊乱，形成多种证候。《素问·举痛论》曰："怒则气上，喜则气缓，悲则气消，恐则气下，寒则气收，炅则气泄，惊则气乱，劳则气耗，思则气结。"

第六节　精化神、神御精

一、精化神

精是生命产生的本原，亦是神得以化生的物质基础。《灵枢·本神》曰："两精相搏谓之神。"《灵枢·平人绝谷》曰："故神者，水谷之精气也。"精能化神，神必须得到精的滋养才能正常发挥作用。精盈则神明，精亏则神疲，故《素问·上古天真论》倡导"积精全神"以养生。精能化神，神寓精中，精盛则神旺，精盈则神明，精畅则神健。

二、神御精

神是生命活动的外部表现，精是生命产生的本原。神能统驭精，对精的生成、运行、固摄、溢泻起调节作用，以此来调节生命活动。精赖神而内守，人体脏腑形体官窍的功能活动及精气血等物质的新陈代谢，都必须受到神的调控和主宰。神安则精固，神荡则精失，神伤则精亏，神失则精竭。精神意识活动对形体健康具有调节作用，故有"得神者昌，失神者亡"之说。

第三章
精气神与脏腑经络

第一节 精气神与脏腑

《黄帝内经》对于“精气神”与“脏腑”关系方面认为：人的脏腑与精气神关系密切，是一个统一的整体，不可须臾分离。例如在《灵枢·本神》中论及神、魂、魄、意、志的形成及其与五脏的关系，在《灵枢·本脏》中论及脏腑、血气、精神的生理功能等，认为精气神是生命活动的三大基本要素，精气神是脏腑功能活动的保证和体现，精气神的化生、储藏及运行又是通过脏腑完成的。

精与脏腑：精是脏腑功能活动的物质基础，由先天之精蕴藏于肾并逐渐演化为脏腑之精，脏腑之精与后天水谷作用而形成后天之精。生殖之精则是以肾为主的脏腑之精的集中表达。《灵枢·经脉》描述得更加具体：“人始生，先成精，精成而脑髓生，骨为干，脉为营，筋为刚，肉为墙，皮肤坚而毛发长。”这说明人孕育在母体的阶段，最先生成的就是精，在这个基础上，脑、髓、骨、脉、筋、肌肉、皮肤、毛发等形体组织才逐渐生长具备，是生命的基础。后天之精又称五脏六腑之精，来源于饮食水谷，乃脾胃化生，故亦谓水谷之精，由五脏所藏。《素问·太阴阳明论》“脾脏者，常著胃土之精也”；《素问·五脏别论》“五脏者，藏精气而不泻也”，此“精”皆指后天之精。由于人的生命源于先天，而营养赖于后天，也就是说，先天之精是生身之本，而后天之精是养身之源。因此，先天之精必须依靠后天之精的不断培补，才能不断地滋生充盛，而后天之精亦须依赖先天之精的促进能力而化生，即所谓“先天促后天，后天养先天”。二者相辅相成，有着不可分割的关系。《素问·上古天真论》所谓“肾者主水，受五脏六腑之精而藏之，故五脏盛乃能泻”，正是体现了“精”与脏腑关系的基本思想。

气与脏腑：气是脏腑的功能和动力，由先天之气演化为脏腑之气。元气来源于先天之精的化生，依靠后天水谷精气的不断补充培育。元气借助三焦而流行分布全身，内而脏腑组织，外达肌肤腠理，从而推动人体的生长发育，温煦激发和推动各脏腑组织器官的生理活动。《难经·八难》指出："所谓生气之原者，谓十二经之根本也，谓肾间动气也。此五脏六腑之本，十二经脉之根，呼吸之门，三焦之原，一名守邪之神，故气者，人之根本也。"这种来源于先天的真元之气，又必须与后天之气相结合，才能充养周身，维持人的生命活动。而与之相结合的后天之气便是宗气，它包括饮食水谷之气和吸入的大自然的清气。《灵枢·五味》说："谷始入于胃，其精微者。先出于胃之两焦（指上焦和中焦），以溉五脏………其大气之抟而不行者，积于胸中，命曰气海（气海即膻中），出于肺，循喉咽，故呼则出，吸则入。"《灵枢·邪客》又说："宗气积于胸中，出于喉咙，以贯心脉而行呼吸焉。"指出宗气是由水谷之精气与吸入的大自然之清气相结合积于胸中的气。宗气的功用，一是走息道以司呼吸，凡言语、声音、呼吸的强弱，均与宗气的盛衰相关。二是贯心脉以行血气，凡气血的运行亦与宗与相关。此外，《灵枢·刺节真邪》又说："宗气留于海，其下者，注于气街，其上者，走于息道。故厥在于足，宗气不下，脉中之血，凝而留止。"可见宗气不仅上聚胸中，助呼吸，贯心脉，而且下注气街，还与肢体的寒温及其活动能力相关。

神与脏腑：神是脏腑的主宰和外在征象，由脏腑气化产生，是神、魂、魄、意、志分藏于脏腑统归于心而形成。神不但是整体的外在表现，而且更重要的是对气、精的统帅作用，由于神的作用将人体统一成整体。《内经》认为，人的神是以精为物质基础，乃由五脏所藏。《素问·六节藏象论》指出："五味入口，藏于肠胃，胃有所藏，以养五气，气和而生。津液相成，神乃自生。"说明饮食营养滋养五脏，五脏之气和调，津液血气充盈，神也就健旺。所以《灵枢·平人绝谷》说："五脏安定，血脉和利，精神乃居，故神者，水谷之精气也。"

精气神与脏腑关系十分密切而复杂。两者都是生命活动的主要内容，精气神着重于生命基本要素的阐发，脏腑是对生命整体功能系统的概括，是生命活动的执行者。因此，精气神是脏腑系统的功能保障，而脏腑系统是精气神发挥作用的场所和载体。

脏腑与精气神的主要关系讨论如下：

一、肾藏精纳气

肾的主要生理功能是藏精、纳气和主水，对于人体的生长发育与生殖有重要作用，是人体全身阴阳的根本。

肾藏精的"藏"，即闭藏，是指肾具有贮存、封藏精气的生理功能。《素问·六节藏象论》说："肾者主蛰，封藏之本，精之处也。"《素问·上古天真论》说："肾者主水，受五脏六腑之精而藏之。"肾主闭藏的主要生理作用，是将精气藏于肾，并促使其不断充盈，防止精气从体内无故丢失，为精气在体内充分发挥其生理功能创造必要的条件。肾中所藏之精有两个来源：一是来源于父母的生殖之精，即先天之精；二是来源于人出生之后，机体从饮食物中摄取的营养成分和脏腑代谢所化生的精微物质，称为后天之精。先天之精和后天之精二者相互依存。先天之精赖后天之精不断培育和充养，才能日渐充盈，充分发挥其生理效应；后天之精又赖先天之精的活力资助，方能不断地摄入和化生。

需要指出的有两点：一是肾中的先天精气和后天之精是融为一体，无法分开的。在人出生之初，尚未产生后天之精，故肾中所藏之精，纯属先天。随着人体的生长发育，饮食物中的营养成分和脏腑代谢所产生的后天精气不断滋养先天之精，使其不断充盈。二是肾精和肾气是同一物质。一般地说，肾精是有形的，肾气是无形的。肾精散，则化为肾气；肾气聚，则变为肾精。精与气是在不断地相互转化之中。因此，肾精和肾气的关系，实质上就像水与水蒸气的关系一样，是同一物质，形态不同。

肾藏精，精化为气，通过三焦布散到全身。肾气的主要生理功能是促进机体的生长、发育和生殖，以及调节人体的代谢和生理功能活动。

肾主纳气。纳，有受纳和摄纳的意思。纳气，即吸气。肾主纳气，是指肾有帮助肺保持吸气的深度，防止呼吸浅表的作用。《难经·四难》说："呼出心与肺，吸入肾与肝"。清代林珮琴在《类证治裁·喘证》中说："肺为气之主，肾为气之根。肺主出气，肾主纳气，阴阳相交，呼吸乃和。若出纳升降失常，斯喘作矣。"可见，呼吸固然是肺的功能，其中呼气是依靠肺的宣发作用，吸气是靠肺的肃降作用，但是，吸气的降纳，必须得到肾的摄纳作用的帮助，才能很好地完成。也就是说，肺的吸气，一定要依靠肾的摄纳，才能维持其深度。何梦瑶在《医碥》中说得更加生动，他说："气根于肾，亦归于肾，故曰肾纳气，其息深深。"其实，肾主纳气的功能，就是肾主封藏功能在呼吸运动中的具体表现。其物质基础乃是肾中精气。若肾中精气不足，摄纳无力，不能帮助肺维持吸气的深度，则会出现呼吸浅表，或呼多吸少，动则气短等病理表现，称为"肾不纳气"。

二、肺主气

肺位于胸腔，左右各一，在人体脏腑中位置最高，故称肺为华盖。如《灵枢·九针论》说："肺者，五脏六腑之盖也。"肺的生理功能是主气、司呼吸；通调水道；宣散卫气；朝百脉，主治节。

肺气的运动主要表现为宣、降两种形式：所谓宣，即为宣发之意，是肺气向上向外的运动，也就是升、散；所谓降，即肃降之谓，是肺气向下向内的运动。肺的这两种运动形式是十分重要的，肺的任何生理功能都是通过肺的这两种运动来完成的。如肺司呼吸，通调水道，朝百脉，宣散卫气等功能，无不是通过肺的宣降来完成的。通过肺的宣发，排出体中的浊气，将津液输布全身，外达皮毛，宣散卫气，并将代谢后的津液化为汗液排出体外，将会聚于肺的血液重新输布到全身；通过肺的肃降，吸入自然界的清气，将津液向下向内布散，代谢后成为尿液，并使全身的血液会聚于肺。肺的宣发和肃降，属于两种相反的运动。在生理情况下，既相互制约，又相互配合、相互协调，在不断地运动中维持相对平衡；在病理情况下，也常常相互影响。宣发与肃降正常，则肺的各种生理功能得以正常发挥；如果两者的运动失去平衡协调，就会发生“肺气失宣”或“肺气不降”的病变，而出现咳喘胸闷等症。所以《素问·至真要大论》说：“诸气膹郁，皆属于肺。”另外，肺必须保持清肃，才能为肺的宣降运动及各种生理功能的发挥提供有力的保证。

肺主气、司呼吸。机体在新陈代谢过程中需要不断地从自然界摄取清气，排出体内浊气。这种机体与自然界之间的气体交换，称作呼吸。《素问·阴阳应象大论》说：“天气通于肺。”肺是体内外气体交换的场所，通过肺的呼吸作用，不断地呼浊吸清，吐故纳新，实现机体与外界环境之间的气体交换，以维持人体的生命活动。肺司呼吸的功能，有赖于肺的宣降运动。实际上，肺的呼吸即是肺的宣降运动在气体交换过程中的具体体现。呼即宣发；吸即肃降。宣降正常，散纳有度，则呼吸调匀有序。而且在呼吸过程中，一定要保持肺与呼吸道的清肃，才能使气道通畅，呼吸自如。若不能保持清肃，则可影响肺司呼吸的功能，导致呼吸不畅、咳嗽气喘等症状的发生。

肺主气，《素问·五脏生成》说：“诸气者，皆属于肺。”是指肺为五脏中与气关系最密切的脏腑。这是因为肺司呼吸，清气由肺吸入，是人体气的主要来源之一，肺司呼吸的功能正常与否，直接影响着气的生成。呼吸均匀和调，则浊气得以排出，清气得以吸入，气的生成来源不匮乏；若呼吸功能减弱，吸入清气不足，势必影响气的生成而导致气虚；如果呼吸一旦停止，清气不能吸入，浊气不能排出，体内外之气不能进行交换，生命也随之而告终。

肺宣散卫气。宣散卫气，是指肺通过其宣发运动，将卫气宣散至全身的功能。卫气来源于脾胃所化生的水谷精微，但卫气之所以能散发于全身，发挥其护卫肌表，温养脏腑、肌肉、皮毛，调节控制腠理开合的作用，又要凭借肺气的宣发来实现。《灵枢·决气》：“上焦开发，宣五谷味，熏肤、充身、泽毛，若雾露之溉，是谓气。”即指此而言。肺气不宣，则卫气不能达于全身，而出现恶寒无汗等症，治宜宣发肺气；如肺气虚弱，无力宣发，可造成在表之卫气不足，临床上则可出现怕冷、出汗，容易感冒等症状，故欲使卫气充足，宜用补肺益气法。故古人云：“肺主气，属卫。”肺的宣发，是卫气得以布散的基本动力。肺气不宣，或肺气虚弱，均可造成卫气布散失常，影响其生理功能的发挥，证虽在卫，法宜治肺。

三、心主神明

心居于胸腔之内，两肺之间，膈膜之上，形如倒垂未开之莲蕊，外有心包护卫。心为神之舍，血之主，脉之宗，在五行属火为阳中之阳，起着主宰人体生命活动的作用，故《素问·灵兰秘典论》称其为“君主之官”。心的主要生理功能是藏神、主血脉。

心藏神主要指心具有主宰人体一切生理活动和人的精神意识思维活动的功能，如《素问·灵兰秘典论》：“心者，君主之官，神明出焉。”人体之神藏于心，故《灵枢·大惑论》说：“心者，神之舍也。”由于心中有神，所以心才能主宰人体的一切生理和心理活动。

同时，心主血脉和心藏神这两种功能互相影响。首先，心主血脉的功能受心神的主宰，例如人准备跑步，但是还没有真正开始跑步时，血流速度和心率已明显加快，这种变化显然不是运动的结果，而是心神支配心主血脉功能的证明。同时，心神又必须得到心血的滋养才能正常地工作。如果心血不足，心神失养，则会出现日间精神恍惚，思想难以集中，记忆力减退，夜间难以入睡，即使入睡亦梦扰不安等心神不宁与虚弱的表现。

四、脾主运化

脾位于中焦，在膈之下。如《医贯·形景图》说：“其左有脾，与胃同膜而附其上。”脾的主要生理功能是主运化、升清和统摄血液。足太阴脾经与足阳明胃经，相互络属于脾胃，脾和胃相为表里。脾和胃是机体对饮食进行消化、吸收并输布其精微的主要脏腑。人出生之后，机体生命活动的延续和气血津液的生化，都有赖于脾胃运化的水谷精微，因此称脾胃为气血生化之源，后天之本。

脾主运化。运，即转运输送；化，即消化吸收。脾主运化，是指脾具有把水谷化为精微，将精微物质吸收转输至全身的生理功能。脾的运化功能包括运化水谷和运化水液两个方面。同时脾主升清与脾统血也是脾与“气”相互关系的重要功能体现。

脾主升清。升，即脾气的运动特点以上升为主，故曰：“脾气主升。”清，是指水谷精微。脾主升清，是指脾气上升，并将其运化的水谷精微，向上转输至心、肺、头目，通过心肺的作用化生气血，以营养全身，所以说：“脾宜升则健”（《临证指南医案·脾胃》）。脾的升清是与胃的降浊相对而言的，藏象学说中常以脾升胃降来概括整个消化系统的生理功能。脾能升清，则水谷精微才能正常吸收和输布，气血生化有源，机体生命活动旺盛。若脾不升清，则水谷不能运化，气血生化无源，则可出现神疲乏力、头晕目眩、腹胀、泄泻等症。所以《脾胃论》中说："上气不足，脑为之不满，耳为之苦鸣，头为之苦倾，目为之眩………皆由脾胃先虚，气不上行之所致也。"说明脾不升清，导致"上气不足"，头目失于气血充养的病证，而《素问·阴阳应象大论》所说："清气在下，则生飧泄。"则指出了脾不升清，水谷精微与糟粕浊物混杂下注，导致完谷不化的飧泄病症。另外，脏腑之间的升降相因、协调平衡，亦是维持人体内脏相对恒定于一定位置的重要因素。脾胃升降为人体气机之枢纽，脾气主升，对维持腹腔的内脏位置有重要作用。如果脾气不能升举，中气下陷（又称脾气下陷），则可见久泄脱肛，甚或内脏下垂等病症，临床上常采用补脾气、升清阳的方法进行治疗。

脾主统血。统，即统摄、控制之意。脾统血是指脾有统摄血液在脉内运行，不使其逸出脉外的作用。《难经·四十二难》说："脾……主裹血"就是指脾有包裹血液于脉中循环运行而不逸出脉外的意思，即脾统血。脾统血的作用是通过气摄血来实现的。脾之所以能统摄血液，是因为脾为气血生化之源。脾气健运，气血生化有源，则气的固摄血液功能得以正常发挥，血液不至于逸出脉外而发生出血。反之，脾失健运，水谷精微不能很好地吸收，则气血生化不足，气的固摄血液的功能减退，就可使血逸出脉外而见各种出血，称作脾不统血。

五、肝主疏泄气机

肝位于腹腔，横膈之下，右胁之内。肝的主要功能是主疏泄和主藏血。疏，即疏通；泄，即发散。所谓肝主疏泄，是指肝具有保持全身气机疏通畅达，通而不滞，散而不郁的作用。肝主疏泄的功能，反映了肝主升、主动、主散的生理特性，是调畅全身气机、推动血和津液运行的一个重要环节。对气机的影响：肝主疏泄，肝的生理特性是升、动散。其疏，可使气的运行通而不滞；其泄，可使气散而不郁。这对于气机的疏通，畅达，升发来说是一个重要的因素，亦即肝主疏泄有使气机调畅的作用。肝的疏泄功能正常，则气的运动疏散通畅，血的运行和津液的输布也随之而畅通无阻，经络通利，脏腑器官的活动也正常和调。如果肝失疏泄，则气的升发不足，气机的流通和发散无力，因而气行郁滞，气机不畅，出现胸胁、少腹等胀痛不适，常称作肝气郁结、气机郁滞；血液的运行障碍，则可形成血瘀，而出现胸胁刺痛，或为癥积。气行郁滞，也可导致津液的输布代谢障碍，或聚而为痰，痰气交阻于咽喉，则可形成"梅核气"，或停而为水，而成为臌胀。治疗时均宜以疏肝理气为主。

同时，肝的疏泄功能正常，全身气机疏通畅达，有助于脾升胃降和二者之间的协调。肝的疏泄功能是脾胃气机疏通畅达、脾升胃降的一个重要条件。故《素问·宝命全形论》说："土得木而达。"若肝疏泄功能异常，影响于脾，脾气不升，则飧泄，脾气不通则腹痛，而成为痛泻之证；影响到胃，胃气不降，反而上逆则嗳气、呃逆、恶心呕吐，胃气不通则脘腹胀痛。前者称为肝脾不和，后者称为肝胃不和，临床上统称为木不疏土。正如《血证论·脏腑病机论》所说“木之性主于疏泄，食气入胃，全赖肝木之气以疏泄之，而水谷乃化；设肝之清阳不升，则不能疏泄水谷，渗泄中满之证，在所不免。”

情志活动主要是心神的生理功能，但与肝的疏泄功能密切相关。因为正常的情志活动，主要依赖于气血的正常运行。情志异常对于生理活动的主要影响在于干扰正常的气血运行。

另外，男子的排精，女子的月经和肝的疏泄功能也有密切的关系。对于男子的排精，朱丹溪在《格致余论》中说：“主闭藏者肾也，司疏泄者肝也。”说明男子精液的正常排泄，是肝肾二脏合作的结果。肝疏泄功能正常，则精液排泄通畅有度；肝失疏泄，则排精不畅。而气机调畅是女子经血的排泄能否通畅有度的重要条件之一，因而亦受肝主疏泄功能的影响。肝疏泄功能正常，则月经周期正常，经行通畅；若肝疏泄功能不及，则月经周期紊乱，经行不畅，甚或痛经。

综合肝主疏泄的功能表现，其中对全身气机的影响是最根本的，其他作用都是在此基础上衍生的。肝气，即肝之脏腑之气，是肝进行生理功能活动的物质基础和动力。肝气充沛，则肝的各种功能皆能正常进行，如肝能正常地贮藏血液，调节血量，并防止出血，还能疏泄全身气机，使其疏通畅达，通而不滞，散而不郁。

六、六腑与精气神

六腑，即胆、胃、大肠、小肠、膀胱、三焦的总称，六腑多为中空有腔的脏器。其共同的生理功能是传化饮食与水液。所以，《素问·五脏别论》说：“六腑者，传化物而不藏，故实而不能满也。”饮食物的消化、吸收、排泄过程是六腑之间相互联系、密切配合的结果。《素问·六节藏象论》说：“脾、胃、大肠、小肠、三焦、膀胱者，仓廪之本，营之居也，名曰器，能化糟粕，转味而入出者也。”饮食入胃，经胃的腐熟、消化，下传于小肠，经小肠进一步分清别浊，其清者即精微物质部分，通过脾脏转输营养全身；其浊者为糟粕，即食物残渣，下达于大肠，经大肠的传化，由肛门排出。代谢后的废液，经过下焦渗入膀胱，经膀胱气化而成尿液，及时排出体外。整个消化过程还有赖于胆汁进入小肠，以助饮食的消化。三焦是津液流通的通道，津液经三焦而分布全身，发挥其滋润和濡养的作用。六腑是互相连接的，每一个腑都必须保持“泻而不藏”的特性，及时排空其内容物，才能保持通畅，正如《素问·五脏别论》所说：“此不能久留，输泻者也。”正因为六腑互相连接，所以任何一个腑出现病变，都会连累到其他腑，进而影响水谷的受纳、消化、吸收和排泄。

六腑以传化饮食和水液为主要功能，以“泻而不藏”为其生理特点。可以认为，“六腑”凭借其自身功能特性，参与人体“精气神”的状态维持与功能推动。

第二节　精气神与经络

经络是经脉和络脉的总称。经者路径之意，经脉便是经络系统的纵行干线；络者网络之意，络脉乃是经络系统的分支。经脉与络脉，纵横交错，网络全身，它具有联络脏腑肢节，沟通上下内外，调节阴阳气血的作用，从而使人体各部分联结成一个有机的统一整体。经脉有正经十二：手太阴肺经、手阳明大肠经、足阳明胃经、足太阴脾经、手少阴心经、手太阳小肠经、足太阳膀胱经、足少阴肾经、手厥阴心包经、手少阳三焦经、足少阳胆经、足厥阴肝经。十二经脉首尾相连如环无端，经气流行其中周而复始。另有别于正经的奇经八脉：督脉、任脉、冲脉、带脉、阴跻脉、阳跻脉、阴维脉、阳维脉。

《灵枢·本脏》说：“经脉者，所以行血气而营阴阳，濡筋骨，利关节者也。”《灵枢·经脉》指出：“经脉者，所以决死生，处百病，调虚实，不可不通。”这概括地说明了经络系统在生理、病理和防治疾病等方面的重要性。其所以能决定人的生和死，是因为其具有联系人体内外和运行气血的作用；处治百病，是因其具有抗御病邪、反映证候的作用；调整虚实，是因其具有传导感应而起补虚泻实的作用。

《灵枢·海论》说：“夫十二经脉者，内属于府藏，外络于支节。”人体的五脏六腑、四肢百骸、五官九窍、皮肉筋骨等组织器官，虽有各自不同的生理功能，但又互相联系，互相配合，进行有机的整体活动，使人体内外、上下、前后、左右构成一个有机的整体，保持协调统一。人体的这种整体联系和整体活动主要是依靠经络系统的联络沟通而实现的。十二经脉及经别重在人体体表与脏腑，以及脏腑间的联系；十二经脉和十五络脉，重在体表与体表，以及体表与脏腑间的联系；十二经脉通过奇经八脉，加强了经与经之间的联系；十二经的标本、气街和四海，则加强了人体前后腹背和头身上下的分段联系。经络系统是以头身四海为总纲，以十二经脉为主体，分散为三百六十五络遍布全身，将人体各部位紧密地联系起来，使人体各部的活动保持着完整和统一。

《灵枢·本脏》言经络“行血气而营阴阳，濡筋骨，利关节”，说明经络具有运行气血、濡养周身及协调阴阳的作用。气血是人体生命活动的物质基础。气血在全身各部的输布有赖经络的运行。人体各个脏腑组织器官在气血的温养濡润后才能发挥其正常生理作用。无论是“宗气”“原气”“营气”还是“卫气”，必经过经络营运于周身内外，使得气血“内溉脏腑，外濡腠理”（《灵枢·脉度》），从而使体内的脏腑和体表的五官七窍、皮肉筋骨，均能息息相通，协调一致。在经络的联系下，气血盛衰和功能动静保持相对平衡，使人体“阴平阳秘，精神乃治”（《素问·生气通天论》）。

作为人体各项功能的通路与信息网络系统，“经络”与“精气神”的关系密不可分。

第四章
中医经典与名家论精气神

“精、气、神”可以说是历代名医名著里的高频词汇，作为中医学领域中与人体生命物质基础密切相关的重要物质，历代医家结合理论与实践，均在其内涵、外延、生理意义、病理意义及养生等范围内展开了丰富的论述，尤其对于其养生的价值，不少医家均有独到的体会与认识，留给后人重要的学术思想财富。

第一节　马王堆医书论精气神

1973年，举世闻名的长沙马王堆汉墓考古现场出土了一批珍贵的医书简帛。其内容从记载经络学的《足臂十一脉灸经》《阴阳十一脉灸经》，记载脉学理论的《脉法》《阴阳脉死侯》，描摹导引养气的《导引图》《却谷食气》，到最早的医方书《五十二病方》，最早的妇产科学《胎产书》，最古老的养生学文献《养生方》，以及《十问》《合阴阳》《天下至道谈》《杂疗方》等房室养生文献，几乎涵盖了西汉以前的各种基础医学和临床医学成就。其中，马王堆医书中所蕴含的养生文化思想尤其具有溯源理论、援古证今之作用。以马王堆养生文化源流为背景，研究其养生文化的思想内核，对于挖掘马王堆古汉养生思想在当代的衍生发展和实际运用具有重要的指导意义。

一、马王堆养生文化源流背景

马王堆医书自出土起，就获得了国内外中医药界和考古界的广泛重视，其被认为成书早于“医之始祖”《黄帝内经》，是我国最早的医药古籍文献之渊薮。《黄帝内经》系统、完整地构建了一套中医药基础理论体系，从整体观出发提出了“天人合一”“藏象合一”“形神合一”以及“辨证论治”“阴平阳秘”等理论法则，是中医药学理论研究之集大成者。相较而言，马王堆医书的成书时间更早，理论知识相对更加零散、琐碎，主要体现在一些具体的医学实践和方法之中，这个特点也同样表现在其养生文化思想里。

马王堆养生文化思想，在形式上追求质朴、自然，以一种更为具象、更为初始的形态阐述其养生理念，如《十问》等马王堆医书中的“阴阳”之论没有掺杂“五行”生克理论，而是择善取舍了先秦诸子的阴阳生命观；在方法上更加重视实践运用，以一种亲近当时百姓日常生活的方式表达养生观，如针对长沙所属的楚地常年卑湿，导致患痿痹虚肿者较多，《养生方》和《杂疗方》中就多次运用辛温热的药物与食物作为方剂以祛阴补阳；在内容上则更加重视精、气、神养生思想，诸书通过倡导人们聚精、养气、存神而达到“寿参日月”的养生目的，如《天下至道谈》中的食养生精、房中守精的聚精理念，《导引图》《却谷食气》中描绘的养气益寿原则，《十问》《养生方》中提倡的神形相安、顺察天地之道的存神观念等。

二、马王堆养生文化的思想内核——聚精、养气、存神

自古俗语有云：“天有三宝日、月、星；地有三宝水、火、风；人有三宝精、气、神。”自先秦时代，精气神就被认为是维持人体生命存在的根本，故有“精脱者死、气脱者死、失神者死”的说法。

1. **聚精**　“精”的概念内涵发端于先秦。道家老子有云“其精甚真，其中有信”，认为他所阐述的宇宙之哲学概念“道体”的基本物质构成就是“精”。而被誉为中国传统文化的开山之作、大道之源的《周易》中也有关于“精”的记载，《周易·系辞》中的“精气为物，游魂为变，是故知鬼神之情状”，也指出了“精”是万物之生命存在的本源。中国传统医学选择性地吸收并转化了先秦哲学中关于“精”的概念，指出“夫精者，身之本也”，“精”是人体生命的本源，“精”的概念既包含禀受于父母、与生俱来的先天之精，又有赖于水谷精微化生的后天之精的滋润涵养。“精”既具有繁衍生命和滋润濡养人体五脏六腑的作用，又能转化为血，肝血与肾精相互资生与转化，故有“精血同源”之说。马王堆养生文化思想十分强调聚精、蓄精在养生中的地位，《天下至道谈》曰：“凡彼治身，务在积精”，认为养生的最大要务就是积蓄人体的精气；《十问》曰：“以精为充，故能长久”，指出养生以养精、聚精为方式才能长寿长生；《养生方》中也记载了诸多药食养精的方剂和食疗以补益阴精。

2. **养气**　“气”的文化渊源相较于“精”和“神”在我国的历史更为久远，在甲骨文中就有关于“气”的表述，其最早的字体形式类似于现在的“三”这个字，由三根长短不一的横线构成，既可象征传统文化中的天、地、人“三才”之意，又可比拟自然界的云气流散、地气升腾、人气亨通之状。《周易》中曾多次出现“气”的文化概念，强调阴阳二气有“相感”“相与”的特征，“二气感应以相与……天地感而万物

化生”，认为阴阳二气的交合可以生成并推动万物的发展。以《周易》的“阴阳气感”为源，儒、道两家也以“气论”进行思考，孟子曾云：“我善养吾浩然之气”，并指出“其为气也，至大至刚……则塞于天地之间”；老子曾曰：“万物负阴而抱阳，冲气以为和”，万物即是在阴阳之气的交感作用下而相成、调和的。传统文化中的“气论”哲学观直接并深远地影响了传统医学，在中医学中，“气”既是运行于人体内的物质，又具有推动人体各脏腑器官正常活动的功能，故曰：“阴阳之所以升降者，气也；血脉之所以流行者，亦气也；营卫之所以转运者，此气也；五脏六腑之所以相养相生者，亦此气也”。马王堆养生文化思想中最突出的特色之一就是养气的理念。如《十问》有言：“善治气者，使宿气夜散，新气朝最，以彻九徼（窍），而实六府。食气有禁，春辟（避）浊阳，夏辟（避）汤风，秋辟（避）霜（雾），冬辟（避）凌阴，必去四咎，乃棎（深）息以为寿。朝息之志，亓（其）出也（务）合于天，亓（其）入也楑（揆）坡（彼）闺（满），如臧（藏）于渊，则陈气日尽，而新气日盈，则刑（形）有云（云）光。以精为充，故能久长。”指出通过呼吸吐纳，夜晚排除废气，早晨吸聚新鲜空气，春天避免浊阳之气，夏天防暑热之风，秋天避霜露，冬天防严寒之气。除尽陈废之气，盈满新鲜空气，使九窍通彻，六腑坚实，百脉充满，阴精复生，疾病不生，耳目聪明，皮肤光泽，使人能久立、远行，所以能长寿。

此外，墓中出土的《导引图》帛画中绘有44个正在做着姿态迥异的导引行气运动的先人，此图被认为是中国传统气功导引养生的滥觞，对于后世的导气养生功法锻炼影响深刻；《却谷食气》提出了“食气者为呴吹，则以始卧与始兴”的具体食气养气法则；《脉法》则首次记载了后世流行的俗语“寒头暖足”作为护气养气的养生原则。

3. ***存神*** “神”的概念在中国传统文化中有诸多不同的含义。其字组成“从示从申”，“示”字部多与祸福祭拜相关，象征“上天垂象”以启示世间之景；“申”字部则会意闪电，古人认为闪电能量巨大且变化无端，所以“神”的文字本义即是指具有超常力量、能够启发智慧的一种事物。《说文解字》中曰：“神，天神引出万物者也”，“神”又被认为是能够主宰自然运动变化的一种规律。《周易·系辞》中云：“生生之谓易……阴阳不测之谓神”，又云：“神也者，妙万物而为言者也”，此处“神”的文化概念则更加抽象，指万物变化的神秘神妙根本无法捉摸、难以预测，只能用“神”这个字来名状。中医受到中国传统文化的濡养，并结合自身的医学特色，对“神”的含义阐释有了更独特的认识。中医的“神”主要囊括三层内涵：第一层从“规律”这种文化释义出发，认为“神”指的是自然界物质变化的功能和发展规律，所谓“天地之动静，神明为之纪”；第二层由自然规律上升到人体生命活动的总机能，所谓“根于中者，命曰神机，神去则机息”；第三层进而上升到人体的精神思维活动，所谓“心主神明”是也。马王堆医书强调“存神”在养生中的重要作用，其核心也可归纳为上述三层含义：一是《十问》中提出“顺察天地之道”和以“阴阳为正”，遵循自然变化规律，才能使“万物得继”，使神长存，使君长寿；二是指出“神和内得……寿参日月”和“魂魄安形，故能长生”，要存神养生就要做到神形相安、神志相合、魂魄内守；三是“心制死生……慎守勿失，长生累世”，心主神明，总领魂魄，统制七情，故而要做到喜怒制神以存神。

“精”是构成人体和维持机体生命活动的物质基础和起源，也是化气全神和协调脏腑的根本，养生之法莫如养精；“气”是维持人体生命活动的动力，还是协调“精”与“神”转化关系的媒介，和顺气血是维持人体生命健康的重要保障；“神”是生命现象的具体活动体现，也是人体生命活动的主宰，更起着统率“精”“气”的作用。精充可以化气，气足可以全神，神全则可调和阴阳、协调脏腑，所谓“聚精在于养气，养气在于存神，神之于气，犹母之子也”（《摄生三要·存神》）。

马王堆养生文化思想跨越千年仍历久弥新，作为秦汉时期中国传统医学养生智慧之结晶与后世诸家养生理论之肇始，马王堆医书以综合构建人体精、气、神三者关系为养生益寿之根本，从方药、饮食、运动、起居、房事等关系到人民日常生活的各个方面着手，形成了自己独具一格的精气神养生方法和理念。“古汉养生精”作为马王堆精气神养生文化思想在当代的衍生发展和实际运用，主张综合调养人体脏腑功能以聚精、养气、存神。这不仅是对马王堆古汉医书的理论挖掘和产业开发，有助于让中国传统医学文化在当代鲜活起来，焕发年轻光彩，也是民族医药产业从中医药这个伟大宝库中获取灵感而发展壮大的最佳诠释。

第二节《黄帝内经》论精气神

综观《黄帝内经》中有关精、气、神的论述，先贤认为此三者是人生命之根本。三者既有各自的内涵与意义，在《内经》中又被认为是一个不可分割的整体。据《内经》有关理论可知：五脏藏精，精为神之宅，有精则有神，所以积精可以全神，精伤则神无所舍，是为失守。精又为气之母，精充则气足，精虚则无气，人无气则死。精、气、神三位一体，不可分离，存则俱存，亡则俱亡。因此精脱者死，气脱者死，失神者亦死。故精、气、神三者，是人的生命存亡的关键所在。

一、《黄帝内经》之“精”的内涵与外延

通观《内经》可知，首先其将“精”作为生命的物质基础，指出其为构成身形和营养人生的最基本物质。如《素问·金匮真言论》云：“夫精者，身之本也。”说的是精有先天与后天之别，先天之精又称生殖之精，来自父母的媾合之精，藏之于肾，是为肾精，有促进人体生长发育及生殖繁衍的作用。如《灵枢·本神》指出“故生之来

谓之精”，精是生命的起源物质。《灵枢·决气》也指出：“两神相搏，合而成形，常先身生，是谓精。”说明父母交合之精，便是形成胚胎的基本物质。其言恰如《易经·系辞》所说：“男女媾精，万物化生。”而《灵枢·经脉》的描述则更加具体：“人始生，先成精，精成而脑髓生，骨为干，脉为营，筋为刚，肉为墙，皮肤坚而毛发长。”完整阐述了中医先贤对于人体生长发育的动态观察，指出人在母体孕育的阶段，最先生成的就是精。在这个基础上，脑、髓、骨、脉、筋、肌肉、皮肤、毛发等形体组织才逐渐生长具备，这是生命的基础。

除了对“先天之精”的认识，《内经》还提出了对于“后天之精”的认识。表明后天之精又称五脏六腑之精，来源于饮食水谷，乃脾胃所化生，故亦谓水谷之精，由五脏所藏。如《素问·太阴阳明论》“脾脏者，常著胃土之精也”；《素问·五脏别论》“五脏者，藏精气而不泻也”，此“精”皆指后天之精。综合前述可知，由于人的生命源于先天，而营养赖于后天，也就是说，先天之精是生身之本，而后天之精是养身之源，因此，先天之精必须依靠后天之精的不断培补，才能不断地滋生充盛，而后天之精亦须依赖先天之精的促进能力而化生，即所谓“先天促后天，后天养先天”。二者相辅相成，有着不可分割的关系。《素问·上古天真论》所谓“肾者主水，受五脏六腑之精而藏之，故五脏盛乃能泻”，正是体现了这一基本思想。

此外，“精”的含义还在《内经》中作为重要的医理概念而被广泛地运用。如《素问·通评虚实论》所言：“邪气盛则实，精气夺则虚。”以“精气”和“邪气”相对举，明确虚实证候的概念，这里的“精气”显然就是指正气。还有《灵枢·营卫生会》言：“营卫之行，不失其常，故昼精而夜瞑。”其中的“昼精”，是说白昼精神清爽，“精”为清爽之义，它说明营卫的运行对人的精神有着直接的影响。还有《灵枢·大惑论》言：“五脏六腑之精气，皆上注于目而为之精。”其中后一个“精”字指目的神气精光，张景岳有言“精明之用也”。可见目的神气精光与五脏六腑的精气密切相关。此外，如《素问·五常政大论》所言：“阴精所奉其人寿，阳精所降其人夭。”其所谓“阴精”“阳精”，又是指阴气、阳气而言，是“精”即“气”之义。由此可见，《黄帝内经》中的“精”主要指人的生命物质基础“先、后天之精”而言，但同时也在不同的语境中被赋予了不同的含义，但究其根本，均与“生命物质”的用意是密切相关的。

二、《黄帝内经》之“气”的内涵与外延

《内经》所论述的“气”，一指流动着的微小难见的物质，如呼吸之气、水谷之气等。另有更重要的意义是指人体各部分的活动能力，如脏腑之气，经脉之气等。总观可知，《内经》论气的范围十分广泛。

1. **真气与宗气** 《灵枢·刺节真邪》说：“真气者，所受于天，与谷气并而充身者

也。”说明，真气来源于先天，正如后世张景岳谓“真气，即元气也”。元气是人身的根本之气，是人体生命活动的原动力，是维持生命活动的最基本物质。所以元气的盛衰与体质的强弱、疾病的发生及其预后都有密切的关系。《难经·八难》也指出：“所谓生气之原者，谓十二经之根本也，谓肾间动气也。此五脏六腑之本，十二经脉之根，呼吸之门，三焦之原，一名守邪之神（防御邪气的元神、功能），故（元）气者，人之根本也。”这种来源于先天的真元之气，又必须与后天之气相结合，才能充养周身，维持人的生命活动。而与之相结合的后天之气便是宗气，它包括饮食水谷之气和吸入的大自然的清气。《灵枢·五味》说：“谷始入于胃，其精微者。先出于胃之两焦（指上焦和中焦），以溉五脏……其大气之抟而不行者，积于胸中，命曰气海（气海即膻中），出于肺，循喉咽，故呼则出，吸则入。”《灵枢·邪客》又说：“宗气积于胸中，出于喉咙，以贯心脉而行呼吸焉。”原文指出，宗气是由水谷之精气与吸入的大自然之清气相结合的、积于胸中气海的大气。宗气的功用，一是走息道以司呼吸，凡言语、声音、呼吸的强弱，均与宗气的盛衰相关。二是贯心脉以行血气，凡气血的运行亦与宗气相关。此外，《灵枢·刺节真邪》又说：“宗气溜于海，其下者，注于气街，其上者，走于息道。故厥在于足，宗气不下，脉中之血，凝而留止。”可见宗气不仅上聚胸中，助呼吸，贯心脉；而且下注气街，还与肢体的寒温及其活动能力相关。综上所述，真气与宗气，一为先天之气，乃人身的根本元气；一为后天之气，乃积于胸中司呼吸，行血气的大气。二者相互结合，则充养人身，成为人身生命活动的基本物质。如《管子·心术下》所言：“气者，身之充也。”

2. **营气和卫气**　《灵枢·营卫生会》说：“人受气于谷，谷入于胃，以传与肺，五脏六腑，皆以受气，其清者为营，浊者为卫；营在脉中，卫在脉外，营周不休，五十而复大会，阴阳相贯，如环无端。卫气行于阴二十五度，行于阳二十五度，分为昼夜，故气至阳而起，至阴而止。故曰：日中而阳陇为重阳，夜半而阴陇为重阴。故太阴主内，太阳主外，各行二十五度，分为昼夜。”本段原文专门讨论了营卫二气的生成来源、性能及其运行规律。

（1）营卫的生成来源　营气、卫气的生成本于一源，都是源于水谷之精气。“人受气于谷，谷入于胃，以传与肺，五脏六腑，皆以受气”。五脏六腑所受之精气，包括营气和卫气，而营气和卫气又是由水谷经过脾胃的转化，肺气的输布所形成的。所以《营卫生会》还特别指出：“营卫者，精气也。”

（2）营卫的性能　原文指出“清者为营，浊者为卫”，清和浊，乃指营卫之气的特性而言。张景岳说：“清者，水谷之精气也；浊者，水谷之悍气也……清者属阴，其性精专……是为营气；浊者属阳，其性慓疾滑利……是为卫气。”唐容川又说：“清浊以刚柔言，阴气柔和为清，阳气刚悍为浊。”由此可见，营气属阴，其性柔和；卫气属阳，其性刚悍。由于营卫二气有阴阳柔刚之别，所以二者的功能亦各有专司，营气主营养脏腑，《素问·痹论》说："营者，水谷之精气也，和调于五脏，洒陈于六腑，乃能入于脉也。故循脉上下，贯五脏、络六腑也。"卫气主温煦体表，《灵枢·本脏》说："卫气者，所以温分肉，充皮肤，肥腠理，司关合者也。"

（3）营卫的运行规律 原文指出"营在脉中，卫在脉外"，谓营气运行于经脉之中，卫气运行于经脉之外。这是营卫二气在运行道路上的区别。《灵枢·卫气》亦云："其浮气之不循经者，为卫气；其精气之行于经者，为营气。"原文又指出"太阴主内，太阳主外"，是谓营气的运行，起始于手太阴肺经，又复会于手太阴；卫气的运行，起始于足太阳膀胱经，又复会于足太阳经。这说明营卫二气的运行在起始部位上亦有阴阳的区别。原文还指出："营周不休，五十而复大会，阴阳相贯，如环无端"；"气至阳而起，至阴而止"。营气和卫气虽然在运行道路和起始部位上各有区别，但是二者都在人体周流不息，如环之无端。营卫二气的周流，是每一昼夜之中各在人身运行五十周次，而且两者在夜半时分会合于内脏，使阴阳之气相互贯通，即所谓"夜半而大会……命曰合阴"。其中，卫气白天运行于阳经、体表，夜晚运行于阴经、内脏，而营气则是循行于经脉之中而环周不休。概而言之，营气和卫气，均由水谷精气所化，异名同类。二者"阴阳相随，外内相贯"，以维持人体的生命活动。其中营含于血中，卫属于气类，故《难经·三十二难》说："血为营，气为卫。"以其濡润而言，则曰营；以其滑利而言，则曰卫，故《灵枢·本藏》说："营复阴阳"，"卫司关合"。以其内外而言，则内为营，外为卫，故《素问·疏五过论》说："外耗于卫，内夺于营。"以其变态言，则干枯失荣者，曰荣气失濡；肌表不固者，曰卫气失卫。故《疏五过论》说："病从内生，名曰脱营。"《生气通天论》说："外壅肌肉，卫气散解。"其为病变，则内多在营，外多在卫，故《金匮要略》说："营缓则为亡血，卫缓则为中风。"故以阴阳分营卫，则营为阴，卫为阳。以气血分营卫，则血为营，气为卫。此营卫之大要也。

真气、宗气、营气、卫气便是《黄帝内经》中论述较多，而与生理、病理、论治、养生最为重要的四类气，当然，若是详细论述，经脉、脏腑、水谷、自然、疾病等均有"气"之含义，就不再一一赘述。

三、《黄帝内经》之"神"的内涵与外延

首先要明确的是，《内经》所论"神"之概念，有广义狭义之分。广义的神，泛指人的生命活动。《灵枢·本神》说："故生之来谓之精，两精相搏谓之神。"说明"神"是由先天之精生成的，当胚胎形成之际，生命之神就产生了。《灵枢·天年》又说："何者为神……血气已和，营卫已通，五脏已成，神气舍心，魂魄毕具，乃成为人。"原文明确指出，当人体的血气和调，营卫的运行通畅，五脏形成之后，神气藏之于心，魂魄也都具备了，才能构成人体的生命活动，这种生命活动就是神。狭义的神，是指

人的精神意识思维。《灵枢·本神》说："随神往来者谓之魂，并精而出入者谓之魄，所以任物者谓之心，心有所忆谓之意，意之所存谓之志，因志而存变谓之思，因思而远慕谓之虑，因虑而处物谓之智。"其魂、魄、意、志、思、虑、智，都属于精神意识与思维活动的范围，都属于神。原文是说，在人的精神意识思维活动中，伴随着生命活动一同出现的知觉功能叫做魂；依傍着精气一同出现的感觉活动叫做魄。如《左传疏注》孔颖达所说"精神性识渐有所知"，谓之魂；"初生之时，耳目心识，手足运动，啼呼为声"，谓之魄。而人所用以负责思想意识的称之为心；在心神的主宰下，产生的意念叫做意；意念积存所形成的认识叫做志；在认识的基础上酝酿思考叫做思；在思考的基础上深谋远虑谓之虑；经过深思熟虑，恰当处理事物叫做智。可见，《内经》把人的思维活动划分为意、志、思、虑、智等各个阶段，从而揭示了人的神志思维是一个整体的、连贯的发展过程，是一个从低级到高级、从表象到实质、从感性到理性的复杂的发展过程。

总而言之，《内经》认为，人的神是以精为物质基础，乃由五脏所藏。《素问·六节藏象论》指出："五味入口，藏于肠胃，胃有所藏，以养五气，气和而生，津液相成，神乃自生。"说明饮食营养滋养五脏，五脏之气和调，津液血气充盈，神也就健旺。所以《灵枢·平人绝谷》说"五脏安定，血脉和利，精神乃居，故神者，水谷之精气也。"《素问·八正神明论》也说："血气者，人之神，不可不谨养。"人体五脏主藏精气，所藏的精气则是神活动的物质基础。《灵枢·本神》说得很明白："血脉营气精神，此五脏之所藏也。""肝藏血，血舍魂"，"脾藏营，营舍意"，"心藏脉，脉舍神"，"肺藏气，气舍魄"，"肾藏精，精舍志"。《素问·天元纪大论》亦明确指出："人有五脏化五气，以生喜怒思忧恐。"五脏既藏精又藏神，故又称之为"五神脏"。故而，神在人身，居于首要地位，它是生命活动的根本。因此《内经》在诊断、治疗、养生诸方面，都尤重于神。如《素问·调经论》"神有余则笑不休，神不足则悲"，是言诊断察神。《灵枢·本神》"凡刺之法，先必本于神"，是言治疗察神。《素问·四气调神大论》则专言养生调神。唯有神在，才有人的一切生命活动。"得神者昌，失神者亡"（《素问·移精变气论》）。

总之，"精、气、神"的内容在《黄帝内经》不同篇章中多有涉及，被应用于养生、生理、病理、治法等多个领域。《内经》认为精是构成人体的基本物质，《灵枢·本神》谓："生之来谓之精，两精相搏谓之神。"气，是不断运动着的充养人体的精微物质，是维持生命活动的动力和功能，正如《灵枢·决气》所言："上焦开发，宣五谷味，熏肤、充身、泽毛，若雾露之溉，是谓气。"神为生命活动现象的总称，是精神、意识、知觉、运动等一切生命活动的集中表现。正如《素问·移精变气论》所说的"得神者昌，失神者亡"，《内经》在强调精、气、神的基础上，提出了比较完整的生命学说理论，奠定了养生学的理论基础，使养生学从一开始就建立在唯物论的基础上。

第三节 张仲景论精气神

仲景生活在东汉时期，其医学观打上了时代的烙印，既有其历史局限性，亦有超越历史的先进性。他重视医道，劝导和告诫人们要护惜身命：“怪当今居世之士，曾不留神医药，精究方术，上以疗君亲之疾，下以救贫贱之厄，中以保身长全，以养其身。”可见，学医可以摄护生命健康，反过来讲，欲维持健康就应该学医。有了医学基础便能够灵活而准确地理解和把握各种健康原则，可以理解各种养生防病方法，较好地了解自身健康情况，当出现健康问题，需要采取措施的时候能够及时实施。

总的来看,《伤寒杂病论》(后分为《伤寒论》与《金匮要略》)之所以被后世奉为经典，源于其价值极高的实践指导性，其理法方药能沿用至今而长盛不衰。然从另一方面来看，也恰恰因为张仲景论著之求实性、务实性，导致其著作说理不多，以写实为主，因此诸如“精、气、神”一类中医名词的概念，或者说专门理论的内容，张仲景较少谈及，或者说其所论仍宗以临床病症，而非我们惯常认知的“精、气、神”之意义。但分析其有限的关于三者的论述，仍有比较重要的启示意义。

一、节制房事，温阳保精

从护“精”的角度而言，可知张仲景认为房事不可过度，这与历代医著学说有关“保精节欲”的认识显然是一脉相承的。如他在《金匮要略·脏腑经络先后病脉证》便指出：“房室勿令竭乏……不遣形体有衰，病则无由入其腠理”。这十分符合养生一般原则：无太过不及，过犹不及，不及犹过。在仲景“房室勿令竭乏”的原则指导下，提出一系列保养肾精的方剂，对后世房室养生学产生了重大影响。

仲景比较重视房事因素对健康的影响，他在《金匮要略》第一卷开章即指明“房室伤”是一种重要的致病原因，如《金匮要略·脏腑经络先后病脉证》指出：“千般疢难，不越三条：一者，经络受邪，入脏腑，为内所因也；二者，四肢九窍，血脉相传，壅塞不通，为外皮肤所中也；三者，房室、金刃、虫兽所伤。以此详之，病由都尽。”可见其已将房室作为重要的致病因素之一，另如《金匮要略·血痹虚劳病脉证并治》说：“五劳虚极羸瘦，腹满不能饮食，食伤，忧伤，饮伤，房室伤，饥伤，劳伤，经络营卫气伤，内有干血，肌肤甲错，两目暗黑。”后世陈无择“三因学说”正是由此发展而来，至今仍具有重要的指导作用。仲景所谓房事伤，包括两方面含义，一方面，房事不节制，纵欲对身体带来的伤害；另一方面，房事方法不当、不注意房事禁忌带来的伤害。而仲景关于“房室勿令竭乏”的观点，则是仲景房室养生观的集中体现。

结合其后的论述可知，房室所伤的首要生命成分即为“精”，如《金匮要略·血痹虚劳病脉证并治》还言：“劳之为病，其脉浮大，手足烦，春夏剧，秋冬瘥，阴寒精自出，酸削不能行。”指出“精衰”的诊断与表现。还有曰：“男子脉浮弱而涩，为无子，精气清冷”，“夫失精家，少腹弦急，阴头寒，目眩（一作目眶痛）发落，脉极虚芤迟，为清谷、亡血、失精。脉得诸芤动微紧，男子失精，女子梦交，桂枝加龙骨牡蛎汤主之”，“脉弦而大，弦则为减，大则为芤，减则为寒，芤则为虚，虚寒相搏，此名为革。妇人则半产漏下，男子则亡血失精”，“虚劳里急，悸，衄，腹中痛，梦失精，四肢酸疼，手足烦热，咽干口燥，小建中汤主之”等，均是一系列虚证，或者说“虚人”的诊断、病因、表现及证治。而其中“精冷”“失精”既可视为病症，又往往也成为所谓“虚劳”的病因。由此可见，张仲景所论之“精”，与房事所伤密切相关，而“精”的状态，也与人体虚损与否密切相关，说明张仲景在临床中重视补精的重要性，而观其治法，则常以温阳涩精为主要方法来处方用药。

二、太过不及，调气治患

仲景在他整个学术体系中，从气机的阴阳盛衰，在脏在腑之别，虚实之不同，出入升降失司，脉象等莫不一一详述，治疗方面仲景把自然界五行之气相应地和人体的五脏之气联系起来，除了从生理病理方面阐明了气的生克制化，还根据气的生克制化机理，按药物的气味归经，调整治疗脏腑气机太过或不及，协调阴阳相对平衡。

1. **气应自然**　在张仲景的医学思想中，依然有明确的天人相应观，而这一观点也引申到人体经气的运行上。首先他认为，经气运行随季节变化而发生变化，如在《金匮要略·脏腑经络先后病脉证》指出：“夫人禀五常，因风气而生长。风气虽能生万物，亦能害万物，如水能浮舟，亦能覆舟。”表明四时气候有异，每一季节都有各自不同特点，因此疾病的发生与自然界阴阳之气的变化有关。另外，《金匮要略·血痹虚劳病脉证并治第六》：“劳之为病，其脉浮大，手足烦，春夏剧，秋冬瘥。”《金匮要略·惊悸吐衄下血胸满瘀血病脉证治》曰：“从春至夏，衄者太阳，从秋至冬，衄者阳明。”因此仲景认为防病治病要从天人相应的观点出发，养生要外避邪气、内养正气，不令邪风干忤经络。这一点上，仲景传承了《素问·四气调神大论》“春夏养阳，秋冬养阴”的思想，在《伤寒论·伤寒例》说：“君子春夏养阳，秋冬养阴，顺天地之刚柔也。”仲景进一步根据天人相应的观点提出了养生要“顺天地之刚柔也”。仲景在《金匮要略·脏腑经络先后病脉证》篇中提出四种与时令不相符的反常气候，如“未至而至”“至而不至”“至而不去”“至而太过”等，凡是气候先至、不至、不去、太过皆属异常之气候，这些自然界不正之气，被仲景称为“邪风”，这些异常的自然现象可导致疾病的发生或加速疾病的恶化，因此人们养生要外避邪气、内养正气，只有这样，才能保持健康，若调摄不当，则会导致“客气邪风，中人多死”。

2. **注重胃气** 除了从天人相应的角度出发倡导保“气”以外，《伤寒论》还处处体现着“保胃气，存津液”的原则。如张仲景继承《难经》“见肝之病，知肝传脾，当先实脾”的“治未病”思想，而在《金匮要略·脏腑经络先后病脉证并治第一》有言：“问曰：‘上工治未病，何也？’师曰：‘夫治未病者，见肝之病，知肝传脾，当先实脾，四季脾旺不受邪，即勿补之；中工不晓相传，见肝之病，不解实脾，惟治肝也。’”此外，仲景非常重视食养食疗。在《伤寒论》《金匮要略》中，常见的日常食物如大枣、黄瓜等有34种，食药同源食品如赤小豆、阿胶等有28种，还有当归生姜羊肉汤、甘麦大枣汤等食疗药膳方。这两部著作中虽未列专篇阐述食物疗法，但全书中散载着许多与饮食相关的理论及具体实践方法。仲景饮食养生的内容主要见于《金匮要略·禽兽鱼虫禁忌并治》及《金匮要略·果实菜谷禁忌并治》两篇中，共包含160余条专论饮食宜忌的条文，可概括为饮食有节、饮食搭配、饮食禁忌、饮食卫生等方面。均可视为保养“胃气”的重要方法。

3. **论治病气** 当然，《伤寒杂病论》中最为重视和论述较多的，是病理之“气”和调气的治则。如水气病始见于《金匮要略》，并有风水、皮水、正水、石水之辨证，阐述的正是系列“水停气滞”病患的论治。如有治阴虚气喘方：“火逆上气，咽喉不利，止逆下气者，麦门冬汤主之。”指出胃津枯乏而致火气上逆的病患。以及“妇人咽中如有炙脔，半夏厚朴汤主之”的梅核气论治。《金匮要略》述有寒疝、狐疝而因证选用导气汤或暖肝煎。论治奔豚气：如“奔豚病从少腹起，上冲咽喉，发作欲死，复还止”“奔豚气上冲胸，腹痛，往来寒热，奔豚汤主之”等。论治脚气：载有用崔氏八味丸治脚气上行，少腹不仁；越婢加术汤治风痹脚弱；乌头汤治脚气疼痛，不可屈伸；矾石汤治脚气冲心等经验。体现了对不同的气病病证选用不同治法而起到调气的作用。

4. **气之盛衰** 张仲景还运用阴阳对立统一的特点，把正常维持人体生命活动的“气”分为“阴气”“阳气”，总称为“正气”。并指出“阴阳相得其气乃行”“阴阳自和者必自愈”；对阴阳的盛衰又曰：“阳气重”“阳气怫郁”“阳气不通”“阳气微”“阴气孤绝”。此外，还进一步结合病证论述五脏六腑之气的盛衰，指出“气机”因脏腑不同而有不同的病理表现，在脾为“脾虚气滞”，危重者“脾气败”；在胃为“胃气弱”“胃气不和”“胃气生热”“胃气无余”“胃气尚存”；其在心“心火气”；其在肝“肝气王”；其在肺“肺气上逆”；其在肾“肾气上冲”。

病因不同，病程不同，从气机反映出的症状虚实亦不同，大实之候有“气盛”“气实”“气闭不通”“热渴气胀”；虚弱之候有“令人乏气力”“吸吸少气”“短气不足以息”“无气则神虚”；衰弱危候又见“短气不得卧”“脾气败”“六腑气绝于外者，手足寒，上气脚缩，五脏气绝于内者利不禁，下甚者手足不仁”“六腑气绝于外……五脏气绝于内”“脱气”。

气有升降失司也反映在诸多病症中，如“客气动膈”“气上冲胸”“气上撞心”“肺气上逆”“气从少腹上冲心”“大气一转，其气乃散”等。

5. **三部候气**　血随气行，所谓气盛者脉必盛，血气衰者脉必衰，气机的病变必然从脉象反映出来：“寸口脉沉大而滑，沉则为实，滑则为气”“脉弦而紧，弦则卫气不行”“趺阳脉浮而数，浮即为气”“脉浮而洪，浮则为风，洪则为气”“寸口脉微而数，微则无气，无气则营虚”“脉沉小迟，名脱气”“趺阳脉微而迟，微则为气”“伤寒咳逆上气，其脉散者死，谓其形损故也”。

三、修养精神，擅调情志

仲景重视情志因素对人体的影响，将情志作为一个重要的致病因素。尽管他在著作中没有专立情志学的长篇大论，但其情志学思想是极其丰富的，比如在《伤寒论》398条原文中，以情志为病因或主症之一的有关条文计40条，涉及情志的条文计88条。在113个方中，以情志为主因或主症之一的有22方，涉及的有34方。《金匮要略》中亦有许多条文涉及情志异常，如烦躁、神昏、谵语等，但多属于杂病过程中出现的情志症状。比如因七情刺激而引起的病证，或以情志病变为主症的病证，主要有百合病、梅核气、脏躁、奔豚气、虚烦不眠、惊悸、郁冒和乳中虚等。此外，“像如神灵所作”“如有神灵者”等，也是仲景论治神志疾病中常见的典型症状。

张仲景对于精神养生的重视，还体现在《伤寒杂病论·序》中，如其批评当时的一些人：“竞逐荣势，企踵权豪，孜孜汲汲，惟名利是务。”虽是强调医学的重要性，但显然其与《内经》之“恬淡虚无，真气从之；精神内守，病安从来”的主旨是一脉相承的，可见张仲景极不赞同人们“唯名利是务”的做法，主张无私寡欲、清净养神。张仲景这种调神养生观符合道家养神的观点，和老子、庄子的“清净无为”的思想是不谋而合。

张仲景《伤寒杂病论》是一部临床医学专著，主要论述各种外感疾病及与之相关的内伤杂病的辨证论治，《伤寒论》载方主要是为治病而设，而不是为养生而设。故而其论“精、气、神”主要围绕疾病展开阐发。不过，善养生者，无病时要养未病之身，有病时要养既病之身。无病之身要保养，有病之身更要保养。无病防病是养生，有病治病亦是养生。从这个意义上讲，那就很难说仲景的哪一首方剂不是养生的方剂，仲景方皆可说具有养生作用，也自然对于“精、气、神”有着摄护的积极作用。

第四节　孙思邈论精气神

孙思邈以自身的经历践行了后天养护可得长寿的观点，在老年养生保健方面作出了不可磨灭的贡献，他潜心于医学而“青衿之岁，高尚兹典；白首之年，未尝释卷”，深入探究了中医理论及内、外、妇、儿、针灸等各科临床实践，并总结前辈经验结合个人理念撰集《备急千金要方》《千金翼方》两部巨著，对中医流派的形成与发展产生了深远的影响。其养老思想涉及养性禁忌、服饵、食疗、择地、种造药等不同方面，这些论述发展成为我国历史上颇具规模的养生体系，研究其医学思想具有重要的现实意义。而其对于“精、气、神”的认识主要集中在其养生思想之中。

一、欲之纵绝摄阴精

房事养生是孙思邈养老思想中的一项重要内容，又谓房中术，也即现代所谓的性保健。房室养生历来是中医养生的重要部分，从《马王堆医书》到《黄帝内经》等，均有相关内容的详细阐发，孙思邈继承并将之发扬，在《备急千金要方》“妇人方上·求子”“妇人方下·虚损”“养性·居处”“养性·房中补益”等篇均有论述与阐发，特别是“房室补益”篇，是记载房中术的重要文献。而这些有关房事养生的观点，主要与摄护“阴精”，或者说摄护生殖之精密切相关。

1. **欲不可绝** 孙思邈认为正确的房事养生可以调和阴阳，摄生保健以养护阴精。他不排斥老年人有适度的性生活，“若体力犹壮者，一月一泄，凡人气力自有强盛过人者，亦不可抑忍，久而不泄，致生痈疽”。现代科学认为，性生活是正常的生理表现和心理需要，可以协调生理功能，使性激素正常分泌，延缓衰老，强忍则易影响性心理和功能，诱发一些病变。《三元延寿参赞术》曰：“男女居室，人之大伦，独阳不生，独阴不成，人道有不可废者。”一阴一阳之为道，男女不合，则违阴阳之道，可见适度的房事生活可以舒畅心情，缓解压力，增进夫妻和谐关系，帮助祛病延年。

2. **欲不可纵** 《备急千金要方·房中补益》开篇即云：“人年四十以下多有放恣，四十以上即顿觉气力一时衰退。衰退既至，众病蜂起，久而不治，遂至不救。”孙氏虽认为欲不可强忍，但也指出夫妻性生活要有节度，否则随着年龄增长，气力衰退，百病由生。还特别强调“醉不可以接房，醉饱交接，小者面皯、咳嗽，大者伤绝脏脉损命。”这样的认识正与《素问·上古天真论》所曰：“今时之人……以酒为浆，以妄为常，醉以入房，以欲竭其精，以耗散其真……”的观点是一脉相承的。现代科学也认为，醉酒后入房危害重大：一是可能引发早泄等性功能障碍问题；二是人体内因有酒精蓄积，心脏、肝脏、肾脏等多个器官都会遭受损伤，引发各种疾病；三是可能会导致血管痉挛、血流加速，血压升高；四是酒后意识不清，动作不协调、失度，易伤害性器官。

在房事的频度上，孙思邈大胆提出“御女之法……五十者，二十日一泄；六十者，闭精勿泄，若体力尤壮者，一月一泄。”指出随年岁的增长，房事的频率也应随之递减，以保存人体的精气，“女子七岁，肾气盛，齿更发长……七七，任脉虚，太冲脉衰少，天癸竭，地道不同，故形坏而无子也。丈夫八岁，肾气实，发长齿更……七八，肝气衰，筋不能动；八八，天癸竭，精少、肾藏衰，形体皆极，则齿发去。”人体的生长发育生殖是以肾气为基础的，其衰减过程犹如一条抛物线，七八岁的时候，肾气始实，随着后天饮食水谷化生的精气的补充，不断充盛，30岁左右时达到顶峰，之后开始下滑，女子七七、男子七八，天癸竭，肾精亏虚，肾脏衰败。所以，人至暮年，如强弩之末，脏腑精气等都近于衰竭，房事方面更宜如履薄冰，处处小心，“欲求长生寿考，服诸神药者，当须先断房室。”最好能断房事，以保存肾精。

二、修德养性以养气

孙思邈在其《千金翼方》《备急千金要方》中各列“养性”一章，并在《备急千金要方・道林养性》中指出：“虽常服饵而不知养性之术，亦难以长生也。”可见养性乃是其所认为的养生第一要，而“养性”主要属于精神层面的涵养。它一是指“性情”，即脾气、性格、气质等，禀赋于先天，又受后天因素的影响；二是指“情感”，包括“精气”与“元神”，表现为人的意识、思维活动和一般心理状态。而通观孙思邈的医学认识，养性最大的作用就在于“保气”。

1. ***修身养德以养真气***　孙氏说“故养性者，不但饵药餐霞，其在兼于百行；百行周备，虽绝药饵，足以遐年。德行不充，纵服玉液金丹，未能延寿。”此处的“百行”是指各种品行、德行。其内涵是人们在平时养成良好的品德有益于健康。首先，利益他人，帮助他人能给人带来愉悦之感，而愉快乐观的心理状态对提高人体免疫系统大有裨益。其次，在向他人传播美德的过程中，他人也会以同样的做法回应，由此增进了人际关系，而良好的人际关系能够帮助我们减少生活中的烦恼和孤寂，感受世界的美妙，缓解种种压力，从而促进健康，延缓衰老。此外，经常保持优良的道德行为可以使人内心坦荡、无忧无虑，有利于身心健康，预防疾病的发生。德行对人的心理和健康有重要的影响。一个人有高尚的道德，就会以国家和人民的利益为重，以奉献为荣，以助人为乐。中医学家认为，修养道德与脏腑阴阳协调具有内在的联系。《黄帝内经太素・脉论》中说：“修身为德，则阴阳气和。”《素问・上古天真论》说：“所以能年皆度百岁而动作不衰者，以其德全不危也。”道德在孙思邈的践行观中体现为医药兼精、医德高尚，他强调必须对患者有深切的同情和高度的责任感，在诊治疾病过程中，不得对病家有所贪求，在《大医精诚》中提道：“凡大医治病，必当安神定志，无欲无求……若有疾厄来求救者，不得问其贵贱贫富、长幼妍蚩、怨亲善友、华夷愚智，普同一等，皆如至亲之想。”在养生方面“善养性者，则治未病之病，是其义也”“常念善无念恶，常念生无念杀，常念信无念欺”，加强道德修养，颐养性情，保证内心环境的安宁，即符合《黄帝内经》中的养生原则："恬淡虚无，真气从之，精神内守，病安从来"，就可以达到长寿的目的。

如何修身养德，孙氏提醒首先需要和天地相近。"常以深心至诚，恭敬于物"，不违背天地的道理，包容万物，行为不会过头，乐从天道，谨守本分，安于所处的环境，敦厚地实行仁义，自能爱己爱人。"为人所嫌，勿得起恨，事君尽礼"，有人若是有意或无意间伤害了自己，如果不是原则问题，要试着原谅对方。"人以为谄，当以道自平其心。道之所在，其德不孤"，水至清则无鱼，人至明则无友。倘若不能宽容他人，他人也将难以容忍自己的不宽容，最终导致关系不谐，损害健康。效法大地包容万物的宽厚胸怀，自然不会忧愁。俗话说"有容乃大"，和事业扩大的道理一样，此理也适用于寿命的延长。其次需要随时反省自我，常修善事。孙氏曰："若夫人之所以多病，当由不能养性"，"但能少时内省身心，则自知见行之中皆长诸痾"，经常反省，知道自己的不当之处，及时改正，以理行事，能预防意外的发生。《遵生八笺》说"一念之非即遏之，一动之妄即改之……志固难持，气固难养。主敬可以持志，少欲可以养气。"经常反省自我，悬崖勒马可以保持五志的平和；身上元气的充沛，有益于健康长寿。孙氏告诫"故有智之人，爱惜性命者，当自思念，深生耻愧。戒勒身心，常修善事也。"日常中的善行善举使人敞开心胸，心胸开阔则有益健康长寿，平时要"慎勿诈善，以悦于人，终生为善""勿言行善不得善报，以自怨仇"。

2. **惜精啬神养神气** 孙思邈引用老子的话"人生大期，百年为限，节护之者，可至千岁。如膏之用小炷与大耳，众人大言我小语，众人多烦而我少记，众人悸暴而我不怒……淡然无为，神气自满"，认为"人之寿夭在于撙节，若消息得所，则长生不死；恣其情欲，则命同朝露也"，即人的精神气血是一定的，万不可虚耗，务必处处摄养爱惜，减少其耗损，才有益于身心健康，减缓衰老速度。所以他提出"屏外缘，守五神"，屏蔽一切影响自己起心动性的因素，使精神内守，戒"十二多"、宜"十二少"。"善摄生者，常少思、少念、少欲、少事、少语、少笑、少愁、少乐、少喜、少怒、少好、少恶"，此"十二多"。"十二少"皆指人的喜怒忧思悲恐惊等情志的调摄，调摄不当则生疾患，"多思则神殆，多念则志散，多欲则志昏，多事则形劳，多语则气乏，多笑则脏伤，多愁则心慑，多乐则意溢，多喜则忘错昏乱，多怒则百脉不定，多好则专迷不理，多恶则憔悴无欢"。孙氏强调"啬神"的重要性，指出养生的首要方法就是从各个方面珍惜人身之神。神是人体生命活动的集中表现，《内经》十分强调"形与神俱"才能"尽终其天年，度百岁乃去"。《灵枢·天年》说："失神者死，得神者生。"

我国历代医家和养生学家都懂得"形与神"的辩证关系，强调形神统一。中医学认为，情志活动，是以五脏精气为物质基础的，适度的情志是人类正常的心理活动，反之，情志失常，就会影响内脏气机，导致升降失常、经络阻塞、气血不和、阴阳失调而发病。正如《灵枢·本神》中所言："悲哀忧愁则心动，心动则五脏六腑皆摇。"人的情志活动，主要由心主宰，"心者，君主之官也，神明出焉""心主神志"。所以老年人首先要注意调护自己的心神活动，"耳无妄听，口无妄言，身无妄动，心无妄念""凡心有所爱，不用深爱；心有所憎，不用深憎，并皆损性伤神"，不胡思乱想，泰然处事，凡事不过，使体内阴阳之气均得以颐养，达到阳平阴秘，阴阳和谐统一的境地。七情致病中，怒为病较甚，怒为肝志，肝司气机的疏泄条达，过怒多伤于肝。这也是老年人常发的情志病，一有不遂，怒从中起，肝受其伤不能疏泄，气机升降逆乱，进而导致肝脏功能失常，故表现的症状较重。《东医宝鉴》曰："七情伤人，惟怒为甚，盖怒则肝木克脾土，脾伤则四脏俱伤矣。""多怒则百脉不定""气逆不顺，足以伤身"。孙氏告诫人们要"忍怒以全阴，抑喜以养阳"，经常保持稳定乐观、平和满意的心态而自然的生活。老年人脏腑功能渐衰，运化功能下降，精气血津液等人体的基本组成要素因合成受阻而亏虚，若是再不加摄养，则易形成恶性循环，最终导致脏腑形体的衰竭。

3. **戒除名利摄生气**　孙氏在其《千金翼方·补益》篇指出："凡人不终眉寿或致夭殁者，皆由不自爱惜。竭情尽意，邀名射利，聚毒攻神，内伤骨髓，外败筋肉。"在他看来汲汲于名利对人身体危害甚大，聚毒攻神，内外兼伤。所以善摄生者应当"所至之处，勿得多求"，对外在的事物有过多的贪求，必然引起纷争，带来心理负担，造成身心的损伤，影响健康。要做到时常能"旦起欲专言善事，不欲先计较钱财"。孙氏这一方面的思想很大一部分受道家的影响。作为老庄哲学思想，道家提倡淡泊名利，清心寡欲，旷达超俗，以及崇尚人与自然的和谐，追求为人处事上的清廉正直和真实无假的理想人格塑造。庄子认为，一个人只有破除功名利禄、权势尊位的束缚，在利益面前"无己"，在荣誉面前"无名"，才能"乘天地之正"（掌握自然规律）而"御六气之变"（驾驭天气的变化），在随和与协调中获得安定，这就有助于减少抗争，避免冲突，减少对身心的损伤。在中医看来，保持一种恬静淡泊的心态有助于使精神内守，形神合一，延缓衰老。现今社会，物欲横流，各种名利与声誉的诱惑，充塞着人们的头脑，使人们每天有意无意地为之奔波操劳，带给内心巨大的压力。人们常常说希望自己能与天地同寿，但一味地妄想，没有理论依据也是不可能实现的，要与天地同寿，就得像天地一样保持恬淡、虚无、坦荡的胸怀与心态，前因后果，真实不虚。在人际交往中不能贪图个人近利，应克服个人的私利，追随群体的利益，坚持原则，不要盲从，更不要趋炎附势。虽说"老骥伏枥，志在千里；烈士暮年，壮心不已"，但是从养生保健的角度讲，不能太过于强求和执着，万事保持一个度，使身心和调，则有益于健康。

综上可知，虽然孙思邈并没有将"气"之概念独立详论，常"精气神""阴阳气""气血"等相称，但观其养性之内涵，无不阐述通过精神世界的修为以摄护人体之气，也在一定程度上表明“神”对于“气”的主导作用。

三、运动调气以运神

孙思邈认为适度的活动锻炼有益于健康，清晨及饭后的散步、摩腹、按摩、导引、调气诸法，皆为养生所宜。他引用“流水不腐，户枢不蠹”的道理，推之于人，认为人体运动的道理和水、门轴运动的道理一样。水不流就会腐臭，成为死水；门轴不活动就会生锈，同样，人不锻炼就会使肌体僵硬，机能下降，总结其经验和体会，可分为以下三种方式：

1. **导引按摩** 导引按摩是起源于上古的一种养生术，由意念引导动作，配合呼吸，活动关节。他是通过主动的、系统的、合理的肢体屈伸运动，有目的，有意义地引导、调节和控制体内气血的运行，从而达到祛病保健、延年益寿的目的。早在春秋战国时期就被用于治疗疾病，《素问·异法方宜论》曰：“中央之民……其病多痿厥寒热，其治宜导引按跻。”至孙思邈时，又将之完善补充，孙氏在《备急千金要方·养性》按摩法中记载了老子按摩十三法和天竺国按摩法两种按摩法。老子按摩法集按腿、转身、转肩、抱头、扭腰、摇头、踩脚等为一整套动作，环环相扣，共分 49 式，强调意念与姿态结合，使颈部、肩部、肘关节、背脊、胸部、胁肋、腰部、髋关节、膝关节等全身筋骨得到锻炼，可用以防治颈椎病、肩周炎、腰肌劳损等慢性病及外感风寒等疾病。天竺国按摩法又称婆罗门法，其步骤要领为：两手相握转动按摩—叉手，推掌，收掌—搓掌摩膝—摩腿—挽弓—叉腰握拳伸臂—托臂—握拳伸臂顿击—盘腿斜身—抱头俯转—缩身屈脊—握拳捶背—伸脚虚掣—弯腰扭颈—转身—脚踏掌—叉腰提腿—盘坐，由 18 节动功组成。锻炼部位全面，难度不高，很适合老年人操练。导引按摩可以充分调动、发挥内在因素，平衡阴阳，疏通经络，散瘀消结，行气活血，舒筋解痉、滑利关节。现代科学研究也表明，按摩可以延缓衰老、增强免疫力、调节血压、改善微循环、促进胃肠功能，已经被广泛应用于神经性疾病、心脑血管疾病、消化系统及运动系统等多种疾病的康复治疗。孙氏提倡的按摩运动法，不仅可施于平日，也可用于患病时，“老人日别能依此三遍者，一月后百病除，行及奔马，补益延年，能食、眼明、轻捷、不复疲乏”。

除此之外，孙氏还提倡五禽戏法，鼓励人们通过模仿虎、鹿、熊、猿、鸟的姿势进行形体锻炼，动静结合，形神兼修。经常习练导引按摩术可以促进脏腑精气调畅，身体轻灵柔和，促进健康，延缓衰老。

2. **内视调气** 内视及调气是一种专意存思、吐纳气息的调气养心法，可以促进新陈代谢、防治疾病、强身健体、延年益寿。通过平复纷杂烦躁的心情，排除杂念，使精神保持愉悦和宁静，养精蓄锐，尤其适合老年人。内视分黄帝内视法和迎气内观法，孙氏记载的黄帝内视法操练方法为：“存想思念，令见五脏如悬磬，五色了了分明勿辍也。仍可每旦初起，面向午，展两手于膝上，心眼观气，上入顶，下达涌泉，旦旦如此，名曰迎气。常以鼻引气，口吐气，小微吐之。”通过观想自身五脏，用意念调集内气，防治相关脏腑疾病。在其《备急千金要方·养性》调气法中记载了调息、禅观存思、六字诀等调气方法。“善摄养者，须知调气方焉，调气方疗万病大患，百日生眉须，自余者不足言也”。

此外，孙氏还提出多种运气之法：①调息法：提倡“正身偃卧，瞑目，闭气于胸膈中，以鸿毛著鼻上而不动，经三百息，耳无所闻，目无所见，心无所思”，指出以此经常习练能“寒暑不能侵，蜂虿不能毒。寿三百六十岁”，此法借助调整呼吸和排除杂念而使元气得到增强，达到防病治病的目的。②禅观法：这是一种以静坐存想为主的功法，孙氏载“闭目存思，想见空中太和元气……令人食美，气力强健，百病皆去，五年十岁，长存不忘”，意识集中，观想尽虚空遍法界，使心绪平静，精神安定，增强体魄。③六字诀功法：现存文献最早见于梁代陶弘景所著《养性延命录》。即呼气的同时，结合默念“嘘、呵、呼、哂、吹、嘻”六个字的读音进行锻炼。孙氏曰：“若患心冷病，气即呼出；若热病，气即吹出。若肺病即嘘出，若肝病即呵出，若脾病即唏出，若肾病即呬出……欲作此法，先左右导引三百六十遍。”指出默念六字诀可以治疗相应的五脏疾病，但在做此法之前，需要先做导引之法。“病有四种：一冷痹；二气疾；三邪风；四热毒。若有患者，安心调气，此法无有不瘥也”。六字诀功法通过强化人体内部组织功能，充分诱发和调动脏腑的潜在能力来抵抗疾病的侵袭，从而达到防病治病延年益寿的作用。

3. ***散步摩腹*** 孙思邈特别注重散步这一运动方式，指出“四时气候和畅之日，量其时节寒温，出门行三里、二里，及三百、二百步为佳”，认为人们在天气和畅时宜常出门散步，呼吸新鲜空气，与大自然相融。这样既可以舒畅情怀，又可以加速人体的新陈代谢，利于健康。这种运动方式不但简单易行，而且强度小，活动量少，适宜于老年人。此外，他也提倡饭后的散步和摩腹，“中食后，还以热手摩腹行一二百步”。即俗言谓“饭后百步走活到九十九”。饭后适当的散步和摩腹有助于加快肠胃蠕动，促进消化，益于健康。

综观孙思邈之思想，其倾尽毕生心血所撰写的《千金要方》《千金翼方》两部巨著，其中相当大的篇幅包含了养生理论和实践的内容。其养生学术思想及实践经验关乎人们生活的各个方面，对人的性情调摄、饮食药饵、运动锻炼、居处起居、卫生环境、房事休闲等方方面面均有详细记述和阐释。其养生思想虽博大精深、内涵丰富，但同时又浅显明白、易于体验，他虽没有专门论述“精、气、神”之概念，但其养生思想又无处不体现着对于三者的固护。

第五节　张景岳论精气神

明代医家张景岳，博学多识，学验俱丰，不仅精于医术，其基于养生角度论述“精、气、神”的概念也具有独到研究与认识，造诣颇深。其在《景岳全书》之“先天后天论”“治形论”“传忠录”“中兴论”等篇中，探求《内经》寿夭之理论，体现了有关“精、气、神”在养生方面的具有实际意义的认识和见解。

一、宝精治形，阴阳并重

治形之说，《素问·宝命全形论》虽早已有之，但张景岳以前的养生家多重养神，未提出治形。张氏在前人的基础上，提出宝精以治形、形神共养的观点。其在《景岳全书》中指出“吾之所赖者，惟形耳，无形则无吾矣”。尝谓：“其形既败，其命可知，然则善养生者，可不先养此形，以为神明之宅，善治病者，可不先治其形，以为兴复之基乎。”张氏认为人形有二，内形即神气，外形即躯体，内形伤则神气为之消靡，外形伤则肢体为之偏废。因此，他强调养生之首务当养形，勿以情志伤其内形，毋使过劳伤其外形，认为“毋劳尔形，毋摇尔精，乃可以长生”。张景岳同时又指出“欲治形者，必以精血为先”，皆因“精血即形也，形即精血也”“精能生气，气能生神，营卫一身”，并申明“精不可竭，竭则真散”“欲祛外邪，非从精血不能利而达，欲固中气，非从精血不能蓄而强”，故其明确指出“善养生者，必宝其精”。

张景岳以温补誉满医林，而其医学思想钟情于阳气。他受《内经》“阳气者，若天与日，失其所则折寿而不彰”的影响，领悟到“万物之生由乎阳，万物之死亦由乎阳，非阳能死物也，阳来则生，阳去则死矣”。提出“天之大宝，只此一丸红日，人之大宝，只此一息真阳，凡阳气不充则生意不广”，故其认为“阳强则寿，阳衰则夭”“难得而易失者，惟此阳气，既失而难复者，亦惟此阳气”。张氏告诫后人“凡欲保生重命者，尤当爱惜阳气”。同时张景岳也十分重视阴精在养生中的作用，认为阴阳互根，主张养生应阴阳并重，不可有偏。其中《类经附翼》中指出：“欲知所以死生者，须察乎阳，察阳者，察其衰与不衰。欲知所以存亡者，须察乎阴，察阴者，察其坏与不坏，此保生之要法也”。这种思想突出表现在其创制的左归丸（饮），右归丸（饮）中，从阴中求阳，从阳中求阴，其“善补阳者，必于阴中求阳，则阳得阴助而生化无穷；善补阴者，必于阳中求阴，则阴得阳升而泉源不竭”的医学理论，也同样适用于养生，并指导着养生用药。

二、培补后天，固本养气

脾胃为后天之本，气血生化之源。生命活动的一切物质都靠脾胃转输。张景岳在《杂证谟·脾胃》中云：“脾胃为水谷之海，得后天之气也……人之自生至老，凡先天之有不足者，但得后天培养之力，则补天之功亦可居其强半。”并指出“养生家必当以脾胃为先”。张氏调养脾胃主要包括三个方面：

一是饮食勿偏。张景岳认为，脾胃之伤于寒凉生冷者，以“饮食嗜好之最易最多”。盖素喜冷食者，内必多热，嗜寒多生中寒；素喜热食者，内必多寒，嗜热多生内热，故张氏指出“凡治病养生者，又当于素禀中，察其嗜好偏胜之弊”以治之。

二是饥饱适宜。饮食不节，饥饱无度皆能伤人，太饥则仓廪空虚必伤胃气，过饱则运化不及必伤脾气。张氏认为，要却病延年，必须做到“饥时不可临病，饥时不可劳形，饥时不可受寒，饥时不可任性，饥时不可伤精，饥时不可酬应”“知此数者，是即却病养生之道也”。

三是饮酒适量。适量饮酒具有疏通血脉，壮神御寒之功，过量则伤脾败胃。《素问·上古天真论》说：“以酒为浆，以妄为常，醉以入房……故半百而衰也。”张氏感慨地说：“困于酒者，但知米汁之味甘，安思曲蘖之性烈，能潜移祸福而令人难避也，能大损寿元而人不知也……耽而不节，则精髓胡堪久醉，阴血日以散亡，未及中年，多见病变百出，而危于此者，不知几何人矣。”故张氏主张酒宜少饮，实为有益良言。

三、防劳慎色，调情养神

防劳即防止劳伤。张景岳所指劳伤，包括形体伤、情志伤、色欲伤、疾病伤等，他说：“劳于名利而不知寒暑之伤形，或劳于色欲而不知旦暮之疲困，或劳于游荡而忍饥竭力于呼卢驰骤之场，或劳于疾病而剥削伤残于无术庸医之手。”此等皆损伤人体元气，为养生家所忌。对于贪色的危害，张景岳还作了精辟的论述。他说：“有困于色者，但图娇艳可爱，而不知倾国之说为何？伐命之说为何？故有因色而病者……有因色而死者，总之，好色之人……未有贪之恋之而不招殃致败”。

七情六欲，人皆有之，若情志过激，则能损寿。张景岳认为，暴苦暴乐，皆伤精气，精气竭绝，形体毁沮，身必败亡。所谓“暴喜过甚则伤阳而神气因以耗散，或纵喜无节则淫荡流亡，以致精神疲竭不可救药，或偶尔得志则气盈载满，每多骄恣傲慢，自取败亡而莫知其然者多矣”，他感慨地说：“夫人孰无思，而苦思难释，则劳伤至此，此养生者所当戒也”。他告诫后人“忧之不已，而戚戚幽幽”，人生在世应保持“喜一日则得一日，忧一日则失一日”的乐观处世态度，具有“能屈能伸”“随怒随消”的自我克制之修养，则能气血和调，精神修满，形与神俱，而尽终其天年。

除了上述针对“精、气、神”的补养观点，值得一提的是张景岳对于“气功”的认识，认为练功可以调心养性、治病养生、健身延年。张景岳积极倡导气功疗法，并曰“此道以多为贵，以久为功，但能于日夜行得一两度，久之耳目聪明，精气充固，体健身轻，百病消矣”。此外，张景岳还认识到人的寿夭与居住环境及水源关系密切，曾曰“水土清甘之处，人必多寿”“水土苦劣之乡，暗折天年”。张氏早在四百年前即有这样的认识，确实令人惊叹。

综上可见，张景岳继承了《内经》和前人的养生理论，并结合自己的养生经验，创造性提出了宝精治形、培补后天、调情养神等鲜明的理论，为中医养生学的体系贡献了重要的思想与方技。

第五章
精气神辨证

第一节 精病辨证

一、精的功能作用

精，如《素问·金匮真言论》中言："夫精者，身之本也"，是构成和维持人体生命活动的最基本物质。人体之精有广义、狭义之分，广义之精包括气、血、津液等人体一切精微物质，狭义之精专指生殖之精。而人体之精由禀受于父母的先天之精及来源于吸入清气与水谷精微的后天之精相融合而生成。

（一）精的分类

精，根据其来源，可分为先天之精与后天之精；根据其部位，可分为各脏腑之精；根据其功能，可分为生殖之精和营养之精。

（二）精的功能

精主要有繁殖、濡养、化生气血、化神、抗邪的作用。

1. **繁衍生殖** 《灵枢·本神》云："生之来，谓之精。"先天之精源于父母的生殖之精，是构成胚胎的原始物质，具有遗传功能。《中医体质学》认为，父母生殖之精的盈亏盛衰和体质特征决定着子代禀赋的厚薄强弱和体质特征。父母体内的阴阳偏颇和功能活动的差异，可使子代也有同样的倾向性。生殖之精承载着生命遗传物质，是新生命的"先天之精"。因此，精是生命的本源。

2. **濡养作用** 精具有滋润濡养人体各脏腑、形体、官窍的功能。只有先天之精与后天之精充盛，脏腑之精皆充盈，各种生理功能才得以正常发挥。若先天禀赋不足，或后天之精化生乏源，脏腑之精亏虚，濡养、滋润功能减退，脏腑得不到精的濡养和支持，则脏腑功能减退。如肾精亏损，则见生长发育迟缓、未老先衰，或性功能减退致生育能力下降；脾精不足，则见营养不良，气血衰少；肺精不足，则见呼吸障碍、皮毛干枯无泽等症状；肝精不足，肝血不充，则筋脉失养，可见拘挛、掉摇或抽搐；心精不足，心血不充，则见心神不安，失眠、烦躁等。

3. **化血作用** 精能化血，是血液生成的来源之一。古人认为精血同源，肝藏血，肾藏精，精血同源于水谷精微，脾运化吸收的水谷之精，其精微部分化为营气，与津液入于脉中，化赤为血，且能相互转化。《张氏医通・诸血门》说："精不泄，归精于肝而化清血。"肾精充盈，则肝有所养，血有所生。《灵枢・本神》云："肝藏血，血舍魂。"肝能够贮藏血液、调节血量以供人体所需，血液也可化生为精，不断充盛、滋养肾精，使肾精充实。肾精不足可导致肝血亏虚，而肝血不足也能导致肾精亏虚，最后肝肾精血两虚。肝肾之间，以精血能互化互养，因而素有"精血同源"之说。

4. **化气作用** 精能化气。《素问・阴阳应象大论》曰："形归气；气归精，精归化。"人体之精是人体之气的生化之源头，先天之气为先天之精所化，即元气。先天之精化生元气，水谷之精化生水谷之气，肺吸入自然界之清气，三者共同组成一身之气。精足则气旺，精亏则气衰。

5. **化神作用** 精是生命产生的本源，神的产生也来源于先天之精，如《灵枢・本神》言："故生之来谓之精，两精相搏谓之神。"精是神化生的物质基础。神必须依赖后天水谷之精的不断充养，才能维持健康的精神状态，故《灵枢・平人绝谷》说："神者，水谷之精气也。"可见，精能化神，神寓精中。《素问・刺法论》说："精气不散，神守不分。"只有积精，才能全神。反之，精亏则神疲，精亡则神散。

6. **抗邪作用** 精具有保卫机体，抵御外邪入侵的功能。如《医宗金鉴・辨温病脉证并治篇》曰："藏精则不病，不藏精则必病也。但能藏精者，纵偶感于邪，或温或暑，其病自轻；不藏精者，虽微感其邪，或温或暑，其病必重。"藏精（精足）则正气旺盛，抗邪力强，不易受外感侵袭。而不藏精（精虚）则正气不足，抗邪力弱，易受外邪侵袭，或无力驱邪，邪气潜伏，在一定条件下发病。就如《素问・金匮真言论》中言："夫精者，身之本也。故藏于精者，春不病温。"

当精的生理功能维持正常时，人体即可呈现健康状态。气的运行正常，则经脉通利，五脏安宁，人体的各种功能活动才能正常。精病有精虚和精的施泄失常两方面病变：

（1）精虚　指肾精亏虚和水谷之精不足。肾精亏虚有多方面的临床表现，如生长发育不良、女子不孕、男子不育等。水谷之精不足，可见面色萎黄，肌肉消瘦，头昏目眩，神疲乏力等虚弱状态。

（2）精施泄失常　分为失精和精瘀。失精指生殖之精和水谷之精大量丢失。精瘀见于男子，指男子精滞精道，排精障碍，可见排精不畅或排精不能，或排精时疼痛，睾丸小腹重坠等男性生殖疾病。

二、不同人群的精病辨证重点

（一）小儿

小儿与成人有着不同的生理特点，小儿“脏腑娇嫩，形气未充”、肾常虚，主要表现为肾精未充，青春期前的女孩无“月事以时下”、男孩无“精气溢泄”，婴幼儿的二便不能自控或自控能力较弱。肾藏精，主骨，为先天之本。肾的这种生理功能对于处在不断发育之中的小儿尤为重要，直接关系到小儿骨骼、大脑、头发、耳、牙齿的形态发育及功能成熟。

1. 先天之精与生俱来，禀赋会影响体质，部分小儿出生时肾精不足，会出现各类发育不良的表现。可整体望诊（望形态为主）和局部望诊。《素问·脉要精微论》言：“头者，精明之府。”望形态首先可仔细观察小儿的头部，观察囟门的闭合情况。

（1）囟陷　即囟门凹陷，多因吐泻伤津，气血不足和先天肾精亏虚，脑髓失养所致。《幼幼集成·头项囟证治》曰：“若与枕骨同陷者，百无一救，此中有禀受父精不足，母血虚羸而陷者，有因久病而陷者，然枕陷尤甚于囟陷，二者皆肾元败绝之证。”吐泻伤津导致的囟陷是因泄久脾亏虚弱，有吐泻史；而肾精亏虚引起的囟陷是由于先天禀赋不足，并且比囟陷更为严重，多见枕骨共同凹陷。

（2）解颅　即囟门迟闭，骨缝不合，也称之为“囟解”“囟开不合”。此因先天肾精不足所致。《幼幼集成·头项囟证治》曰：“解颅者……是由禀气不足，先天肾元大亏，肾主脑髓，肾亏则脑髓不足，故颅为之开解。”

（3）方颅　前额头左右突出，头顶平坦，整体类似方形，多因肾精不足或脾胃虚弱，后天失养所致。

（4）头大　比同龄人的标准头颅尺寸大，颅缝开裂，颜面较小，智力低下者，多因先天不足，肾精亏损，或水液停聚于脑所致。

（5）头小　比同龄人的标准头颅尺寸小，头顶尖圆，颅缝早合，智力低下者，多因肾精不足，颅骨发育不良所致。

2. 望小儿整个形体

（1）形体　健康的小儿筋骨强健、肌丰肤润、毛发黑泽、姿态活泼。若见生长迟缓（如身高、体重不及同龄人水平或标准身高体重，出牙时间推迟或出牙顺序混乱）、筋骨软弱（出生时见头项软而无力）、皮肤干枯无华、头发稀疏萎黄、姿态呆滞者，多属胎禀不足，肾精亏虚。

（2）鸡胸　即胸骨下部明显向前突出，类似于鸡的胸廓。此多因先天禀赋不足，肾精亏虚，或后天之精失养，脾胃虚弱，骨骼失养所致。

（3）五软　即头项软、身体软、口软、肌肉软、手足软。《幼幼集成·五软五硬证治》曰："然头项软，肝肾病也。肝主筋，肾主骨，肝肾不足，故头项软而无力，手足软，脾胃病也，脾主四肢，脾胃不足，故手软而懒于抬，足软而艰于步也。"该病多因肾精不足（先天之精）或脾胃失养（后天之精）所致。

（4）龟背　即脊柱后突，脊椎骨出现过度后弯，形似龟背。《幼幼集成·五软五硬证治》曰："此证盖由禀父母精髓不足，元阳亏损者多有之。"说明此病多因肾精亏虚，或后天失养，骨髓失养，导致督脉虚损，脊柱弯曲变形。

（5）脊柱侧弯　某一段脊柱长期偏离身体正中线，导致脊柱形成"S"形弧形。该病多因小儿发育期坐姿不良导致，亦可因先天禀赋不足，肾精亏虚导致。

（6）下肢畸形　双下肢站立或者自然伸直时，两脚内踝并拢而两腿膝盖不能靠拢者，称为膝内翻，又称为；双下肢站立或者自然伸直时，当两膝相碰而两足内踝分离不能靠拢者，称为膝外翻，又称为"X"形腿。若踝关节呈固定型内收位，称为足内翻；呈固定外展位，称为足外翻。上述畸形皆因先天禀赋不足，肾精不足，或后天之精失养，脾胃虚弱，发育不良所致。

（7）肋如串珠　肋骨与肋软骨连接处变厚增大，状如串珠。因肾精不足，或后天失养，发育不良所致。多见于佝偻病患儿。

3. 局部望诊的重点在于眼、耳、发

（1）眼部　《灵枢·大惑论》曰："五脏六腑之精气，皆上注于目而为之精。"眼部是最能反映一个人精气神状态的官窍。正常小儿目光有神、开阖自如、眼珠灵活。若小儿两目呆滞、转动迟钝，说明肾精不足。

（2）耳部　《素问·阴阳应象大论》曰："北方生寒，在脏为肾，在窍为耳。"《灵枢·脉度》曰："肾气通于耳，肾和则耳能闻五音矣。"肾开窍于耳。小儿耳壳丰厚，颜色红润，则表明肾精充沛，肾气充足；若见耳壳薄软，耳舟不清，则表明肾精亏虚，肾气不充。

（3）头发　《素问·六节藏象论》曰："肾者，其华在发。"头发的生长与肾精、肾气的盛衰有密切联系，故望发可以察看肾精的盛衰。小儿若见头发稀疏黄软，生长迟缓，多因先天不足，肾精亏损所致。

（二）男性

《素问·上古天真论》说："肾者主水，受五脏六腑之精而藏之。"肾藏精的功能主要依赖肾的封藏作用，肾精化生肾气，肾气起固摄封藏的作用，使精藏于肾中而不外泄，保证肾精发挥正常的生理作用，主宰着人体的生长发育及生殖功能的成熟和衰退。故《素问·六节藏象论》说："肾者主蛰，封藏之本，精之处也。"

《素问·上古天真论》中指出，男子从“八岁，肾气实”开始精气萌动充盈，到“四八，筋骨隆盛”的鼎盛状态转而慢慢衰退到“八八，天癸竭，精少”的状态；女子从“七岁，肾气盛”到“四七，筋骨坚，发长极”到“七七，任脉虚，太冲脉衰少，天癸竭”。精气贯穿了人的一生，精的充盈与否也直接影响着各个年龄段的身体健康状态。

1. 在男性问诊过程中，注意询问年龄、精候、房事、婚育、生活、家族等

（1）年龄　男性的生长、发育有其自身的规律。每个生理阶段，以生殖能力为主要标志。性机能是生殖的基础。人体生长发育可以分为生、长、壮、老四个阶段，而性机能和生殖能力的强弱主要取决于肾所藏之精的盛衰。故在临床中需注意年龄因素，一般而言，16 岁左右男子会因肾精充盛、精宫满实而出现首次遗精。24 岁到 35 岁天癸不断成熟至完善，随后从 50 岁开始肾精不断衰少。

（2）问精候　男子有精室，在生理上有生精、藏精、排精等功能，在病理情况下，常发生与生精、排精有关的疾病。问精候，就是要询问精液的量、色、质地、气味等有无异常；有无遗精、早泄现象；射精情况，排精时有无眩晕、腰痛等不适；有无不射精及射精迟缓无力等。

（3）问房事　古人认为房事必须遵循一定规律，才有益于身心健康。如《泰定养生主论》中提出：“交合之法，当避丙丁日，及弦望晦朔……不然，则损人神，不吉，损男百部……夫交合如法则有福德。”《素问·阴阳应象大论》中曰：“能知七损八益，则二者可调，不知用此，则早衰之节也。”问房事，主要了解患者及其配偶对性生活的态度。一般情况下，青年体质健壮、婚后 2～3 年者，每夜 1 次或每周两次不等，随着肾精的衰少和年龄的增加，房事欲望及频率都会减低，一般每周 1～2 次。长期有意识地压抑性欲，禁忌房事，可导致性欲减退、阳痿等病症。此外，强力入房、强迫交合或酒后交合等，均可造成肾精、气血损伤而出现阳痿、房事阴茎痛等性功能障碍疾病。

（4）问婚育　对已婚男子要询问其结婚年龄、生育情况，妻子年龄及婚后健康身体状态，是否采取了避孕措施。如果已经同居两年以上，未采取避孕措施而不孕育者，应建议男女双方进行检查。早婚多易耗伤气血，损耗肾精导致肾虚。晚婚男性由于年龄因素，气血已衰，肾精衰少，易发生性欲减退、阳痿、早泄等。

（5）问生活　主要包括工作情况、生活环境、饮食习惯、不良习惯等。过重的体力劳动、脑力劳动、学业紧张，或事业打击、家庭打击等导致情绪低落，均可导致情志抑郁，肝失疏泄，发生阳痿等。精之藏固在肾，精之主宰在肾，过激的情志活动势必影响肾精的疏泄。不良饮食习惯等均可影响肾精的生成，其中酒精可以直接损害睾丸的生精细胞，导致生精功能障碍，影响精子质量。而手淫也是影响肾精的不良习惯之一，长期手淫不能自制，会耗伤肾精，克伐纵筋，出现阳痿、早泄、血精、精不液化等现象。

2. 男子以肾为先天，若成年男性的肾藏精功能减退，不仅可因精关不固而导致遗精、早泄，还可由于精气不足，命门火衰而影响机体的生殖功能，导致阳痿、不育。男性肾精亏虚可见如下表现：

（1）耳鸣 《五法总论》中指出：“耳者，肾之窍也。察耳之好恶，知肾之强弱。”渐起耳鸣，鸣声细小，按后可缓解，或耳渐失聪而听力减退，多属虚证。常因肾精亏虚所致。

（2）耳郭 正常人耳郭色泽红润，气血充足，肾精亏虚可见耳郭焦黑干枯、瘦削而干焦。

（3）目昏 肾精亏虚，目失所养，可出现两目干涩、视物昏花不清。《素问·五脏生成》曰：“故人卧血归于肝，肝受血而能视”，精血同源，精可化血，精亏则肝血乏源。

（4）腰膝酸软 腰为肾之府，肾精亏虚则腰府失养，可见腰膝酸软。

（5）脱发 精亏不足，头发失养，则易脱发。

（6）健忘 成人肾精亏损，脑髓失养，则健忘恍惚，神情迟钝。

（7）脉涩 涩脉特点是“细而迟，往来难，短且散”，脉形较细，搏动往来迟滞艰涩，极不流利，如《濒湖脉学》中描述的“如雨沾沙容易散，病蚕食叶慢而艰。”涩脉有实证虚证，肾精亏虚日久会导致精血衰少，津液耗伤，不能充养脉道，久而脉失濡养，运行不畅，可见涩脉，如《濒湖脉学》中言：“涩缘血少或伤精。”

（8）遗精 指不因性生活而精液自出，常伴有头昏、精神萎靡、腰膝酸软、失眠等。此多因房事不节或年少频繁手淫，纵欲过度，日久肾精亏虚，导致肾精不能上制心火，相火扰动，出现遗精。如《证治要诀·遗精》言：“有色欲过度，而滑泄不禁者。”

（9）早泄 在性交时射精过早，甚至未交即泄或者乍交即泄，以致不能进行正常性交。见腰膝酸软，性欲减退，小便清长，夜尿多。

（三）女性

女子以肝为先天，精血同源。一方面，先天之精化生天癸，使女子有月事；另一方面，精可化血，充养脏腑。天癸对于女性的月经和孕育方面起着非常重要的作用。如《素问·上古天真论》言：“二七，而天癸至，任脉通，太冲脉盛，月事以时下，故有子……天癸竭，地道不通，故形坏而无子也。”天癸是影响人体生长、发育与生殖的一种阴精，是“肾主生殖”的精微物质。肝藏血，主疏泄。妇人以血为本，经、孕、产、乳均以血为用。若肝血不足，可致月经过少、闭经、不孕症等。

1. **女性的特殊生理周期** 在分辨女性的经病时，首先要注意女性的特殊生理周期，如月经期、妊娠期、哺乳期、绝经过渡期。

（1）月经期 月经期中肾起主导作用，肾藏精，为天癸之源。天癸至，则月事以时下；天癸竭，则月经断绝。在肾气旺盛时期，肾中真阴不断充实，在后天水谷之精的滋养下化生及成熟后泌出。肾又为冲任之本，冲脉为血海，五脏六腑之血皆汇聚于此，充盈子宫，而任脉为阴脉之海，使所司精、血、津液充沛。任冲二脉冲盛，即“任脉通，太冲脉盛”，月经就正常而来，若冲任虚衰，即“天癸竭，地道不通”，就经断而无子，所以冲任二脉直接关系着月经的来潮与终止。冲任二脉的盛衰皆以肾精、肾气充盛为前提，故肾精亏虚会影响月经的来潮。如果女性出现肾精不足，天癸不能如期而至，则血海不充，冲任不盛，可导致月经量少、闭经、痛经、不孕、经行乳房胀痛等症。

（2）妊娠期　是胚胎和胎儿在母体内生长发育成长的过程。“两精相搏，合而成形”，是妊娠的开始。《女科正宗·广嗣总论》中云：“男精壮而女经调，有子之道也。”男精壮指精液及性功能正常；女经调指正常的月经及排卵。男女之精相合，成为胚胎，进入子宫中发育。在肾精、肾气、天癸、冲任、胞宫各个环节的协调和滋养下，胚胎逐渐发育成长。胎儿的发育离不开先天之精与后天之精的滋养，若母亲禀赋、肾精不足，或劳倦伤脾，致精血化源不足，都会导致胎失所养，出现生长迟缓，胎萎不长。

（3）哺乳期　哺乳期中乳汁的多少影响着新生儿的生长发育。中医认为，乳汁是由精血、津液所化，赖气以行。《景岳全书·妇人规》说：“妇人乳汁，乃冲任气血所化。”只有后天之精充足，才能够化生足够的乳汁哺乳婴儿。

（4）围绝经期　即绝经过渡期，是《素问·上古天真论》中提到的“六七”到“七七”的阶段，在这个阶段天癸开始衰少直到耗竭，月经将断而至绝经。

2. 女性肾精亏虚　可见如下表现：

（1）毛发　毛发可反映肾精营血的盈亏。毛发脱落、发色枯槁，多为精血亏虚。

（2）舌质　血虚的女性可见舌色偏淡。

（3）阴户　阴户皮肤变白，干萎枯槁，粗糙皲裂，多为肾精亏虚、肝血不足所致，精有濡养皮肤官窍之用。

（4）带下　带下量明显减少，甚或阴道干涩，多因肾精亏虚，天癸早竭，任带虚损。

（5）听声　妇女妊娠后期出现音哑或失音者，称为妊娠失音，古称“子喑”，多因胞胎阻碍肾之络脉，肾精不能上荣于咽喉所致，一般分娩后即愈。

（6）月经　经量过少（少于20mL），多因血虚、肾虚。月经颜色偏淡，多属气虚、血虚。

（7）切脉　把脉见脉细而无力者，多属于血虚，后天之精乏源。

（四）中老年人

人至中年，人体的脏腑气血开始由盛极转向衰弱，女从“五七”开始“阳明脉衰，面始焦，发始堕"，男从"五八"开始"肾气衰，发堕齿槁"。《素问·评热论》指出："巨阳引精者，三日，中年者五日，不精者七日"，即随着年龄的增长，肾精开始衰减，精具有抗邪能力，随着肾精的衰弱，抗病能力及自愈能力会逐渐下降。

人至老年，肾精亏虚，经言："七八，肝气衰，筋不能动。八八，天癸竭，精少，肾脏衰，形体皆极，则齿发去。肾者主水，受五脏六腑之精而藏之，故五脏盛乃能泻。今五脏皆衰，筋骨解堕，天癸尽矣。"《灵枢·天年》又曰："七十岁，脾气虚，皮肤枯。八十岁，肺气衰，魄离，故言善误。九十岁，肾气焦，四脏经脉空虚。百岁，五脏皆虚，神气皆去，形骸独居而终矣。"随着年龄步入老年，肾精亏虚是必然情况。肾藏精，为先天之本。肾精的濡养作用滋润着心、肝、肺、脾四脏；若肾精亏虚，则脏腑不足。老年人肾精衰弱，生育能力也随之衰减，并可见筋骨懈惰、骨质疏松、头发变白、牙齿脱落、皮色苍老、行动迟缓。脾胃为后天之本，气血津液化生之源，经言："五脏者，皆禀气于胃，胃者五脏之本也。"年老脾胃虚弱，气血化源不足，肌肤失于濡养，则皮肤憔悴多皱，食少纳呆，大便不调。肝藏血，主筋，开窍于目。年老肝血不足，筋脉失养，可见肌肉乏力，皮肤松弛，甚至肢体发麻，视力下降，头晕目眩等。

老年之精亏虚，可见如下表现：

（1）因肾精不充，发失所养，毛发干枯易脱落；

（2）皮肤色素改变，如老人斑；皮肤干枯。精血同源，血虚则生风生燥，皮肤失养；

（3）目睛凝视，两眼固定，转动不灵，可见于脏器精气耗竭之人；目昏，两目昏花、干涩、视物不清；入夜视物不见伴视野缩小；瞳孔散大，多属肾精耗竭，见于危重患者，是濒死前的表现之一；稍有过大动作，如坐着站起来觉双眼生花；眼球向后缩陷；

（4）耳郭焦黑干枯，或见瘦削干焦；渐起耳鸣，声细如蝉，按之可减轻；重听、耳聋、自觉听力下降，听音不清，或听觉迟钝；

（5）头晕目眩、失眠烦躁、健忘痴呆；

（6）四肢肌肉萎缩，筋脉弛缓，软弱无力，甚则痿废不用。

第二节　气病辨证

一、气与相关脏腑及变化

（一）气的来源、分类和作用

气，来源于父母的先天之气、饮食水谷精气和自然界清气。气的生成有赖于全身各脏腑的综合作用，其与肾、脾胃和肺的关系尤为密切。

1. **肾为生气之根**　肾藏精，先天之精可以化生气、神。肾精充足则元气足，肾精亏虚则元气衰。

2. **脾胃为生气之源**　脾主运化，胃主受纳，共同完成对饮食水谷的消化和吸收。饮食水液经过脾胃的运化作用化生成水谷精微并且输送至全身，如《素问·经脉别论》中言："饮入于胃，游溢精气，上输于脾。脾气散精，上归于肺，通调水道，下输膀胱。"如果脾胃运化失司，水谷精微生成不足，则一身之气衰少。

3. **肺为生气之主**　肺主气。一方面，肺主呼吸之气，通过呼吸不断地将清气吸入体内，同时将浊气排出体外，保证了体内之气的生成与排出。另一方面，肺将吸入的清气与脾胃运化的水谷之气相结合，生成宗气。宗气又名大气，是人体后天的根本之气，积聚于胸中，走息道以行呼吸，贯心脉以行气血，下蓄丹田以资元气。如果肺主气功能失常，则清气吸入减少，宗气生成不足，导致气衰少。

可见，肾、脾胃、肺四者与气的生成运化有着密切的关系，诸多脏腑共同配合，则人体之气充足旺盛。反之，则可以导致气的生成不足。

（二）气的运动变化

气的运动称为气机，气机的运动方式一般归纳为升、降、出、入四种。气的运动如果阻滞，升降出入之间平衡失调，称为"气机失调"。气的运动方式多样，所以气机失调也有多种表现：

1. **气虚证**　元气不足，脏腑功能衰退，以神疲乏力、少气懒言、脉虚等为主要表现。各脏腑气虚表现各不相同。如脾气虚见饮食减少、食后胃脘不舒、倦怠乏力、大便溏薄；肺气虚见短气自汗、声音低怯、咳嗽气喘、胸闷；肾气虚见神疲乏力、眩晕健忘、腰膝酸软乏力、小便频数而清；心气虚见心悸气短、多汗、劳则加重、神疲体倦。

2. **气滞证**　某一脏腑或部位的气机运行受阻严重，导致气机阻滞不通、运行不畅。若气滞在某一经络或局部，可见对应部位的胀满、疼痛。如肺气壅滞，可见胸闷、气喘；肝郁气滞，见情志不畅、胸胁胀痛，女性还可见乳房胀痛，月经失调；脾胃气滞，可见腹胀、大便秘结等。气滞的表现不外乎闷、胀、痛。

3. **气陷证**　因气虚升举无力而反下陷，主要有上气不足和中气下陷两个方面。若上气不足，清气不能上达脑窍，头目失养可见头晕、耳鸣、目眩等。若中气下陷，升举无力，可见腹部坠胀感、久泄久痢、内脏下垂、脱肛等。

4. **气不固摄**　气的固摄功能失司，出现以自汗、遗尿、便血、遗精、滑胎等表现。

5. **气脱证**　指元气亏虚至极点而欲脱，或气不内守，大量向外脱失，导致机体功能突然衰竭常见于大出血、大汗后，导致气随血脱或气随津脱。表现为面色苍白，汗出不止，目闭口开，全身瘫软，二便失禁，脉微欲绝等。

6. **气逆证** 指气机升降失常，气逆而向上，以咳喘、呕吐、眩晕、头痛等为主要表现。如肺气上逆，肺失肃降，见咳逆上气。脾胃气机失常，胃气上逆，见恶心、呕吐、呃逆。肝气上逆，发为头痛头胀，面红目赤、急躁易怒等症。

7. **气闭证** 邪气阻滞脏腑或官窍，导致气机逆乱，闭塞不通，出现神昏、晕厥、脏器绞痛、二便闭塞等表现。

《素问·举痛论》篇中详细写道："怒则气上，喜则气缓，悲则气消，恐则气下，寒则气收，炅则气泄，惊则气乱，劳则气耗，思则气结。"可知情绪对气的影响多种多样。

各个脏腑也有不同的运行趋势。心肺在上，其气宜降；肝肾在下，其气宜升；脾胃居中央，脾气升而胃气降；脾气升则肝肾之气升，胃气降则心肺之气降，故脾胃为脏腑气机升降的枢纽。若脾胃气机失调，可导致其他四脏之气的升降失司。

二、不同人群气的辨证重点

（一）小儿

小儿与成人有着不同的生理特点，年龄越小，表现越明显。小儿生理特点主要有"脏腑娇嫩，形气未充"和"生机蓬勃，发育迅速"两个方面。和气相关的便是"形气未充"。小儿五脏六腑的形与气皆不足，随着年龄的增长，不断充盛、完善和成熟，其中以肺、脾、肾三脏不足更为突出，气的生成主要也是跟这三脏相关。小儿肺脏娇嫩，卫外机能未固，易感外邪，侵袭肺系，故易出现感冒、咳喘等肺系病症；小儿脾常不足，脾胃的运化功能还未成熟，而小儿处于生长发育阶段，需要水谷精微的充养，所以，小儿易为饮食所伤，出现呕吐、腹胀、腹泻等脾胃疾病；小儿肾气常虚，易出现由于肾气不固导致尿床或二便不能自控等。心主血脉、主神明，小儿心气未充，易受到惊吓，思维及行为的约束能力较差；肝主疏泄、主风，小儿肝气尚未充实、经筋刚柔未济，表现为好动，易发惊惕、抽风等症。

1. **望诊** 气的生成主要与肺、脾、肾三脏相关，在望诊中，可以注意与三脏相关的对应部位。

（1）望神色 观察小儿的精神状态和面部气色。面色呈白色，多为气血亏虚；面色黄而不润，多为脾胃气虚；面色青，见于气血不畅，如气滞证；面青唇紫，呼吸急促，因肺气滞不行，导致气血瘀阻。

（2）望形态 观察小儿形体的强弱胖瘦和动静姿态。头发稀少而细，枯而无泽，多因肾气亏虚；发细结穗，色黄不荣，多为气血亏虚；头发脱落，见于枕部，是因气虚多汗之枕秃；面容瘦削，气色不华，多为气血不足；毛发枯黄，或发竖稀疏，或容易脱落，均为气血亏虚的表现。

（3）望目　眼睑开闭无力，见于元气虚衰；睡觉时眼开不闭，见于脾气虚弱；鼻翼扇动，伴气急喘促，为肺气郁闭。

（4）望舌　舌体肿大，色泽青紫，见于气滞引起血瘀；弄舌，即舌吐唇外，摆弄如舌，见于心气不足；吐舌，即舌吐唇外，缓缓收回，见于心气将绝；正常舌质淡红，若舌质淡白，见于气血亏虚；舌质紫暗或紫红，为气血瘀滞。

（5）望口、齿　若见唇色淡白，为气血不足；肾主骨，齿为骨之余，若见小儿牙齿萌出延迟，为肾气不足。

（6）望耳　耳为肾窍，小儿耳壳丰厚，颜色红润，代表先天肾气充沛，若见耳壳薄软，耳舟不清，说明先天肾气不足。

（7）望二阴　前后二阴皆属肾，男孩阴囊紧缩，颜色沉着，代表先天肾气充足，若见阴囊松弛，颜色淡白，表明先天肾气不足。

（8）望斑　点大成片，不高出皮肤，按之不碍手，压之不褪色。若见发斑斑色淡红，多因气的固摄失司，气不摄血导致。

（9）问汗　白天不动或者稍动见汗出，称为自汗，因气虚所致；若大汗淋漓，同时见呼吸喘促，肢冷脉伏者，为阳气将绝之危象。

2. **闻诊**　通过听小儿的声音和嗅小儿气味来分辨气病，主要包括口中之气味、大小便等的气味：

（1）呼吸声　正常小儿的呼吸平稳节律均匀。若见呼吸急迫，甚至鼻翼扇动，是因肺气郁闭；呼吸微弱及吸气如哭泣样，是肺气欲绝之状。

（2）咳嗽声　咳嗽不断，痰稠难咳，喉中痰鸣，可见于肺气闭塞；咳声无力，多为气虚咳嗽。

（3）语言声　正常小儿语声清晰有力。语声低弱，多语无力，见于气虚证；妄言乱语，语无伦次，声音粗壮，称为谵语，多为心气大伤。

3. **按诊**

（1）按胸腹　按诊见左上腹胁肋下触及痞块，西医称为脾肿大，中医认为多属气滞血瘀；腹部胀满，叩之闻鼓音，为气胀。

（2）按皮肤　触摸皮肤，肤冷汗多，见于阳气不足。

（二）男性

男子以肾为先天，肾气的充盈影响着男性之生殖功能，若肾气亏虚则可出现阳痿、早泄、遗精等症状，在四诊中以男性生殖器、二便为主要观察点，其余同精病四诊重点。

（1）望形态　若青春期见身材矮小、瘦弱、肌肉枯削，阴毛及腋毛稀少、黄软，阴茎短小而细，睾丸小而软，说明肾气先天不足。

（2）望体型　若超重及肥胖，皮肤细白，肌肉松软，为形盛气虚。

（3）望乳房　正常男子无乳房发育，若见单侧或双侧乳房增大，或触之有结块，皮色不红不热，多为肝气郁结，气滞血瘀。

（4）望外阴　阴囊皮松而下坠者，多见于气虚不固。

（5）听声音　若已经成年，但未变声，第二性征不明显，说明肾气不充，性发育不良。

（6）切脉　一般而言，脉沉弱无力，多为气血不足，常见于中年男性；脉芤见于气血亏虚。

（7）问小便　若见尿频兼情志抑郁，多见于气机郁滞；尿不尽兼气虚表现，多见于肾气不固；小便、尿急、尿血等，与气虚、气滞相关；兼神疲乏力、病程日久的多为气虚；兼胸胁胀满，情志不舒的多为气滞。

（8）问睾丸　若有睾丸疼痛，睾丸下坠、多与气滞、气虚相关；兼神疲乏力、病程日久的多为气虚；兼胸胁胀满，情志不舒的多为气滞。

（9）问精候　肾气不固，可见遗精、早泄。肾气亏虚，可见阳痿。

（三）女性

女性脏腑功能气机失调，可见肾气虚、心气虚、肝气郁结、肺气虚、脾气虚；常见的气机失调形式则有气虚、气滞、气逆、气陷。

1. 脏腑功能失调

（1）肾气虚　肾气盛衰影响着天癸的盛衰，进一步影响着女性月经与妊娠。肾气虚，则封藏失职，冲任不固，藏泻失常，可导致月经过多、月经先期、崩漏、闭经等；若在妊娠期，冲任不固，胎失所养，可致滑胎、胎漏、胎动不安等；任脉不固，带脉失约，可见带下过多。

（2）心气虚　《素问·评热论》中言：“月事不来者，胞脉闭也。胞脉者，属心而络于胞中。今气上迫肺，心气不得下通，故月事不来也。”若心气虚，则不能下通，冲任失调，可发生月经后期、月经过少、闭经等。

（3）肝气郁结　肝主疏泄，若失于疏泄，则气机不畅，可见月经先后无定期、痛经、闭经、产后郁证等。若肝气犯脾，还可致肝郁脾虚，出现月经过多或过少等。妊娠期若肝气上逆，可导致妊娠恶阻。

（4）肺气虚　肺主气，朝百脉，通调水道。若肺气虚，失于肃降，导致冲任气血升降失调，可见子肿、妊娠咳嗽、妊娠小便不通、产后小便不通等。

（5）脾气虚　脾主运化，若脾气虚则化源不足，冲任失养，血海不能按时充盈，可见月经后期、月经过少、闭经、缺乳等。脾气虚则气不固，可见带下病、阴挺等。

2. 女性四诊要点

（1）问年龄 妇科疾病与年龄密切相关。不同年龄妇女由于生理差异，在病理上各有特点。青春期因肾气不足，易出现月经病。中年妇女经、孕、产、乳易伤于血，血病及气，易出现气血两虚，出现经、带、胎、产诸病。老年女性多肾精亏虚，脾肾虚衰。

（2）问月经 询问月经情况，包括周期、经期、经量、经色、气味、来潮前后症状及末次月经情况。

（3）问带下 问带下的量、色、质、气味及伴随症状。

（4）问婚产 已婚妇女应问结婚年龄，性生活情况，胎产史，有无堕胎、滑胎、难产、死胎等病症，以及避孕措施。

（5）问个人史 包括生活和居住情况，出生地及从事职业，是否有不良嗜好等。

（6）望面色 若见面色晦暗或有暗斑，或兼眼眶黧黑者，多见于肾气虚衰；若面色㿠白，多见于气血两虚。

（7）望唇舌 唇色淡白，多见于气血亏虚；舌色淡，多见于气虚，或血虚；舌质暗红多属气血郁滞。

（8）望经带 月经量过多，可见于气虚；经量时多时少，多属于气郁；经色淡多属于气虚；见血块伴胸胁胀痛或情志不畅，多见于气滞血瘀、肝郁气滞；带下量多质清稀，多属于脾气虚或肾气虚。

（9）望恶露 恶露是产后病的诊断依据之一，若恶露量多、色淡、质稀者，多为气虚。

（10）闻声 语声低微，多见于中气不足；寡言少语，常常叹气，多属于肝气郁结；嗳气频作，或者恶心呕吐，多属于胃气上逆、脾胃不和；喘咳气急者，见于肺气失宣。

（11）把脉 未处于月经期、妊娠期等特殊生理期时，若见脉沉弱，多因肾气虚损。经期时，见脉缓弱，多因气虚；脉沉细，多属肾气虚；脉弦者，多因肝郁气滞。妊娠时见脉沉细而涩或尺弱，多因肾气虚衰。

（12）按诊 若按揉乳房见结块，不硬，推之可移，伴情志抑郁或易怒，多因肝郁气滞。

3. 女性不同生理的气病辨证

（1）月经病 肾气影响着天癸的充盈与否，天癸直接调节着月经的来潮。七情内伤可以影响月经的来潮。脾气虚可导致月经先期、月经量多、崩漏、闭经，都可见神疲乏力、气短懒言、食纳欠佳；肾气虚可导致月经先期、月经量少，皆见经色暗淡，质稀，伴腰膝酸软，头晕耳鸣；肝气郁结或气机郁滞可导致月经后期、月经先后无定期、闭经、痛经，见经色暗红，或有块，情志抑郁或易怒。

（2）带下病　若脾气虚弱，运化失司，湿邪下注，损伤任脉、带脉，使任脉不固，带脉失约，可导致带下量多。

（3）妊娠病　妊娠病的常见发病机理有四，一是阴血虚，二是脾肾虚，三是冲气上逆，四是气滞，后两者与气机有着直接联系。若气血虚弱，可导致胎漏、胎动不安、滑胎、胎萎不长难产，共见神疲乏力、面色皖白或苍白，心悸气短，失眠，舌质淡。气滞可导致子肿、胎水胀满、难产，皆见胸胁胀满，情志抑郁或烦躁易怒。

（4）产后病　女性在产后，可能由于产时用力耗气，或者产程过长、耗气更甚，或因失血过多、气随血耗，或产后恢复不足便开始操劳，导致气虚失摄，冲任不固，易出现气虚发热、产后恶露不绝、产后自汗、产后小便不通等气病相关病症。若元气亏虚，运血无力，血行不畅，日久成瘀，可见产后血晕、产后发热、产后腹痛等。总因产后元气大伤，气血俱伤，产后“多虚多瘀”。

（四）老年人

随着年龄的增长，老年人的生理功能和形态都会出现退行性的变化。各个脏腑之气都逐渐衰弱，心气虚则健忘，反应迟钝，甚或痴呆。脾胃气虚则气血化源不足，食欲下降，大便不调，四肢失养可见肌肉松弛。肺气虚则气短声微，腠理不固，易遭外邪侵袭。

老年人四诊重点：

（1）望目　若上眼睑下垂，无力提举，多见于脾胃气虚；自觉视物渐渐变昏，多见于气血不足或肝郁气滞；目无赤痛而突然视力骤降，见于气不摄血，气滞血瘀或肝气上逆；内障日久，视力渐降而至失明者，常见于气血两虚；若久病、重病患者见眼窝凹陷，提示脏腑精气衰竭；见眼球突出伴气喘，属于肺胀，因肺气不宣，呼吸不利所致。

（2）望口唇　口型状如鱼口，只出不入，见于肺气将绝；口频繁开合，不能自禁，见于胃气虚弱；唇色青紫，见于阳气虚弱，气滞血瘀。

（3）望面色　若见久病面色与口唇青紫，见于肺气闭塞，呼吸不利；面部见青色，可见于由寒邪凝滞导致的气滞血瘀；面色黄而枯槁无光，称为萎黄，见于脾胃气虚，气虚不足；面色苍白，伴其他虚证，如乏力、头晕、目眩等，多属于气血亏虚；面色淡白无华，唇舌色淡者，多见于气血不足。

（4）望形体　见骨骼细小，肌肉消瘦，皮肤干枯，四肢无力，说明形气不足，气血不足；腹部肿大，四肢消瘦，见于臌胀，多因肝气郁结或气滞血瘀所致；腹部凹陷如舟状，肌肉松弛无弹性，形体消瘦，见于脾胃气虚；腹部见青筋暴露，伴腹部膨隆，见于肝郁气滞、气滞湿阻；手指见指趾末端增生、肥厚，呈杵状膨大，多因久病而心肺气虚。

（5）望姿态　坐姿见坐而仰首，多见于肺气壅滞；坐而喜俯身，少气懒言，多见于气虚体弱；坐则眩晕，不耐久坐，见于气血俱虚，夺气脱血；但坐不得卧，卧则咳逆，多为肺气壅滞，气逆于上；不可久立，站立需倚靠拐杖等，多见于气血虚衰；见手足蠕动，迟缓无力，多因脾胃气虚，气血不足。

（6）望二阴　女性阴部有物下坠或挺出阴道口，见于气虚下陷；若见直肠黏膜或直肠反复脱出肛门外，见肛门松弛，多因脾虚中气下陷，常见于老人及产妇。

（7）望舌　见舌质干枯死板，毫无光泽，或活动不灵，称枯舌，多因气血衰败；舌淡白，或白而无血色，见于气血两虚或亡血夺气；青紫舌，或见舌体局部见紫色斑点，大小不等，常见于气血瘀滞；舌色淡红中泛现青紫色，多见于肺气壅滞，或气虚无力；舌体软弱，无力伸缩，痿废不用，见于气血亏虚；见舌苔逐渐脱落或全部脱落，脱落处光滑无苔，提示胃气衰败，或气血两虚。

（8）闻声　久病者见声音嘶哑或失音，可见于肺气不足，即“金破不鸣”；神识清晰，偶有言语错乱，说后自知言错，或自言自语，喃喃不休，见人语止，皆见于心气不足，神失所养；声低气怯，动则喘剧，见于肺气不足；呼吸微弱，少气懒言，言语无力，见于肺肾气虚或久病体虚；喜叹息，多见于肝气郁结。

（9）问汗　若醒时经常出汗，活动后加重，兼神疲乏力，少气懒言，见于气虚体质和阳气亏虚；只有头部出汗，伴四肢厥冷，气喘脉微，多见于元气将脱之气脱证。

（10）问疼痛　疼痛为胀痛感，或疼痛部位走窜不定，攻冲作痛，多因气滞所致；疼痛不剧烈，绵绵不休，多见于阳气亏虚。

（11）问头身胸腹不适　头晕面白，神疲乏力，舌淡脉弱，多因气血亏虚；胸闷伴心悸气短，多因心气虚；胁肋胀痛，伴叹气易怒，脉弦，多因肝气郁结；自觉胃脘部闷胀不舒，食纳差，大便溏，多见于脾胃气虚；腹胀，呃逆，叹气，随情志加重，多见于肝气郁滞；身重，嗜卧，疲乏，多见于脾气虚。

（12）问睡眠　脾气虚弱，可见饭后困倦嗜睡，形体衰弱，纳呆腹胀，少气懒言；心胆气虚，可见失眠，易惊醒。

（13）问食欲　脾胃二者共同完成对食物的消化吸收，若脾胃气虚，可见食欲减少，兼见形体消瘦，面色淡白或萎黄，腹胀便溏，倦怠乏力；肝气不舒，可见胃中空虚，似痛非痛，热辣不宁，伴情志抑郁，胸胁胀满，嗳腐吞酸。

（14）问大便　大便秘结难排，兼见面色无华，少气乏力，头晕目眩，为气血亏虚；大便难排，面色苍白，手足不温，舌淡，脉沉迟，见于阳气虚衰，或阴寒内盛，气虚传导无力；若见便血，见先便后血，血色暗红或紫黑，甚至色黑如柏油样，见于气不摄血；排便不畅，多因大肠气机阻滞。

（15）问小便　若小便频数，色清量多，夜间明显，多因肾气不固，膀胱失约所致；老年气虚，可见小便不畅，即癃闭；尿血日久，见面色不华，少气懒言，或见皮肤紫斑，为脾不统血；小便混浊如米泔水样，小腹坠胀感，面色淡白，神疲乏力，劳动加重者，见于中气下陷证；排尿后小便余沥不尽，见于肾脏阳气虚衰，肾关不固，开合失司所致；睡眠中不自主排尿，夜间遗尿，多见于肾气亏虚。

（16）把脉　见散脉，浮散无根，稍按即无，至数不齐，多见于气血衰败，导致元气离散；若气血阻滞，导致气闭、痛闭等，可见伏脉，需重按推筋才可摸得脉；心气血虚证，可见数脉；若脉疾而虚弱或散乱，按之不鼓指，多为元气欲脱；脉按之空虚，应指松软之虚脉，多见于气血两虚证；脉首尾俱短，常只见于关部，寸、尺两部难寻，可见于气虚证或气郁证。

第三节　神病辨证

一、神的作用

神，分为广义之神和狭义之神。广义之神是指人体生命活动的主宰及其外在总体表现的统称，包含眼神、言语、表情、应答、举止、精神、情志、脉象等方面；狭义之神指意识、思维、情志等精神活动。

神依附于形体而存在，形存则神存，形亡则神灭。精、气、血、津液都是神产生的物质基础。五脏皆藏精、气、血、津液，故五脏皆藏神，其中以心为主，心具有主宰神之功。

神对人体生命活动具有重要的调节作用，主宰着生命活动、精神活动，同时可以调节精气血津液、调节脏腑功能。故《素问·移精变气论》言：“得神者昌，失神者亡。”

二、神病辨证要点

神是对人体生命活动外在表现的高度概括，故通过望神，即通过观察人体生命活动的整体表现来判断身体状态。望神的重点以两目、面色、神情及体态表现为观察的重点。

1. 望神的重点

（1）双目　《灵枢·大惑论》言：“五脏六腑之精气，皆上注于目而为之精。”“目者……神气之所生也。”故通过两目望神非常重要。正常有神之目，见目光有神，精神饱满，运动灵活，也表明脏腑精气充足；若目无光彩、晦暗，运动呆滞，双目低垂，为无神，说明脏腑精气虚衰。

（2）面色　《素问·五脏生成》中言：“五脏之气，故色见青如草兹者死，黄如枳实者死，黑如炲者死，赤如衃血者死，白如枯骨者死，此五色之见死也。”面色皮肤色泽，是神气外现的重要表现。心藏神，其华在面，故面部的颜色及光泽，可以反映心神的状态。正常面色见皮肤荣润，满面红光，表明神气充盛；若面色晦暗，皮肤干枯，则神气衰败。

（3）神情　指精神状态和面部表情的综合表现，是心神和脏腑精气盛衰的外在表现。心神为人体之神的主宰，若神识清晰，表情自然，思维正常，说明心神健旺；若神识不清，思维紊乱，表情淡漠，说明心神已衰。

（4）体态　人体的形体动态，也是反映神之盛衰的重要标志之一。精气充盛，可见形体丰满，动作自如，活动敏捷；若消瘦枯槁，动作迟缓，转侧艰难，多属精气衰败。

2. **神的判断**　临床上神的表现主要有得神、少神、失神、假神及神乱五种，用以判断病情的轻重、预后。

（1）得神　又称“有神”。表现为神志清晰，语言流畅，双眼有神；面色红润，表情丰富自然；肌肉充实，体态自如；活动自如，反应灵敏；呼吸均匀。得神是健康的表现，说明神气充足；若生病而尚有神，说明正气未伤，病轻且浅，预后良好。

（2）少神　又称“神气不足”。主要表现为精神不振，神疲乏力；目光乏神，缺少精神；面色淡白无光，肌肉松弛，倦怠无力，动作缓慢；少气懒言，食欲不振等。少神多因正气不足，脏腑功能减退，常见于轻病或疾病恢复期的患者，或素体虚弱者。

（3）失神　又称“无神”。见于久病虚衰或邪实神乱的重病患者。

精亏神衰而失神：见精神萎靡，意识模糊；两目晦暗，双瞳无神，或目翻上视；面色晦暗无华，表情冷漠；肌肉消瘦，动作迟缓；循衣摸床，撮空理线；气息微弱。说明精气大伤，预后不良。

邪盛扰神而失神：见神昏谵语或昏迷不语，舌僵硬，四肢厥，或突然昏倒，两手紧握，牙关紧闭，二便闭塞。多因邪陷心包，内扰神明。

（4）假神　指久病、重病的患者，突然出现神气“好转”的假象，古人将其比喻为“回光返照”。如本神识不清，突然精神好转，言语清晰，想见家人；双眼本无神，突然目光有神；本久病卧床不起，突然想下床活动；本无食欲或就不能食，突然食欲大增或主动吃饭。假神表明脏腑精气极度衰竭，正气将脱，常为临终前的征兆。

（5）神乱　指神志意识错乱失常，主要表现为焦虑恐惧，淡漠痴呆，狂躁妄动，猝然昏倒，常见于脏躁、癫狂、痫证等。

焦虑恐惧：患者常表现为焦虑不安，心悸不宁，或恐惧胆怯，不敢独处一室等。多由心胆气虚，心神失养所致，可见于脏躁等。

淡漠痴呆：患者表现为神识痴呆，表情淡漠，喃喃自语，哭笑无常。多因忧思气结，痰浊蒙蔽心神，或先天禀赋不足所致，常见于癫病或痴呆等。

狂躁不安：表现为狂妄躁动，呼笑怒骂，打人毁物，不避亲疏，甚或登高而歌，弃衣而走，妄行不休，力逾常人。多因暴怒化火，炼津为痰，痰火扰神所致，常见于狂病等。

猝然昏仆：表现为猝然仆倒，不省人事，口吐涎沫，口出异声，四肢抽搐，醒后如常。多与先天禀赋因素有关，因肝风夹痰，蒙蔽清窍所致，常见于痫病。

3. 望神的注意事项 临床中望神，除了针对上述各种表现进行认真观察，还要做到如下几点：

（1）以神会神　患者神的表现往往在偶然时流露最真，医生在患者刚进来时，就应该仔细观察患者的精神面貌，在短暂的时间里，做出对患者健康状态和神状态的初步估计。

（2）神形相参　神为形之主，形为神之舍，形神是统一的。望神时必须神形相参。一般而言，身体健康者神旺，体弱则神衰。当神形表现不同时，需要综合判断。

（3）审慎真假　假神见于垂危患者，其特点是"回光返照"，与病情不相符合，故要明辨神的状态。一般重病患者经治疗后的好转是逐渐好转。

（4）明辨得失　神乱与失神的患者都有神志异常的表现，但临床意义有所不同。失神所见神昏谵语、循衣摸床等，一般出现于全身性疾病的危重阶段，是脏腑功能严重衰败的表现，属病情重笃；神乱指神志错乱的表现多反复发作，缓解时常无"神乱"现象，是疾病某一阶段心神受扰的表现，并不标志着精亏神衰或邪盛神乱，发作时所出现的"神乱"症状仅作为相关疾病诊断的主要依据。临床上还须结合其他四诊的信息综合分析。

4. 神的辨证重点 积精能全神，伤精则伤神；精为气之母，精失易致气散不固，精气伤则神无生化供给之源；神为精气之主宰，失神则人体失去生机。故神可以反映精气的状态，反之，精气不足可反过来表现为神不足。心主神，心主血脉与主神的功能密切相关。血是神志活动的物质基础之一，故在辨证中，还应观察与心血充盈相关的表现，如面部：

（1）望面　正常人脸色是红黄隐隐，明润含蓄，说明人体精气神充盛，脏腑功能正常；凡见面色晦暗枯槁或暴露浮现，皆属于病色，表明脏腑精气衰竭，神气衰弱；面色苍白伴大出血者，见于脱血；面色枯槁，见于心血不足；若面部肌肉消瘦，两颧高耸，眼窝凹陷，多因气血虚衰，脏腑精气衰竭，为失神的表现。

（2）望形态　肌肉消瘦，大肉尽脱，毛发枯槁，见于脏腑精气神衰竭，病情危重；坐时常以手抱头，头倾不能昂，凝神直视，为精神衰败；患者重病神识不清，不自主地伸手抚摸衣被、床沿，或伸手向空，手指时分时合，为病重失神之象。

（3）望舌　舌质干枯死板，毫无生气，失去光泽或活动不灵，谓舌之无神，为气血衰败之征象；舌体软弱，无力伸缩，痿废不用，见于气血亏虚；舌伸口外，不即缩回，或舌微露出口，立刻收回，或舌舔口唇四周不停，常见于小儿智力发育不全。

第四节 精气神兼病辨证

精、气、神之间有着相互依赖、相互制约的关系。精、气归属于“形”的范畴，是构成和维持人体生命活动的基本物质。神包含意识、思维、情志等精神活动，是人体生命活动的主宰，归属于“神”。

一、精、气、神的关系

精、气和神的关系，就是形与神的关系。可以从两方面来解读三者的关系，一是宏观角度上，中医学中讲形神统一，主要就是指两方面，一是形为神之物质基础和神为形之功能统帅。二是微观角度上，三者之间的关系。

1. **形为神之物质基础** 无形则神无以生，无形则神无所依。

（1）精、气和血、津液是神产生与依存的物质基础，形生则神生，形存则神存，形衰则神衰，形亡则神亡。脏腑化生的精和气等物质充养着人之神，故《素问·八正神明论》中言：“血气者，人之神，不可不谨养。”

（2）神需要形为载体，不能离开形体独立存在，即“形为神之宅”。

2. **神为形之功能统帅** 形为神的物质基础，形的存在决定神的存在。同时，神对形具有能动性，起到主宰、统帅的作用。《素问·灵兰秘典论》指出：“心者，君主之官也，神明出焉”，“主明则下安”，“主不明则十二官危”。因此，神的统帅作用，对精、气的正常运行起到至关重要的作用。

3. **精和气的关系**

（1）精为气之母，精失则无气。精具有化气的功能，先天之精可化生元气；脏腑之精则化生脏腑之气。精足则气旺，精亏则气衰。临床上，若精亏或失精日久，可兼见气虚的病证。

（2）气又可生精。脾胃化生的水谷精微之气可充养先天之精，脏腑之气化生脏腑之精，而肾气也可促进肾精的生成。气充则精盈，气虚则精亏。

（3）气的固摄作用可以保证精的正常施泄，气的推动作用又可促进精的运行、输布。故气虚或气机失调，可导致精的输布失常，或精失秘固而失精，临床可见男性遗精、早泄、少精或无精、精液减少等病症。

4. **精和神的关系**

（1）精具有化神的作用。精是神化生的物质基础，积精可以全神，反之，精亏则神疲，精亡则神散。

（2）神又可统摄精。神为一身之主，神安则精足，神失则精竭。

5. 气和神的关系

（1）气可养神，神为气之主。气为神志活动提供物质基础；神则为气的运动和变化主宰。

（2）气聚则神生，神至则气动；神寓于气，神以驭气。若气虚或者气机失调，均可导致神志异常改变。

总之，三者不可分割，精为气之母，精失易至气散而不固；精失则无气；精、气伤则无神，神无生化供给之源；神为精气之主宰，失神则人无所生。精气神三者共同调控着人体的生命活动。

二、精、气、神兼病辨证

1. 精、气并病 精化气，气固精。如果精亏或精虚，日久伤气，或因水谷之精不足，导致化气乏源，可见如下表现：

（1）肾精亏虚。男性以肾为先天，若肾精亏虚，可见阳痿、少精或无精症、不育症等病，伴腰膝酸软、头晕耳鸣，还可见气虚乏力、少气懒言、食少便溏，或年龄渐至老年，肾精衰少，见白发、脱发、健忘迟钝，伴神疲乏力、少气懒言。若因情志所伤，气滞不畅，导致精的施泄失常，可导致排精异常，临床可见排精不畅、排精不能、排精时疼痛，伴情志抑郁或烦躁易怒，胸胁满闷等表现。

女性以肝为先天，精血同源，精亏日久伤血，可见气血两虚。青春期女性若水谷之精不足，气血化源不足，可导致闭经、初潮推后，见面色苍白、唇无血色、第二性征不明显等。月经期女性，若受情志内伤，肝气郁结，血为气滞，影响冲任二脉，致肾精不能充盛，可见月经量少、闭经、痛经、不孕，伴胸胁胀满、情志不舒或烦躁易怒，经有血块等；若因肾精不足，气化乏源，冲任二脉失养，血海不充，亦可导致上述病变，伴腰膝酸软、头晕耳鸣或神疲乏力、食少纳呆。

妊娠期女性，若肾精不足，或脾胃失常致水谷之精不足，皆可影响气血的化生，胎失所养，见胎儿生长缓慢，甚或滑胎，伴神疲乏力、腰膝酸软、头晕耳鸣、面色苍白等气血虚弱、肾精虚弱表现。

（2）水谷之精不足，气血化源匮乏，可导致气血两虚，见神疲乏力，少气懒言，自汗，面色淡白或萎黄，口唇、眼睑、爪甲颜色淡白，头晕目眩，心悸失眠，形体消瘦等症。

气虚不固，精关失守，男性可见遗精、滑精、早泄等，并见神疲乏力、少气懒言。女性可见月经延后、月经量多。

2. 精、神并病 神由精产生，而精靠神所驭。若精不足，可致神不足；若心神失养，反过来导致精、气失去主宰。

（1）精不足，则神乱。精与神的关系，就是心与肾、脾的关系，心藏神，肾藏精。若肾精亏虚，心神失养，可见失眠、腰膝酸软、五心烦热等症。脾为后天之本，若生化乏源，气血不能上荣于脑，元神失养，见神思恍惚，魂梦颠倒，心悸易惊，善悲欲哭，肢体困乏，言语无序，面色苍白，或生化乏源，心神失养，见精神恍惚，心神不宁，多疑易惊，悲忧善哭，喜怒无常等表现。

（2）神不调，则精失。神统驭一身之精，如《素问·经脉别论》言："惊而夺精，汗出于心"，突然受到惊吓，或年少气盛，情动于中，均可导致精的施泄失常。心为君主之官，主神明，性欲之萌动，精液之蓄泄，无不听命于心，神安才可精固。若心有欲念，以致君火摇动于上，心失主宰，则精不固而自遗。若情志不畅，忧思郁怒，导致肝失条达，疏泄不利，气机不畅，宗筋弛纵，可见阳痿。或突受惊吓，心肾不交，导致男茎失养，亦见阳痿；女性则会影响冲任二脉，导致不固，见崩漏、闭经、胎动不安、滑胎等病症。如忧思气结，情志不畅，伤及脾胃，水谷不化，精微不布，女性可见月经过多、月经先期、崩漏等。

3. 神、气并病　气能养神，神为气主。若情志异常，或七情内伤，可导致气机紊乱；若气虚或者气机失调，亦可导致神志异常改变：

（1）气病及神。若平素气虚，元气不足，脏腑功能衰退，则神失所养，除见气短声低、少气懒言、神疲乏力、自汗等气虚表现外，还可见少神、失神的表现，或焦虑恐惧，或表情淡漠，不动不语。若元气亏虚之极，见呼吸微弱或不规则，汗出不止，口开目合之气脱证，可见神识不清，甚或晕厥。若气滞，气机运行不畅，肝失疏泄，可进一步导致情志抑郁或烦躁易怒，或影响脾胃气机，扰动心神而不寐，如《素问·逆调论》指出："胃不和则卧不安。"若气机升降失常，气上冲逆，严重者可致昏厥，如《素问·生气通天论》言："阳气者，大怒则形气绝而血菀于上，使人薄厥。"

（2）神病及气。《素问·举痛论》中言："余知百病生于气也，怒则气上，喜则气缓，悲则气消，恐则气下，寒则气收，炅则气泄，惊则气乱，劳则气耗，思则气结。九气不同，何病之生？"《素问·阴阳应象大论》中言："喜怒伤气。"以上皆说明神志病会进一步影响气机。如平素喜欢生气、脾气急躁，可引起气滞证，女性见月经周期异常、痛经、闭经等病症；如平素思虑过多，伤及脾胃，则可见气虚证或气滞证，出现神疲乏力、少气懒言等少神表现；如突受惊吓，心神无归，气机紊乱，可见担惊受怕、循衣摸床、撮空理线等神乱表现。

第六章
精气神的治则与治疗方法

第一节　精气神的治则治法

一、精气神的治则

“治病求本”是中医学治疗疾病的指导思想，也是精气神相关病证治则治法的最高层次。治则，是治疗疾病的基本原则，对临床立法、处方、遣药、针灸、导引等均具有普遍的指导意义。精气神的基本治则是调和精气神、安神定志。其中调精有补精、固精、疏精；调气有气虚宜补、气滞宜疏、气陷宜升、气逆宜降、气脱宜固、气闭则开；调神有虚不养神则补之、邪盛扰神则祛之、脱证神昏固之、闭证神昏开之。

二、精失调的治则治法

1. **精虚**　精虚主要是指水谷之精化生不足或者肾精亏虚，当责之于脾、肾，以肾精亏虚为首要。水谷之精不足主要表现为面黄无华、肌肉瘦削、头昏目眩、疲倦乏力等虚弱状态，《素问集注·五脏生成篇》记载“脾主运化水谷之精”，所以水谷之精的亏虚，治疗原则为健脾。肾精亏虚主要表现为生长发育迟缓，生殖功能低下或不孕不育及气血生化不足等，《难经·十四难》指出：“损其肾者，益其精，此治损之法也”，治疗原则应为“益其精”，也就是填精补髓。

2. **失精**　失精主要是指生殖之精或水谷之精大量丢失的病证。生殖之精大量丢失，出现滑精，遗精，早泄，甚至精泄不止的症状，病机多为肾气不固，故治当补益肾气以摄精。张景岳则提出更精确的治则，他认为“治遗精之法，凡心火盛者，当清心降火；相火盛者，当壮水滋阴；气陷者，当升举；滑泄者，当固涩；湿热相乘者，当分利；虚寒冷利者，当温补下元；元阳不足，精气两虚者，当专培根本。”

水谷之精大量丢失，表现为长期尿液混浊，并兼有少气乏力，精力不支，面黄无华，肌肉瘦削，失眠健忘等，治当补脾肾以摄精。失精不论何因，固涩收摄是其通治大法。

3. **精瘀**　精瘀是指阴器脉络阻塞，以致败精、浊精郁结滞留，难以排出，或肝失疏泄，气机郁滞而致男子不排精之候，常伴有精道疼痛，睾丸小腹重坠，精索小核硬结如串珠，腰痛，头晕等症状，治当疏精、通络、散结，也可以辨证配合清热解毒、利湿化浊、扶正补虚等兼治之法，正如《临证指南医案·淋浊》指出："医者但知八正、分清，以湿热治，亦有以地黄及益阴泻阳，总不能入奇经。"

三、气失调的治则治法

1. **气虚**　气虚多由先天禀赋不足，或后天失养，或劳伤过度而耗损，或久病不复，或肺脾肾等脏腑功能减退，气的生化不足等所致，以神疲乏力、少气懒言、脉虚等为主要表现。肺主一身之气，肺气虚要以补益肺气为主；脾胃为气血生化之源，脾气虚要以健脾益气为主；肾藏一身之元气，肾气虚要以补肾益气为主。气虚还可与血虚、阴虚、阳虚、津亏等兼并为病，因此补法运用既应按气血阴阳之虚，择重而补，又要根据气血互生、阴阳互根的关系，配合补养。补气尤其应重视后天之本脾与先天之本肾。

2. **气陷**　是指气虚升举无力而反下陷，以自觉气坠，或内脏下垂为主要表现的证。气陷宜用升提之法，所谓"陷者举之"，而气陷是在气虚的基础上形成的，且与脾气不升的关系最为密切，治宜补中益气，健运脾气，升举提陷。

3. **气脱**　指元气亏虚已极而欲脱，以气息微弱、汗出不止、脉微等为主要表现的危重证。气脱多由气虚、气不固发展而来，也可在大汗、大吐、大泻、大失血等情况下，出现"气随津脱""气随血脱"。脱有缓急，故临床上有虚脱和暴脱之分。"虚则补之，涩可固脱"，故虚脱者的治疗原则为补气固本兼收敛固涩；暴脱者，固涩无效，应当补阳助阴，使阴固阳潜。因气属阳，故气脱之治，多温补与固涩同用。

4. **气滞**　是指人体某个部位，或某一脏腑、经络的气机阻滞，运行不畅，以胀闷、疼痛、脉弦为主要表现。"气滞宜疏"，肝主疏泄、肺主宣降、脾主升清、胃主降浊，气机的运行与疏泄多与肺、肝、脾、胃等脏腑功能失调有关。其中肝主疏泄，调畅全身气机，因此气滞的治疗原则以疏肝行气为先，兼顾健脾理气、和胃降浊、宽胸理肺以行气消滞。

5. **气逆**　指气机升降失常，逆而向上，以咳喘、呕恶、头痛眩晕等为主要表现的证。"气逆宜降"，根据病位的不同，气逆可分为肺气上逆，发为咳逆上气，治宜降逆止咳平喘；胃气上逆，发为恶心、呕吐、嗳气、呃逆，治宜降逆和胃止呕；肝气上逆，发为头痛头胀、面红目赤、烦躁易怒等，治则平抑上亢肝阳。气逆于上，以实为主，但也有因虚而气逆者。如肺津亏虚失润或肾不纳气，亦可导致肺气上逆，胃津或胃阴亏虚，也能导致胃气上逆。故气逆实证的治疗原则为降气、调和气机；气逆虚证的治疗原则为滋阴润燥、补肺肾气，补其虚而气自降，不得用降气之品。

6. **气闭** 指邪气阻闭神机或脏器、官窍，以致气机逆乱，闭塞不通，以突发神昏晕厥、绞痛等为主要表现的证。气闭有虚、实之别，实则邪未减而正未衰，治疗原则为开窍通闭，有温开、凉开之分，可根据病因病机的不同，采用温里散寒、清热解毒、化痰除湿、行气止痛之法。虚则为内闭外脱之候，当予以补气养血，回阳固脱之品。

四、神失调的治则治法

1. **少神** 又称“神气不足”，可表现为精神不振，嗜睡健忘，目光乏神，双目少动，面色淡白少华，肌肉松弛，倦怠乏力，食欲减退等。少神多因正气不足，精气损伤，脏腑功能减退所致，“虚则补之”，治疗原则为补益气血阴阳，补益先后天之精。

2. **失神** 又称“无神”，分为精亏神衰而失神和邪盛扰神而失神，前者多因久病虚衰，后者为邪实致神乱，治疗原则为“虚则补之，实则泻之”。

精亏神衰而致失神，表现为精神萎靡，意识模糊，瞳神呆滞；面色晦暗无华，表情淡漠，动作失灵；循衣摸床，撮空理线，气息微弱。精亏神衰之失神为人体精气大伤，脏腑功能严重受损，多预后不良，治法以补为主，根据气血阴阳的情况择重而补，又要根据气血互生、阴阳互根的关系，配合补养心神。

邪盛扰神而致失神，表现为神昏谵语或昏愦不语，舌謇肢厥，或猝倒神昏，两手握固，牙关紧急，二便闭塞。多因温病热陷心包，痰浊蒙蔽清窍之内扰神明，亦病情危重。治法宜开窍醒神，并根据病邪的特点，采用温开或凉开之法，并“审证求因”，辅以温里散寒、清热泻火解毒、息风止痉、豁痰开窍、安神定惊之法。

总的来说神失调的治则治法是为了保证神气清明、神气正常运转以及神调控功能正常的运行。

第二节 治疗精气神失调的代表中药

一、治疗精失调的代表中药

针对精失调的三种情况，对应的治疗代表中药类别分别有补益药、收敛固涩药、理气活血药、通络散结药。

1. **精虚** 使用补益肝肾、益精填髓之品进行治疗。补阳药中血肉有情之品多有较好的补肾益精作用。如壮补元阳、益精血、强筋骨的鹿茸；暖肾壮阳，益精补髓的海狗肾；温肾补精、益气养血的紫河车；补肺益肾、纳气定喘、助阳益精的蛤蚧；肺肾双补、止血化痰的冬虫夏草。另有甘润补肾阳、益精血，且能润肠通便的锁阳、肉苁蓉；平补阴阳且能补肾益精、明目安胎的菟丝子。补血药中的熟地黄补血滋阴、益精填髓；制何首乌补肝肾，益精血，乌须发，强筋骨。补阴药中的黄精补肾益精、枸杞益精明目、黑芝麻益精润肠。

2. **失精** 一般采用具有补肾气、固肾精并具有收涩之性的药物进行治疗。如具有收敛固涩作用的煅牡蛎、海螵蛸、金樱子、乌梅、五味子、五倍子等；补肾涩精的桑螵蛸、山茱萸、覆盆子；健脾补肾涩精的莲子、芡实；补肾阳、固肾精的鹿茸、淫羊藿、巴戟天、益智仁、菟丝子、沙苑子、韭菜子等。

3. **精瘀** 一般采用疏精、通络、散结之品。如小茴香、青皮、川楝子、荔枝核行肝经气滞，散结通络；川芎、郁金、红花可活血通经。

二、治疗气失调的代表中药

针对气失调的6种情况，对应的治疗代表中药有补益药、升阳药、固脱药、行气药、降气药、开窍药等。

1. **气虚** 采用补气类中药治疗。如大补元气并补诸脏气虚的人参，气阴双补的西洋参、太子参、山药。各脏腑气虚证根据情况运用不同归经的药物补之，如补脾肺气的黄芪，补气健脾的第一要药白术，益心气的大枣、炙甘草，补肺肾之气的紫河车、补骨脂、蛤蚧等。

2. **气陷** 采用补中益气升阳之品。如黄芪补中益气升阳，升麻、柴胡、葛根升阳举陷。

3. **气脱** 采用补气固精力强的补虚药和具有收敛固涩之性的收涩之品，并根据脱证的原因给予止吐、止汗、止泻、止血药。如人参补元气固脱，黄芪益气固表止汗，附子回阳救逆固脱，五味子益气敛汗固脱，山茱萸补肝肾，收涩固脱；煅龙骨、煅牡蛎收敛固涩；罂粟壳、诃子、石榴皮、肉豆蔻、赤石脂涩肠止泻固脱；覆盆子、益智仁、桑螵蛸、金樱子固精缩尿固脱。

4. **气滞** 多用行气之品，并根据病位的不同，采用疏肝行气、健脾理气、和胃降浊、宽胸理肺之品。如柴胡、香附、郁金、川楝子疏肝解郁理气；青皮、枳实破气疏肝；陈皮、木香、沉香、砂仁、豆蔻、藿香理脾胃气滞；瓜蒌宽胸理肺、薤白通阳散结；杏仁宣肺平咳喘、桔梗宣肺化痰，诸药疏畅肺的气机壅滞。

5. **气逆** 多用降气之品，根据肺、胃、肝不同部位的气逆，选用降气止咳喘、降逆止呕、平肝降逆之品。如紫苏子降气止咳；旋覆花、代赭石降肺气止咳逆，降胃气止呕逆，代赭石还可平降上逆之肝阳；半夏降逆止呕；龙骨、牡蛎、石决明、珍珠母潜降肝阳；牛膝引火（血）下行，可用于气火上逆之吐衄出血、口舌生疮、头痛眩晕等。

6. **气闭** 运用开窍醒神、通窍开闭之品。如麝香为开窍醒神第一要药；牛黄、冰片、苏合香、细辛均可开闭醒神；皂角、石菖蒲、远志开窍豁痰。

三、治疗神失调的代表中药

1. **少神** 采用补益安神益智之品。如人参大补元气，补五脏之气，并且益心气；西洋参益心气、养心阴；大枣养血安神，炙甘草益心气、益气复脉；浮小麦益心气、敛心液，养心除烦；五味子补益心肾，宁心安神；莲子交通心肾，宁心安神；酸枣仁养心阴、益肝血而宁心安神；柏子仁益阴养心安神；灵芝补心血、益心气、安心神；首乌藤补养阴血，养心安神；合欢皮疏肝解郁，悦心安神；远志宣泄通达，既能开心气而宁心安神，又能通肾气而强志不忘，为交通心肾、安定神志、益智强识之佳品。

2. **失神** 精亏神衰的失神宜施以补虚药，可参照少神。邪盛扰神而失神，应开窍醒神。如麝香辛香温通，走窜之性甚烈，有极强的开窍通闭之功，为醒神回苏第一要药；冰片味辛气香，有开窍醒神之功效，功似麝香但力较弱，二者常相须为用；牛黄气味芳香，既能清心热，又能豁痰开窍而苏醒神志；苏合香、安息香、细辛均可开窍醒神；石菖蒲善于化湿、豁痰、辟秽而开窍醒神，具有宁心安神益智之功；远志味辛通利，能利心窍，逐痰涎；朱砂清心经实火，又能镇惊安神；磁石、龙骨、珍珠母均可重镇安神；郁金清心解郁开窍；皂角味辛而性窜，入鼻则嚏，入喉则吐，能开噤通窍醒神。

第三节　治疗精气神失调的代表方剂

一、治疗精失调的代表方剂

1. **精虚** 代表方剂六味地黄丸填精滋阴补肾；左归丸滋阴补肾，填精益髓；大补阴丸滋阴益精降火；右归丸温补肾阳，填精益髓；地黄饮子补肾益精，开窍化痰；龟鹿二仙胶滋阴填精，益气壮阳；七宝美髯丹补肝肾，益精血，乌发壮骨；补天大造丸益精，补五脏虚损。

2. **失精** 代表方剂金锁固精丸补肾固精，涩精止遗；桑螵蛸散调补心肾，固精止遗；桂枝加龙骨牡蛎汤阴阳双补，收涩肾精。

3. **精瘀** 代表方剂：化湿通精汤、运精化瘀汤、前列腺汤、沉香散、知柏地黄丸、济生肾气丸、八正散等，功能理气活血，补益肝肾，散瘀利湿。

二、治疗气失调的代表方剂

1. **气虚** 代表方剂独参汤大补元气；四君子汤，益气健脾，为补益脾气的基础方，在此方基础上加减化裁有异功散、六君子汤、香砂六君子汤、参苓白术散等；人参蛤蚧散补肺益肾，止咳定喘；炙甘草汤益气温阳，滋阴养血，复脉定悸；泰山磐石散益气健脾，养血安胎。

2. **气陷** 代表方剂补中益气汤，功能补中益气，升阳举陷；举元煎、升陷汤益气升陷；升阳益胃汤益气升阳，清热除湿。

3. **气脱** 独参汤可大补元气固脱；四逆汤回阳救逆固脱；生脉散益气生津，敛阴止汗；牡蛎散敛阴止汗，益气固表；参附汤、黑锡丹可扶阳固脱，镇摄肾气止喘；真人养脏汤涩肠止泻固脱，温补脾肾；桃花汤涩肠止痢，温中散寒。

4. **气滞** 越鞠丸行气解郁，解气、血、痰、火、湿、食诸郁；柴胡疏肝散疏肝解郁、行气止痛；金铃子散疏肝泄热、活血止痛；天台乌药散行气疏肝、散寒止痛；橘核丸行气止痛、软坚散结；加味乌药汤、正气天香散行气活血，调经止痛；瓜蒌薤白白酒汤、瓜蒌薤白半夏汤、枳实薤白桂枝汤可通阳散结，行气祛痰，行胸中气滞；枳实消痞丸、枳术汤、枳术丸行气消痞，健脾和胃；半夏厚朴汤行气散结、降逆化痰，治疗痰气交阻的梅核气。

5. **气逆** 苏子降气汤降气平喘、祛痰止咳；定喘汤宣降肺气、清热化痰；四磨汤、五磨饮子、六磨饮子均可行气降逆，宽胸散结；旋覆代赭汤降逆化痰、益气和胃；橘皮竹茹汤降逆止呃、益气清热；丁香柿蒂汤降逆止呃、温中益气。

6. **气闭** 单纯治疗气闭的方剂不多，多为热邪、寒邪、痰湿兼夹气闭。尤其为寒湿蒙蔽，气闭昏蒙，如苏合香丸温通开窍，行气止痛，用于寒闭证。

三、治疗神失调的代表方剂

1. **少神** 代表方剂有天王补心丹，功能滋阴养血，补心安神；柏子养心丸可养心安神，滋阴补肾；孔圣枕中丹补肾宁心，益智安神；酸枣仁汤养血安神，清热除烦；甘麦大枣汤养心安神，和中缓急，用于脏躁；养心汤补益气血，养心安神；交泰丸交通心肾安神；黄连阿胶汤滋阴降火，除烦安神。

2. **失神** 精亏神衰的失神宜施以补虚方剂，可参照少神。邪盛扰神而失神，应开窍醒神。代表方剂安宫牛黄丸、牛黄清心丸清热解毒，豁痰开窍；紫雪清热开窍，息风止痉；至宝丹清热开窍，化浊解毒；抱龙丸清热化痰，开窍醒神；苏合香丸温通开窍，行气止痛；紫金锭辟秽解毒，化痰开窍，消肿止痛。

第四节　精气神失调的针灸治疗与外治方法

中医外治法是指一切施于体外或从体外进行的疗法，包括针灸、推拿、拔罐、穴位敷贴等，各具特色，是中医疗法的重要组成部分。以下对精气神失调的常用外治方法进行简要介绍。

一、针灸治疗

《黄帝内经》里提到针灸的疗效："效之信，若风之吹云，明乎若见苍天"，针刺和艾灸直接作用于穴位上，通过经络传导，外联皮毛肢节，内系五脏六腑，对于精气神失调的治疗，可以达到很好的效果。精与脾胃的运化功能以及肾气、冲任脉、肝的疏泄功能关系密切，可以选择气海、关元、中极、太溪、足三里、三阴交、脾俞、肾俞、命门、太冲等穴。气虚、气陷、气脱可选择关元、气海、足三里、涌泉穴，培元固本；气滞可选择太冲、肝俞、期门、膻中穴疏肝理气；气逆可选择攒竹、中脘、梁门、天枢、气海、关元、陷谷穴理气降逆；气闭可选取人中、内关、神门、水沟、三阴交穴开窍醒神；调神则可选择百会、神庭、本神、四神聪、神门、合谷、太冲等。针灸调理精气神，具有简、验、效、捷、廉的特点，可广泛应用。

二、外治法

1. 推拿法

推拿历史悠久，源远流长，这种又被称为"按摩"的手法医学和保健手段，在中国已经存在和发展了几千年，深受百姓欢迎。推拿在古代还有"按跻""挢引""案杌"等诸多称谓。对于精气神失调的疾病，需要重视脾经、胃经、肾经、肝经，运用传统的推、拿、按、摩、揉、捏、点、拍等形式多样的手法，对关元穴、气海穴、腰眼穴、命门穴、三阴交穴、涌泉穴、太溪穴、百会穴、神门穴等进行刺激，可以达到疏通经络、推行气血、祛邪扶正、调和阴阳、益精行气调神的疗效。

2. 拔罐法

火罐疗法古称"角法"。是采用玻璃罐、陶罐等不同拔罐疗法的常用工具，利用燃烧、抽吸、挤压等方法排除罐内空气，造成负压，使罐吸附于体表特定部位，产生刺激，形成局部充血或瘀血现象，而达到防病治病，强壮身体的一种治疗方法。比如膀胱经拔罐或走罐可以疏通五脏六腑的经气，改善全身的血液循环。拔罐可以引导营卫之气始行输布，鼓动经脉气血，濡养脏腑组织器官，温煦皮毛，同时使虚衰的脏腑机能得以振奋，畅通经络，调整气血阴阳平衡，从而达到健身祛病，调理精气神的目的。不过火罐虽好，但不可过度使用，以免伤及气血，过犹不及，适得其反。

3. 穴位敷贴疗法

穴位敷贴疗法又称外敷疗法，是以中医理论为指导，根据患者的证候，选择相应的药物研为细末，与液体调制成糊状制剂，敷贴于所需的穴位或患部以治疗疾病的方法，是中医常用的外治疗法之一。比如敷贴治疗精失调的疾病，可以选择涌泉、太溪、命门、肾俞、足三里等穴位；治疗气失调的疾病，则着重选择膻中、气海、太冲等穴位；治疗神失调的疾病，可以选择神门、内关、涌泉等穴位。敷贴疗法能使药力直达病灶发挥作用，还可使药性通过皮毛腠理而由表及里，循经络传至脏腑，以调节脏腑气血阴阳，扶正祛邪，从而治疗精气神相关疾病。

4. 导引功法

导引亦作“道引”，是我国古代呼吸运动与肢体运动相结合的一种养生术。导指导气，导气令和；引指引体，引体令柔，通过呼吸俯仰，屈伸手足，使血气流通，促进阴阳调和，常与服气、存思、咽津、按摩等相配合进行，是气功中的动功之一。导引术起源于上古，早在春秋战国时期就已非常流行，为当时神仙家与医家所重视，后被道教承袭作为修炼精气神的方法之一，并更为精密，可使“真气”按照一定的循行途径和次序进行周流。流传下来的“八段锦”“五禽戏”“马王堆导引术”等，是摇筋骨、动肢节、呼吸吐纳的结合，以身心并练、内外兼修为目的，充分调动内在因素，是中国传统的调和精气神，防治疾病、益寿延年的方法。

第七章
精气神的现代研究

第一节　精气神的理论研究

《灵枢·本脏》说："人之血气精神者，所以奉生而周于性命者也。"血气精神是人体脏腑经络，形体官窍进行生理活动的物质基础，是构成人体和维持人体生命活动的基本物质。其中，血由精衍生，概括地说，精气神是生命活动的三大基本要素，三者相互依存、相互为用，形成了中医学特有的精气神学说。

一、精气神的含义

精气神是对人体生命本源发展变化的一种认识，精为形体之本，是生命之源；气为生命活动的推动力和调控力；神为生命的主宰。

精气神分为先天之精气神和后天之精气神。先天之精气神，又称为元精、元气、元神，是生命来源的基本物质。后天之精气神，包括水谷之精、脏腑所生之精，气分为宗气、营气和卫气，神包括心所藏之神及情志等。

精气神三者可以相互转化，相互补充，相互依赖，精、气是神的物质基础，神是精、气功能活动的外在体现，同时又是精气神三者的主宰。精气神是一个整体，三者不可分割，积精能全神，伤精则伤神；精为气之母，精失易致气散不固，精、气伤则神无生化供给之源；精为精、气之主宰，失神则人体失去生机。精气神融合为一，在人体的生命活动中起着不可或缺的作用。

二、精气神的生理认识

精气神的生理功能主要表现在以下两个方面：其一，精气神主人体生命活动，是人存亡及生命活动的根本。如《类经·运气类》所言："人生之本，精与气耳，精能生气，气亦生精，气聚精盈则神旺，气散精衰则神去。”其二，精气神亦主人体正气强弱，保持精气神活动正常状态，可以维持脏腑气血功能的正常运行和阴阳平衡，是“正气存内”的一个重要内在条件。如《类经·摄生类》所云：“善养生者，必保其精，精盈则气盛，气盛则神全，神全则身健，身健则病少，神气坚强，老而益壮。”

精气神三者的功能体现在人一生的“生长壮老已”过程中，表现为生命体的生长、发育、盛壮、衰老、死亡。因此，精气神功能的丧失，会导致人体各种功能活动停止，可以说精气神三者存则生，灭则亡。

三、精气神的病理表现

精气神的不足会影响人体的生理功能，主要表现在以下两个方面。

其一，损之伤身。精气神为人体生命活动的根本，若受损则人体活力减弱。如《素问·疏五过论》言：“暴乐暴苦，始乐后苦，皆伤精气，精气竭绝，形体毁沮。”亦如《灵枢·天年》所言：“五脏皆虚，神气皆去，形骸独居而终矣。”说明神若损耗，精气也会衰弱，精气不足，神化生乏源，在外人就会表现出疲惫。精少则难以化气，气虚无法养神，而神躁不安会伤精耗气；精气不足，神也浮躁不宁。可见人的精气神不足，会对身体和心理产生影响，进而影响人的生命活力及生活质量。

其二，伤之易虚。精气神的充足与否反映人体正气强弱，精气神损耗导致不足，则人的身体易虚损。《三元参赞延寿书·欲不可纵》言：“欲多则损精……肝精不固，目眩无光；肺精不交；肌肉消瘦；肾精不固，神气减少；脾精不坚，齿发浮落。若耗散真精不已，疾病随生。”

四、小结

精气神是人生命延续所必须具备的条件。精气神共同构成了人的形体，并共同维持、推动、调控着人体的生命活动，三者相互化生，相互促进，相互制约，从而形成一个紧密的循环，共同支撑维系着人的生命。

精是体内精华物质的总称，是人体生命的本源，产生并维持生命活动的物质基础，也是气和神化生的物质基础。气是人体内活动力很强、运行不息的极精微物质，是构成人体和维持人体生命功能的动力和能量运动的基本物质，水谷之精化生营卫二气，气循脉而行，营周不休，使精聚而充盈，不致耗损外泄，神寓于气，气聚则神生，气动则神至，气充则神旺，气调则神明，气虚则神衰，神必须得到气的滋养才能正常发挥作用；神既是一切生理活动、心理活动的主宰，又是生命活动外在的体现，对人体而言，神作为生命的统帅，不仅可以统率脏腑形体官窍的功能活动及气的生成与运动，还统驭精，对精的生成、运行、固摄、溢泻起调节作用，以此来调节生命活动。

精气神三者密不可分，相互关联、相互影响，精、气、神任何一个部分的损伤都会打破原本健康的平衡，从而影响健康。

第二节　精气神的临床研究

精气神是人体生命的本源及发展变化，精为形体之本，是生命之源，气为生命活动的推动力和调控力，神为生命的主宰。养生家袁黄在《摄身三要》中说：“聚精在于养气，养气在于存神，神之于气，犹母之于子也。故神凝则气聚，神散则气消。若宝惜精气而不知存神，是茹其华而忘其根矣。”可见聚精、养气、存神是养身防病的关键，与人之长寿有着密切关系，也越来越受临床医家的重视。“有诸内必形诸外”，通过观察面容、仪态、五官、言语、舌象、脉象等即可快速了解人体精气神的内部状态，反映人体的健康情况。因此，基于中医的精气神理论，从整体把握人体健康状态，构建其辨识理论框架和精气神健康辨识体系，从形、窍、神志、舌、脉的“象”进行归纳总结，有利于指导分析人体健康状态。

一、辨形

从面、头部、头发、皮肤、形体、胸部、四肢等方面辨识精气神充足和不足。

面：精气神充足者，表情自然，面部皮肤润泽，中国人面色主要为红黄隐隐，面色要含蓄，体现“藏神”。《望诊遵经·望色先知平人》言：“光明者，神气之著；润泽者，精血之充。”不足者，面色苍白晦暗，缺少荣润光泽，表情淡漠。正如《一门法律·一明望色之法》言：“神衰则色衰；神藏则色藏；神露则色露。”

头部：精气神充足者，头的形状正常，头脑清晰。《医原·染神一小天地论》言：“头为诸阳之会，头主天气固也。”不足者，头的形状过大、过小或者畸形，常有头晕症状。

头发：精气神充足者，头发颜色黑亮，稠密有光泽。《类经·六节藏象论》言：“发为血之余，精足则血足而发盛。”反之，头发颜色黄或者早白，稀疏易断易脱落，发质干枯少光泽（排除经常烫染头发的情况）。

皮肤：精气神充足者，皮肤细腻光滑润泽。《四诊抉微·五色见于面审生死诀》言：“气由脏发，色随气华。”不足则易有皮肤粗糙干燥，缺弹性无光泽等表现。

形体：精气神充足者，生长发育正常，骨骼健壮，肌肉充实，筋骨柔软，不胖不瘦，动作灵活，反应机敏。不足者，形体发育迟缓，营养不良，肢体不健，易疲倦。《景岳全书·劳倦内伤·论治》言：“脾主四肢，而劳倦过度，则脾气伤矣。”

胸部：精气神充足者，呼吸功能正常，呼吸既和缓又均匀有节奏。不足者，常有呼吸急促气短，少气，痞满等症状。《杂病源流犀烛·痞满》言："痞满……由脾气虚及气郁不能运行，心下痞塞填满。"

四肢：精气神充足者，四肢活动灵活，肌肉坚实，运动自如。不足者，常有腿部及膝盖部疼痛或酸软，手脚怕冷，动作反应迟缓。《灵枢·五癃津液别》中指出："阴阳不和，则使液溢而下流于阴，髓液皆减而下，下过度则虚，虚故腰背痛而胫酸。"

二、辨窍

从眼、耳、鼻、牙齿、二阴等方面辨识。

眼：精气神充足者，视物清晰，眼球转动灵活。《灵枢·大惑论》言："目者，五脏六腑之精也，营卫魂魄之所常营也，神气之所生也。"不足者，视物不清，目光晦暗，眼球转动不灵活。目视物的功能是以神气为基础。如果人疲劳过度，可出现神志恍惚，神不守舍，眼神无神，意识散乱等症状。

耳：精气神充足者，耳形态正常，耳郭红润肉厚，听力正常。《灵枢·脉度》言："肾气通于耳，肾和则耳能闻五音矣。"不足则，耳形瘦小肉薄，无光泽，听力下降甚至耳鸣、耳聋。

口：精气神充足者，口唇色红润，言语清晰，发声洪亮圆润，味觉灵敏。不足则口唇淡红或发白，言语不清，味觉失灵。

鼻：精气神充足者，嗅觉灵敏。嗅觉与神的关系密切，神正常时嗅觉灵敏。《医林改错·脑髓说》言："脑髓渐满……鼻知香臭。"不足则嗅觉不灵敏。

二便：精气神充足者，大小便均正常。不足则尿增多或遗尿，大便稀或秘结。《灵枢·口问》言："中气不足，溲便为之变。"《景岳全书·秘结》亦言："下焦阳虚……则阳气不行，则不能传送而阴凝于下。"

月经：精气充足者，初潮、闭经年龄正常，月经规律，量、色、质正常。月经的产生是以肾为主导，若先天肾精充足，天癸至，冲、任脉能及时得通，则月经正常。不足，易导致女性初潮年龄延后，而闭经年龄提前，或月经的经色浅淡、经质清晰，月经延长，甚至无故闭经等经期失常表现。

生殖：精气神充足者，生殖功能正常。不足者，女子受孕困难，妊娠期体虚，无力生产，产后泌乳少或无乳，男子精少、遗精、早泄、阳痿甚至不育。如《素问·上古天真论》所言："七七……天癸竭，地道不通，故形坏而无子也。"

三、辨神志

精气神充足者，神志清楚，精神饱满，思维敏捷，记忆力良好，睡眠正常；不足者易有健忘，失眠多梦，精神不振，思维迟钝等表现。《本草备要·辛夷》言："老人健忘者，脑渐空也。"

四、辨舌

精气神充足者，舌体柔软，活动灵活，舌质明润有血色，舌苔薄白。精气神充足，气血充分，神能得养，控制舌体自如运动，伸缩正常。《辨舌指南·辨舌之形容》言："有胃气则舌柔和，无胃气则舌板硬。"《辨舌质苔垢》篇对于正常人舌苔的论述有："如平人无病常苔，宜舌地淡红，舌苔微白隐红，须要红润内充。白苔不厚，或略厚有底，然皆干湿得中，斯为无病之苔。"不足者则有舌质色淡，苔少的表现。

五、辨脉

精气神充足者，脉动柔和有力，节律整齐。《景岳全书·神气存亡论》："脉中有力，即为有神。"不足则有可能出现脉动不均匀，节律不整齐，虚而无力。

六、小结

人体之精与健康密切相关，不仅为人体健康提供物质基础，而且可以为人体健康提供保障。中医精气神理论是"形神一体观"的发展与延展，构建中医健康状态精气神的辨识理论框架，有利于促进中医健康管理的建立，预防疾病和亚健康状态的产生，并进行早期治疗服务，做到"治未病""养生防病"，以提高人民的生活质量。

第三节　精气神的机理研究

精气神学说是中医学的核心理论之一，阐述了人体生命活动和疾病机理。人身三宝精、气、神，三者辩证统一于人体中，精可化气生神，神能主气御精。"气"升降不止，出入不息，为精—神转化的中间必然过程。三者相化相生，相辅相成。随着科学的不断进步，从现代分子生物学角度探讨精气神学说的物质机理对丰富中医理论具有十分重要的意义。

一、"精"之机理——物质代谢

精的来源有二，一为先天之精，与生俱来，禀受于先天，为生命的源物质；二为后天之精，饮食水谷化生之精微，充养先天之精，维持人体生长发育功能，是人体需要的营养物质。“精是构成机体，维持人体生长发育和生殖的有形精微物质”，强调了精具有“促进生长发育和生殖”的作用及“有形精微物质”的特征。以精的两个特征为参照，从现代医学的代谢观出发，可以在机体物质代谢体系中寻找“精”的踪迹，在以生物分子为主题的“物质流”中捕捉到“精”的影子。

一方面，纵观整个物质代谢过程，从外界摄取的糖类、脂肪、蛋白质、维生素、核苷酸及矿物质等诸多营养物质，自“食气入胃，散精于肝”后，经一系列分解和转换，变成了一系列生物小分子和加工物，如葡萄糖、甘油、脂肪酸、酮体、血浆脂蛋白、氨基酸以及维生素的衍生物（FMD、FAD、TPP、CoA、NAD^+、$NADP^+$ 等），这些生物小分子可以认为是“精”的前体和“候选物”。按照现代化学动力学，生物小分子在体内发生进一步生化反应的前提是必须获得足够的活化能，才能激活为一系列中间态活化分子，正如《素问·阴阳应象大论》所言：“气化则精生”，从而参与定向的酶促代谢。例如：脂肪酸、甘油、葡萄糖、某些氨基酸经分解活化为二氧化碳单位或一氧化碳单位及其他形式（如活性氨基酸等）。维生素转变成的活性衍生物以及离子化合物，以上物质都具备“精”的两大特征，具备“精”的多样化功能和多相转换特征。

另一方面，根据机体的需要，定向合成各类生物分子（脂质、多糖、核酸、蛋白质），这些生物分子根据机体生长和更新的需要，整合到各个组织细胞，成为构成机体的“分子砖”，正如《素问·金匮真言论》所言：“精者，生之本也”，而核酸（DNA、RNA）则通过基因的表达发挥着“先天之精”的作用，主宰控制着机体生命全过程。蛋白质则作为前者“编码产物”扮演着酶、激素及其他功能蛋白，在机体内发挥“后天之精”的作用。此外，乙酰 CoA 可以直接进入三羧酸循环，通过一系列复杂酶促反应和氧化磷酸化，产生能量（精能化气），推动五脏六腑的生理功能。因此，上述具有多态转换性的活化生物分子，构成了代谢体系中的“物质流”，同时也完全具备充当“精”的全部生化特征。

二、“气”之机理——能量代谢

气是人体内一种活力很强，有征无形的物质，具有升降出入的多种运动形式，由外界清气，先天之精和后天之精所化生，具备防御、气化、推动、调控等多种生理功能。与“精”的粒子性相反，“气”具有波动性，从现代生化理论出发，“气”的特征与机体的能量代谢存在深刻的一致性。

各类多态活性中间物质（精）经三羧酸循环和氧化磷酸化，释放大量能量。这些能量中相当一部分转变成能量的“通用货币”——ATP，从而为生命体系提供自由能（ΔG），自由能是指一个反应系统中能够做功的那部分能量，又称为“生理有效自由能”，“气”的本质与“生理有效自由能”是等同的，可以转化为各种能量形式，例如，作为人体热量的来源（气主煦之）为机体各个有关器官、组织、细胞的需能活动提供动力学保证，肌肉收缩、神经生物电（推动）、腺体分泌和离子转运（固摄），物质代谢（气化），以及免疫学效应（防御）。

从深层次的论述，能量代谢的实质是机体获得“负熵流”的过程。根据热力学第二定律，任何自发的物理或化学过程总是导致熵的增加，即无序度的增加。对于一个与外界有效物质交换的系统来说，总熵（ds）的变化可以分为两个部分：一是系统本身由于不可逆过程引起的熵流（dis）增加，这项永远是正的；二是系统与外界交换物质和能量引起的熵流（dts），这一项可负可正。用公式表示：ds=des（熵流）+dis（熵产生）。对于一个非平衡的开放系统来说，总熵越低，有序程度愈高。人体，是一种远离平衡状态的有序的开放系统，具有从环境中获得“负熵”的能力，通过与外环境交换物质和能量获得“负熵流”。“负熵流”维持了机体从宏观微观各个层次的高度有序，而机体高度有序的状态又是非平衡稳态之源，由非平衡态走向平衡态是一切生物由生到死的历程，可以说，“负熵流”维持了机体生命现象的动力学机制。因此，中医学中“气”与热力学中“负熵流”在内在逻辑上达到了统一。

由此推测，“气虚”亦应是机体自一定程度上的有序下降，其非线性动力学机制保持非平衡稳态的能力下降，而“补气”中药其最终机制也就是间接或直接向机体输送“负熵流”，或改善调整机体的非平衡稳态。

三、“神”之机理——信息代谢

中医非常重视神在生命活动中的作用，认为神在机体中居重要地位，是生命活动的主宰及外在征象，神旺则身强，神衰则身弱，神存则生，神去则死。西医学重视“信息”在代谢中的作用，强调信息代谢是调控物质与能量代谢的主导因素。“精”和“气”的本质相当于代谢中的“物质流”和“能量流”，“神”的本质应该相当于“信息流”。

协同是系统内部子系统及系统与外部环境之间形成的一种相互配合、协调一致的默契关系。协同学表明，系统内、外诸方面关系通过某种非线性相互作用，得到调整，从而获得新的统一，其结果是系统内部结构和外部行为都出现一种井然有序的状态。系统内部的协调作用越强，有序程度就越高，系统的结构与功能就更加良好，这种协同效应靠的就是信息代谢。

信息代谢也就是机体的一系列信息流动、传递、发挥功能的过程。在生命体内，处处存在着信息流动和信息识别，存在着各种各样的通信联系。机体对信息特有处理和调控，使生命体能处于最佳运转，处于结构与功能的最佳耦合状态，并对内外环境做出最优化的反应。

根据信息分子和层次的不同，机体内的信息代谢大致可分为三个层次：一是遗传信息代谢，遗传信息由相关信息分子（DNA-RNA-蛋白质）负载通过基因密码氨基酸序列定向流动，决定整个生命体的代谢特征、生理机能和生物学性状；二是大脑信息代谢，大脑神经网络通过气功能活动，产生精神和意识，这是最为复杂，迄今都尚未“破译”的信息代谢；三是细胞水平的信息代谢，激素是最重要的信息分子，细胞不仅分泌激素，而且存在着接受激素的特异性受体。激素分子作为信号被受体所识别，从而通过一系列中介环节，引起细胞的生物学效应，完成对物质代谢和细胞功能的调控。以上三方面的信息代谢，又通过一系列非线性的多层次联系，相互制约和协调，从而共同构成完整而有效的机体信息代谢工作网络。

以上信息代谢内容，完全可为中医“神”的概念所涵盖。信息代谢（神）的物质基础和动力学基础来自物质（精）和能量（气）代谢。也符合“神由精气生”的观点。机体的每个系统、每个器官、每个细胞，都有着“神”（信息）的存在和作用，也符合“生物体的部分是整体的缩影”生物全息律的观点。

四、小结

从现代意义上讲，中医“精气神”的实质就是维持生命系统代谢的三大要素：物质流、能量流、信息流，共同构成人体这样一个非平衡稳态复杂的耗散结构巨系统。

下篇

下篇

第八章
治未病

第一节 养生保健应用

精、气、神三者相互滋生、相互助长。人的生命起源是“精”，维持生命的动力是“气”，而生命的活动就是“神”的体现。所以说精充气就足，气足神就旺；精亏气就虚，气虚神也就少。反过来说，神旺说明气足，气足说明精充。中医评定一个人的健康情况，或是疾病的顺逆，都是从这三方面考虑的。古人有“精脱者死”“气脱者死”“失神者亦死”的说法，以此也不难看出“精、气、神”三者是人生命存亡的根本。如《寿世传真》所说：“吾人一身所恃，精气神俱足，足则形生，失则形死。”神来源于精气，又是精气的主宰，三者相辅相成。所以陈继儒强调说：“保精以裕气，裕气以养神，此长生之要方。”《古今医统大全》说：“夫善养生者养内，不善养生者义外。”养内指的就是调养精、气、神。明代名医李中梓把精、气、神称之为三奇。并把聚精、养气、存神为祛病健身、延年益寿之宝。

一、聚精

（一）饮食养生

我国传统的饮食结构为“五谷为养，五果为助，五畜为益，五菜为充”。然而，随着快餐文化迅速流行，传统的谷物类食物摄入量在减少，蔬菜水果摄入量偏低，高胆固醇、高脂肪的食物摄入量大增，导致罹患各种慢性疾病的概率持续攀升。现在，我们需要回归科学的膳食结构，回归健康的生活方式。

《中国居民膳食指南》对合理饮食提出了具体的建议：

1. **食物多样、谷类为主** 人类的食物是多种多样的，各种食物所含的营养成分各不相同。除母乳外，任何一种天然食物都不能提供人体所必需的全部营养素。必须由多种食物组成才能平衡膳食以满足人体各种营养素的需要，达到均衡营养、促进健康的目的，因而要提倡人们广泛食用多种食物。

食物应包括以下五大类：

（1）谷类及薯类　谷类包括米、面、杂粮，薯类包括马铃薯、甘薯、木薯等，主要提供碳水化合物、蛋白质、膳食纤维及B族维生素。

（2）动物性食物　包括肉、禽、鱼、奶、蛋等，主要提供蛋白质、脂肪、矿物质、维生素A和B族维生素。

（3）豆类及其制品　包括大豆及其他干豆类，主要提供蛋白质、脂肪、膳食纤维、矿物质和B族维生素。

（4）蔬菜水果类　包括鲜豆、根茎、叶菜、果实等，主要提供膳食纤维、矿物质、维生素C和胡萝卜素。

（5）纯热能食物　包括动植物油、淀粉、食用糖和酒类，主要提供能量，植物油还可提供维生素E和必需脂肪酸。

谷类食物是中国传统膳食的主体。随着经济发展，生活改善，人们倾向于食用更多的动物性食物。根据1992年全国营养调查的结果，在一些比较富裕的家庭中动物性食物的消费量已超过了谷类的消费量。这种“西方化”或“富裕型”的膳食提供的能量和脂肪过高，而膳食纤维过低，对一些慢性病的预防不利。提出谷物为主是为了提醒人们保持我国膳食习惯的良好传统，防止出现发达国家膳食习惯的弊端。

另外，要注意粗细搭配，经常吃一些粗粮、杂粮等。稻米、小麦不要碾磨太精，否则，谷粒表层所含的维生素、矿物质等营养素和膳食纤维将大部分流失到糠麸之中。

2. 多吃蔬菜、水果和薯类　蔬菜与水果含有丰富的维生素、矿物质和膳食纤维。蔬菜的种类繁多，包括植物的叶、茎、花、果、鲜豆、食用蕈藻等，不同品种所含营养成分不尽相同，甚至相差悬殊。红、黄、绿等深色蔬菜中维生素含量超过浅色蔬菜和一般水果，它们是胡萝卜素、维生素B_2、维生素C和叶酸、矿物质（钙、磷、钾、镁、铁）、膳食纤维和天然抗氧化物的重要来源。

有些水果中维生素及一些微量元素的含量不如新鲜蔬菜，但水果含有的葡萄糖、果糖、柠檬酸、苹果酸、果胶等物质又比蔬菜丰富。红黄色水果，如鲜枣、柑橘、柿子和杏等是维生素C和胡萝卜素的极佳来源。我国近年来开发的野果，如猕猴桃、刺梨、沙棘、黑加仑等也是维生素C、胡萝卜素的重要来源。

薯类含有丰富的淀粉、膳食纤维以及多种维生素和矿物质。我国居民近十年来吃薯类较少，应当鼓励多吃些薯类。

含有丰富蔬菜、水果和薯类的膳食，对保护心血管健康、增强抗病能力，减少儿童发生干眼病的概率及预防某些癌症等有着十分重要的作用。

3. **每天进食奶类、豆类或其制品**　奶类除含有丰富的优质蛋白质和维生素外，含钙量较高，且利用率也很高，是天然钙质的极佳来源。我国居民膳食提供的钙普遍偏低，平均只达到推荐供给量的一半左右。我国婴幼儿佝偻病的患者也较多，这和膳食钙摄入不足可能有一定的联系。大量的研究表明，给儿童、青少年补钙可以提高其骨密度，从而延缓其发生骨质疏松的年龄；给老年人补钙也可能减缓其骨质丢失的速度。因此，应大力发展奶类的生产和消费。豆类是我国的传统食品，含有丰富的优质蛋白质、不饱和脂肪酸、钙及维生素 B_1、维生素 B_2、烟酸等。为提高农村人口蛋白质摄入量及减少城市中过多消费肉类带来的不利影响，应大力提倡豆类，特别是大豆及其制品的生产和消费。

4. **常吃适量的鱼、禽、蛋、瘦肉，少吃肥肉和荤油**　鱼、禽、蛋、瘦肉等动物性食物是优质蛋白质、脂溶性维生素和矿物质的良好来源。动物性蛋白质的氨基酸组成更适合人体需要，且赖氨酸含量较高，有利于补充植物性蛋白质中赖氨酸的不足。肉类中的铁易被身体吸收利用，鱼类特别是海产鱼所含的不饱和脂肪酸有降低血脂和防止血栓形成的作用。动物肝脏含维生素A极为丰富，还富含维生素 B_{12}、叶酸等。但有些脏器如脑、肾等所含胆固醇相当高，对预防心血管系统疾病不利。我国相当一部分城市居民和绝大多数农村居民平均摄入动物性食物的量还不够，应适当增加摄入量。但部分大城市居民食用动物性食物过多，吃谷类和蔬菜不足，这对健康不利。

肥肉和荤油为高能量和高脂肪食物，摄入过多往往会引起肥胖，并且是某些慢性病的危险因素，应当少吃。目前猪肉仍为我国人民的主要肉食，猪肉脂肪含量高，应发展瘦肉型猪。鸡、鱼、兔、牛肉等动物性食物含蛋白质较高，脂肪较低，产生的能量远低于猪肉，应大力提倡吃这些食物，适当减少猪肉的消费比例。

5. **食量与体力活动要平衡，保持适宜体重**　进食量与体力活动是控制体重的两个主要因素。食物提供人体能量，体力活动消耗能量。如果进食量过大而活动量不足，多余的能量就会在体内以脂肪的形式积存，增加体重，久之便发胖；相反，若食量不足，劳动或运动量过大，可由于能量不足引起消瘦，造成劳动能力下降，所以人们需要保持食量与能量消耗之间的平衡。对于脑力劳动者和活动量较少的人应加强锻炼，开展适宜的运动，如快走、慢跑、游泳等。对消瘦的儿童应增加食量和提高油脂的摄入，以维持正常生长发育和适宜体重。体重过高或过低都是不健康的表现，可造成抵抗力下降，易患某些疾病，如老年人的慢性病或儿童的传染病等。经常运动会增强心血管和呼吸系统的功能，保持良好的生理状态，提高工作效率，增加食欲，强壮骨骼，预防骨质疏松。

一日三餐的能量摄入分配要合理。一般早、中、晚餐的能量以分别占总能量的30%、40%、30%为宜。

6. **清淡少盐的膳食**　吃清淡少盐的膳食有利于健康，既不要吃太油腻太咸的食物，也不要吃过多的动物性食物和油炸、烟熏食物。目前，城市居民的油脂摄入量越来越高，这样不利于健康。我国居民食盐摄入量过多，平均值是世界卫生组织建议值的2倍以上。流行病学调查表明，钠的摄入量与高血压的发病呈正相关，因而食盐摄入量不宜过多。世界卫生组织建议每人每天食盐用量以不超过6g为宜。膳食钠的来源除食盐外还包括酱油、咸菜、味精等高钠食品及含钠的加工食品等。应从幼年就养成吃少盐膳食的习惯。

7. **饮酒应限量** 在节假日、喜庆和交际场合，人们往往饮酒。高度酒含能量高，不含其他营养素。无节制地饮酒，会使食欲下降，食物摄入减少，以致发生多种营养素缺乏，严重时还会造成酒精性肝硬化。过量饮酒会增加患高血压、中风等疾病的危险，并可导致事故及暴力的增加，对个人健康和社会安定都是有害的。应严禁酗酒，若饮酒可少量饮用低度酒，青少年不应饮酒。

8. **只吃清洁卫生、不变质的食物** 在选购食物时应当选择外观好，没有污染、杂质，没有变色、变味，并符合卫生标准的食物，严格把住病从口入关。进餐要注意卫生条件，包括进餐环境、餐具和供餐者的健康卫生状况。集体用餐要提倡分餐制，减少疾病传染的机会。

饮食是维持人体生命活动的必备条件，谷不入半日则气衰，一日则气少。孙思邈于《千金要方·食治》中称“安身之本，必资于食”，故古代医学大家莫不致力于食补的研究。食补法的应用，亦视脏腑之虚实，血气之亏损，以相应食物调配，起到补益虚损之目的。饮食滋补方法有以下几种：

（1）平补滋养法 应用既能补气，又能补阴或补阳的食物，如山药、蜂蜜既能补脾肺之气，又能滋脾肺之阴。枸杞子既滋肾阴，又补肾阳等，这些食物适用于普通人群保健。

（2）清补滋养法 应用补而不碍胃，性质平和或偏寒凉的食物，常用食物有萝卜、冬瓜、西瓜、小米、苹果、梨、黄花菜等，以水果、蔬菜居多。

（3）温补滋养法 应用温热性食物进行补益的方法，适用于阳虚或气阳亏损，如肢冷、胃寒、乏力、疲倦、小便清长而频或水肿等患者，也作为普通人的冬令进补食物，如核桃仁、大枣、龙眼肉、猪肝、狗肉、鸡肉、鲇鱼、鳝鱼、海虾等。

（4）峻补滋养法 应用补益作用较强，显效较快的食物来达到急需的目的，此法的应用应注意体质、季节、病情等条件，需做到既达到补益目的，而又无偏差，常用的峻补食物有羊肉、狗肉、鹿肉、鹿胎、鹿尾、鹿肾、甲鱼、鳟鱼、黄花鱼、巴鱼等。

除了以上所述之外，食补还应注意如下几点：

（1）谨和五味 中医很早就认识到各种食物合理搭配的重要意义，“五味”，一是泛指所有食物；二是指食物的性味。所以“和五味”的含义也包括两个方面，一为多种食物的搭配，五谷、五畜、五果、五蔬等；二为食物的调和，辛、甘、酸、苦、咸。

五味不可偏，不可过。“谨和五味”不但对于生理状态下人的五脏、气血等有益，而且在疾病状态下也有治疗作用。为了合理搭配膳食，我国劳动人民创造了许多有效烹饪方法：主食方面的粗细混食、粗粮细作、豆煮稀饭，各副食品的荤素搭配、什锦菜、蔬菜加豆制品，都是合理和符合机体的营养保健要求的。人体对营养素的需要量是多方面的，单一食品不能满足人体对所有营养素的需要，同时，摄入的各种食物的性和味，又是相互关联和影响的，所以要满足人体对营养素的需要，就要尽可能做好食品的多样化和合理搭配。

（2）按时节量　按时节量，是指饮食必须定时，必须适量，要有规律性。做到饮食养生的规律性，应根据自己身体的情况，结合日常生活、工作、学习的安排而有相应的饮食制度。这样使摄入的热量和各种营养素既适应人体的需要和消耗，又促进生长发育，促进健康，提高工作、劳动效率。同时，保持进食与消化过程的协调一致，使吃进的食物能充分被消化吸收，俗话说：“早饭吃好，午饭吃饱，晚饭吃少。”每日各餐食物分配有一定比例：早餐，应占全日总热量的30%～35%。中餐，应占全日总热量的40%左右。晚餐，应占全日总热量的25%～30%。这样搭配，是为了适应生理状态和工作劳动的需要。早晨起床不久，食欲较差，为了工作要摄入足够的热量，选用体积小、富含热量的食物；中餐前后都是工作时间，既要补足上午的能量消耗，又要为下午工作做准备，所以应占热量最多，选富含蛋白质和脂肪的食物；晚餐食物热量应稍低，多吃蔬菜和含糖、易于消化的食物。民谚说：“晚饭少一口，活到九十九。”因为晚上睡觉，活动量降低至最小值，如摄入过量营养物质，就会过剩，它就能够转化成脂肪贮存起来，日久天长，人变肥发胖，增加心脏负担，易患心脑血管疾病，同时晚餐过饱，会增加胃肠负担，出现腹胀、消化不良，影响睡眠。对此中医古籍中有“饱食即卧，乃生百病，不消成积聚”的记载，孙思邈主张“食欲数而少，不欲顿而多”，意思是说吃饭宜少食多餐，不宜一顿吃得很多。

（3）避免偏嗜　人体是一个有机整体，人体与自然界之间以及机体各脏腑之间，都必须保持阴阳动态的平衡，这就要求所进饮食之性味要不偏不倚，与机体阴阳相对应，饮食偏嗜会引起机体阴阳的偏盛偏衰，从而引起疾病。《内经》指出，人体的内脏，可因饮食五味的太过而受伤，如过食酸味的东西，就会肝气太盛，脾气衰竭，出现脾胃胀满，两胁隐痛；过于多食咸味的东西则会大骨受伤，肌肉萎缩，心情抑郁；过于多食甜味的东西，则会面色泛黑，胸中烦闷不安；过食苦味的东西，会伤脾胃，消化不良，使胃部胀满；过食辛味的东西，则筋脉容易败坏而且松弛，精神也会受到损害。因此，避免饮食偏嗜是非常必要的。

（4）宜清洁，忌厚味　《内经》云：“膏粱之变，足生大疔。”意思是说吃肥厚甜腻的食物，易引起痈疽毒疡等疾病。所谓“厚味”，指油多腻人之品；反之，“清淡”则指油少爽口之物，主要指素食，素食即粗粮、蔬菜和水果等。“素食为主，荤素搭配”

是人类健康长寿的秘诀之一。

目前病死率最高的心脑血管疾病与血液和胆固醇关系极为密切，而血液中胆固醇的浓度又与饮食中胆固醇的含量有关，当摄入的胆固醇超过人体需要时，胆固醇就沉积在血管壁上，动脉粥样硬化、原发性高血压等便由此产生。所以，像蛋黄、动物脂肪、脑髓一类的东西宜少吃。清淡的饮食，一般是指主食为五谷杂粮，副食则以豆类、蔬菜、植物油为主。研究证明，长期食用复合碳水化合物，如大米、玉米等，血液中的胆固醇含量一般较低，冠心病发病率较低。

（二）房事养生

房事即性生活，古人称行周公之礼、床笫之欢、交媾、房中。房事养生，亦称之为性保健，是根据人体生命活动的生理规律及心理特点，采取健康适度的性行为，或通过必要的保健方法，调节男女房事活动，使性生活和谐，是强身健体、却病延寿的养生方法。

通过房事养生以延年益寿是古往今来人们所追求的目标，其关键在于掌握性生活的要领，合理安排性生活。房事养生的措施，历代养生家和医家多有论述，包含了许多科学实用、易于施行的有效方法。

1. 顺从生理，房事有度

性生活是人的一种本能，既不能禁，也不可纵，而应适欲，即顺从自然的生理欲望，适当安排性生活次数。房事的合理频率，应该因人而异。性欲的强弱各人不同，即使同一个人，也受年龄、体质、性格、职业、气候、环境、情绪等多种因素的影响，而应适当调整房事次数。因此，房事频率也不能机械地规定，一般一周房事 2～3 次是大多数人可接受的频率。随着年龄的增长，尤其是进入中年之后，根据双方的身心状况，适当降低频率。体质弱的人，房事次数应少一些。夫妻久别重逢，往往房事较频，这是人之常情，但也要适当节制。另外，当代孙思邈在《备急千金要方·养性·房中补益》中提出："人年二十者四日一泄；三十者八日一泄；四十者十六日一泄；五十者二十日一泄；六十者闭精勿泄，若体力犹壮者，一月一泄。"该频率较为符合我国民众的身心特点，可以参考。

衡量是否适欲，可以遵循以下原则：第一，性欲是自然而然激起的，而且强烈到愿意性交的程度。任何勉强或者应付式的性交都不是适欲。第二，性生活的全过程是自然而然地进行和完成的，没有出现身体上和心理上的不舒适。第三，性生活后，不影响睡眠及次日的精神状态。如果双方在房事次日不觉疲劳，而感到精神饱满，工作有劲，这就表明性生活适度；倘若出现精神不振、头重脚轻、食欲下降、头昏心慌等现象，则说明房事过度，应加以节制。有少数性欲旺盛的夫妇，可能向来房事频繁，但如果双方仍能保持心神爽悦、精力充沛，也应该认为是适当的。因此，性生活的频率应当根据不同的年龄、体质和其健康状况来定。《玉房秘诀》认为“人有强弱，年有老壮”，房事的安排只能“各随其气力”，因人而异，不能也不应当强求一致。

老年人的性生活则应根据个人的具体条件来安排。前述孙思邈的观点可参考，即60岁以上的中国老年人，尤其是患病体弱者，一般可以考虑断欲；如果身体条件尚可，自身也有性要求的话，也可适当安排房事，以每月1次为宜，这种情况在目前的生活水平下，也不鲜见。但总体而言，老年人毕竟身体状况难与年轻时相比，必须节制房事。

2. 房中有术，享受性爱

（1）房事前怡畅情志　性生活是一种身心高度协调的生理心理活动过程，既有肉体的密切接触，又有精神感情的相互交融。因此，双方只有在彼此感情高度和谐统一的情况下交合，才能享受到性生活所带来的快乐。

古代养生家强调，男女在交合之前，先应互相嬉戏娱乐，以增进彼此感情，要等到双方都产生了强烈的性欲时再行交合。如果一方不同意或性欲未强烈到希望交合的程度，另一方不能强行交合。强行交合，古人称之为“绝”，即使人陷入绝境，这样做也非常有害。值得注意的是，男女双方在性心理、性生理方面存在着较大的差异，女方的性冲动产生和积蓄较慢，必须采用激发、引导等方式取得相对的同步，以期达到两情相悦的境界。性交前的准备活动，古人称之为“戏道”，《马王堆汉墓竹简医书》详尽介绍了性交前男方如何激发女方性欲之方法，所谓“五欲之征”：一是“气上面热，徐呴”；二是“乳坚鼻汗，徐抱”；三是“舌薄而滑，徐屯”；四是“下汐股湿，徐操”；五是“嗌干咽唾，徐撼”。女方有了以上的“五欲之征”，男方阴茎表现为“怒、大、坚、热”的“四至”之候，即说明性兴奋已激发，性欲望已高涨，遂可进行交合。此时交合方能气血舒畅，情绪和谐，性欲满足。因此，只有重视并做好性生活前的准备，才有可能使双方都达到健康、和谐、愉悦、舒畅的欢乐境界，享受性生活给男女双方带来的快感。对于患有性冷淡、性感缺乏的男女而言，采用性交前的怡畅情志方法可能使他们获得正常的性快感和性高潮，从而达到性生活的养生保健作用。

（2）房事中把握技巧　首先，选择合适的体位。适当的性交体位不仅可以获得满意的性快感，保证性生活的质量，而且可以纠治一些性功能障碍的疾患。

其次，男女协调，相互配合。性生活是全身整体生命活动高度协调统一的过程。男女双方需专心体察，身心融合。若心神外驰，配合不当，不仅影响性生活的质量，而且对身体会产生损害。古代养生家对此特别指出在性生活中要注意把握性交过程中男女双方的身心变化反应，以相互配合、渐次深入、和谐统一。

此外，要把握好交合的深浅和泻精的时机。古代养生家认为交合当以浅入为主，深入不宜过多，提倡“九浅一深”之法。

（3）房事后平息静养　和谐高质量的性生活，是在人体五脏六腑和筋、骨、肉，以及气、血、精、神等共同参与下完成的。房事激情刚过，则气血未平，五脏未定，此时可采用吸气提肛、收腹缩阴、手护丹田、安神定志等方法以静养神气，安和五脏气血。切忌房事一结束就起床活动。另外，由于房事过程体力消耗较大，房事之后，身体短时间内处于精亏气耗的状态，男女双方均会有疲乏之感，这是正常的，此时需要休息以恢复之。因此要使房事发挥其养生作用，应当重视房事后的适时静养。性事时间的安排应以临睡前为最妥，这样能保证在性生活结束后有充足的时间护养、恢复体力。

3. 七损八益

“七损八益”是在综合性心理保健、性生理保健、性行为规范、气功导引等多方面知识的基础上总结出来的房事养生方法。最早提及“七损八益”的著作是《黄帝内经》，但书中并没有说明七损八益的具体内容。直到长沙马王堆古墓出土的帛书竹简《马王堆医书·天下至道谈》中才有了“七损”“八益”房中养生术的具体内容。

（1）七损 “七损”，是指在性生活中有损人体健康长寿的七种做法，是男女在房事中应注意避免的不利于保精、惜精、护精、固精养生的做法。《马王堆医书·天下至道谈》中说道：“七损，一曰闭，二曰泄，三曰竭，四曰弗（勿），五曰烦，六曰绝，七曰费。”所谓“闭”，是指行房时动作粗暴、鲁莽而产生阴部疼痛或性器官疼痛，精道闭塞，乃至无精施泄；“泄”，指房事中汗出淋漓不止，精气走泄；“竭”，指房事不节，恣情纵欲，行房无度，耗绝精气；“弗”，指虽然有强烈的性欲冲动，行房时却因阳痿不举，或举而不坚，不能交合或勉强交合；“烦”，指行房时神烦意乱，心中不安，呼吸喘促；“绝”，指女方没有性欲的时候，男方强行交合，汗泄气少，这对男女双方特别是对女方的身心健康非常不利，犹如陷入绝境；“费”，指行房过于急速，既不愉悦情志，对身体又无益，徒然浪费精力。古人用非常形象的语言指出在房事养生中于身心有害的七种做法，若犯有上述七种情况，则往往事与愿违，适得其反，且招致疾病，这在今天仍有重要的科学意义和参考价值。

（2）八益 所谓“八益”，是指八种有益于身心健康的男女和合之道，这八种性生活方法有益于保精、惜精、护精、固精。“八益”：“一曰治气，二曰致沫，三曰知时，四曰畜气，五曰和沫，六曰积气，七曰待盈，八曰定倾。”具体就是：一是在交合之前，双方可先练习房中气功导引术，使其周身气血流畅，达到精气充沛，为“治气”。二是吞咽口中津液，垂直臀部端坐如骑马势，伸直脊骨，提肛导气，使气通至前阴，使阴液不断产生，为“致沫”。三是男女双方在交合前应相互嬉戏，相互爱抚，以激发性兴奋，到彼此情深意浓，双方性欲亢奋时，开始性交，为“知时”。四是在行房过程中，放松背部肌肉，提肛敛气，导气下行，使阴部充满精气，为“畜（蓄）气”。五是在交合时不要急躁粗暴，不要图快，不要频繁过快地抽动阴茎，阴茎抽送出入时宜轻柔、舒缓、和顺，以激发女方的性兴奋，使阴部分泌物增多而润滑，为“和沫”。六是在行房过程中可在适当时候中断片刻，静卧或起坐，平息一下精神，以积蓄精气，为

“积气”。七是行房即将结束时，不要再抽动阴茎，可放松脊背，深呼吸，吸入清气，用意念引内气下行，静待不动，并配合吐纳运气，使精气持盈而不泄，安静休息，以待精力的恢复，为“待盈”。八是性高潮出现时射出精液，在阴茎还没有完全痿软时就从阴道中抽出阴茎，为“定倾”。即要调治精气、致其津液、掌握适宜的交接时机、蓄养精气、调和阴液、聚积精气、保持盈满、防止阳痿。

二、养气

（一）寒头暖足

在马王堆汉墓中出土的帛书《脉法》中提出：“圣人寒头而暖足，治病者取有余而益不足也。”“寒头”与“暖足”虽然在许多古医书中分别有所提及，但真正将“寒头暖足”四个字紧密地联系在一起立论则是帛书《脉法》的首创。所谓“寒头”，就是指要保持头部寒凉，同时还应让头部尽量适应自然温度的变化，不要稍微有点降温、多点凉意就马上戴帽子、包围巾。“暖足”则是要让脚处于温暖的状态，由夏入冬，顺应四时，逐渐弃凉鞋、拖鞋并着袜以“祛寒就温”，不要轻易让脚受冻。

“寒头暖足”的养生法则，需从以下几方面做起：

1. **常洗冷水脸** 在工作高度紧张忙碌之时，特别是用脑过度者，最易出现头昏脑涨，思维能力降低，此时如果稍微休息一下，用冷水洗一洗脸，往往能达到清醒头脑和提高思维能力的效果。让头部相对地保持低温还有利于改善睡眠。

长年坚持用冷水洗脸有预防感冒的作用。冬季气温低，人体最易患感冒，而坚持将脸和双手浸泡入冷水之中，则可迫使鼻、脸部血管收缩乃至上身血管收缩，这样就可提高人体抗御风寒的能力。

具体做法是：每天早晨打一大盆冷水，先吸足一口气，便将整个头面部位浸入水中，能浸多久就浸多久，可反复多次；然后将双手浸入冷水中三五分钟，使整个上身都接受寒凉刺激。此时整个头面及上身因受冷水刺激而使皮肤和血管收缩，血流加快，不久即皮肤发热，从而可以大大提高御寒与耐寒能力，这对预防伤风感冒等外感病很有帮助。当然，洗脸用的冷水温度也不能太低，以高于10℃为宜，这样的温度在寒冷的冬季会有一种温热感。

2. **忌蒙头睡觉** 睡眠时，头部应当经常保持较寒凉的状态，才能长久健康长寿。从现代科学研究来看，同样也是主张睡眠时头部的温度宜稍低一些。据《健康报》1983年10月27日“世界医事”栏报道：“科学家们发现让头部的温度低一些，可尽快地进入梦乡。”不久前某商行生产了一种别致的枕头，枕头内配置有半导体冷却设备，它由电池来提供能量。这种枕头的温度比头部要低10℃左右，学者们称之为“催眠枕头”。

从古代医家的观点和现代研究的结果可以断言，睡眠时头部的温度稍低一点，既能够加速入睡，也有利于提高睡眠质量。所以，我们睡觉时，哪怕在寒冬腊月，也不可用被子蒙头，一则被子里空气不流通，氧气不充足，体内各器官得不到足够的氧气供应，醒来后人会感到头晕、胸闷、乏力、精神不振，还可诱发做梦；二则导致头部温度过高有害健康。保持头部寒凉还有助于睡眠，帮助提高睡眠质量。

3. **戴帽要适时** 在寒冷的冬季戴一顶帽子，不仅起到头部的御寒作用，也可起到全身的热能储存作用，这是很有必要的。但只是稍降温，大街上戴帽子的人就越来越多，这就违反“寒头暖足”的原则了。“寒头”只是一般常理，如何把握“冷暖之度”?《素问·调经论》谓“阳虚则外寒，阴虚则内热”，则既要考虑气候变化，又要因人而异，或“先寒而衣”，或“先热而解”，此乃《黄帝内经》强调的因人因时，因地制宜之要诀。

尤其是老弱病残者，可能对寒热的耐受性较差，则应小心调摄，不能以常人度之。比如，老慢支患者呼吸道遇冷时易受到刺激，可诱发气管、支气管或细支气管的痉挛，造成慢性支气管炎、支气管哮喘等疾病的复发或加重，因此，要特别注意头颈部的保暖，必要时可系条轻便的围巾，而心脑血管疾病患者也要特别注意手脚和头部的保暖，因为这种部位的血管遇冷收缩可增加心脏的负担，不利于病情的控制和稳定。

4. **每日泡足20分钟** 中医学认为，足是运行气血、联系脏腑、沟通内外、贯穿上下的人体十二经络的重要起始部位。人体的五脏六腑在足上都有相应的投影，各部器官都能在脚底找到一个固定的反射区，许多疾病的前兆往往最先在这些反射区出现。生活经验也告诉我们，足暖则全身暖。研究还表明，人的双足表面温度维持在28～30℃时，感觉最为舒适，所以要重视泡足。

最好的暖足方法是用热水泡足。每天晚上就寝之前，特别是冬季，有些中老年人两足冷似铁，更宜用温水泡足20分钟，可以驱除寒气，促进血液循环，既能帮助入睡和提高睡眠质量，又有利于预防风寒感冒等外感病。泡足水温宜高一些，但必须忍受得了，一般以42℃左右为宜，最高不要超过45℃，以防止造成烫伤。糖尿病患者不要用热水洗脚，只能用略微高于体温的温水洗脚。因为糖尿病患者的神经末梢往往因受到血糖过高的损害而对水温不敏感，用热水洗脚很容易造成烫伤。每次泡足最好20分钟以上，水温低了倒入一些热水，务使水温始终保持在42℃左右。此外，也可以选用适合的中药足浴包配合泡足，效果更佳。

5. **每日按足20分钟** 按足，又称足部按摩、足部推拿，是操作者运用一定的推拿按摩手法，或借助于适宜的推拿按摩工具，作用于人体膝关节以下，主要是足部的病理反射区或经穴、奇穴等部位，以增强调整阴阳、调和气血、调节脏腑的功能，起到扶正祛邪、疏通经络等作用，从而达到防病治病目的的一种治疗方法。

足部的腧穴几乎全部具有特殊的生理功能，或是经气出入的五腧穴，或是与内脏以及奇经八脉有着密切联系的原穴、郗穴。原穴更是脏腑、经络中元气驻流的部分，其中太白、太溪两穴驻流着后天水谷之气与先天肾原之气。众所周知，脾、肾之气与人体正常生理功能的维系，与人的寿夭与衰老均有着密切的联系。因此，选用上述穴位与其他的腧穴相配合进行足部按摩，可以有效地提高人体的正气水平，增强整体的抗邪能力，从而对全身各系统疾病产生广泛的治疗作用，对人体起到防老抗衰的作用。

6. 每日远足20分钟　远足，通俗讲就是散步、走路，是人类最基本的活动方式之一，被公认为世界上最好的运动。现代医学也肯定，走路是一种最方便、最适用、最接近完美的健身运动。

正因为走路是如此方便、适用的健身方法，所以人们总结了许多步行健身方法，主要有：①快速走：每分钟走120～140步，心率为最大心率的70%，属中小强度的运动。活动时间宜40分钟以上。②中速走：每分钟走80步，保持平均心率在110～120次/分钟，属小强度运动。活动时间1小时左右，患者最好有人陪同，以免出现意外。③前脚掌走：百会上顶，两脚跟提起，用前脚掌走路。行走时间不要过长，以免造成关节损伤。可以小量多次，并与快、慢和散步走等联合起来练习为好。④矮身走：两膝微屈的走路姿势。要求人们在走路时，百会上顶，身体直立，主要受力部位为大腿和踝关节。练习者要循序渐进，量和强度都应随年龄、体质不同而异，一般不要太大。⑤脚跟走：跷起脚尖，用脚跟走路。练习时两臂有节奏地前后摆动，这样可以调节平衡。因为局部负担过重，行走时间不要过长，以免造成关节损伤。可以小量多次进行，与快、慢走组合为好。⑥向后走：方向朝后的行走，行走时膝关节不曲，两臂前后自由摆动。练习时要做到安全第一，最好有人协助。行走时间不要过长，另外要选择平整、松软、熟悉、行人车辆较少的路面行走。⑦弧形走：行走时围绕着一个圆心走。如八卦掌中的蹚泥步等。弧形走可有效地改善人体内环境，起到强身健体的作用。⑧太极步：这是一种重心稍低，运动绵缓，以意识引导步伐的太极基本功练习。练习者要注意动作正确，应在有经验的教师指导下练习，以免动作不正确导致髌骨劳损。⑨爬行走：徐徐下蹲，两手着地，背与地面略成平行，手爬脚蹬，缓缓前进。练习者注意动作要缓慢，时间不宜过长。⑩走石子：在铺有石子的路面行走。注意应赤足或穿较薄的软底鞋练习，走路速度不可太快，石子以大小均匀和没有尖利的棱角为好。

以上方法可选一种或几种进行练习，练习时无需意念，不会出偏差，是值得探究、推广的运动项目。

（二）导引术

导引，历史悠久，源远流长，作为传统养生、保健和疗疾的有效手段，是中华民族优秀文化遗产之一。“导引”就是呼吸运动、肢体运动和意念活动三者相结合的一种宣导气血，引治疾病的保健功。“导引”一词，最早见于《庄子·刻意》，其曰：“吹呴呼吸，吐故纳新；熊经鸟伸，为寿而已矣。此导引之士，养形之人，彭祖寿考者之所好也。”马王堆《导引图》开创中国导引运动养生之先河，继其后者，华佗得《导引图》之精华，创“五禽戏”，久习之，年且百岁，犹有壮容，时人以为仙。

中医学认为，导引的作用是通过各种练功手段进行锻炼和活动，加强人体的气化作用实现的。由于运动，加强了气化，因而对机体可以起到平衡阴阳、调和气血、疏通经络、培植真气、强筋壮骨作用。

后人根据马王堆《导引图》功法为蓝本，整理出一套“马王堆导引健身功”。整个导引可归纳为两个意守，即意守一个良好的意念和意守周天。只要心静意定地按照要领去做，绝大多数练习者第一次就能感受到似醉非醉、身体轻盈，翩翩起舞，如入彩云间。相当一部分练功者练习数日后，即有不同程度的“八触”（热、凉、轻、重、大、小、痒、麻）之感，并对疾病产生不同程度的治疗作用。本功分为七个步骤：

1. **宁神静立** 在全身尽量地放松，意念导引一个良好景物的情况下，然后宽衣松带，舌舔上颚，双手重叠于丹田（本导引法所指的丹田，系指神阙，即肚脐，下同。此乃道家之意守丹田处），男性左手贴于丹田，女性右手贴于丹田，双脚平行开立，外侧与肩同宽，下颚微收，全身放松，人体重心位于脚跟，如坐式导引则只坐松软方凳的三分之一。

导引体式摆定，开始合眼定神，意念导引祖窍—重楼—丹田一线，如此反复由上至下导引九遍。当有一点光感时，就开始凝神远望，将眼球尽量地向远、向上、向下、向左、向右导引八遍。接着进行调身、调息，使身体进一步放松。在行导引术吸气时提肛，将气流感导引至命门穴处；呼气时放松，将气流感从丹田导引至会阴穴处，如此反复导引九次。接着进行数息导引，即从1数到9，反复导引三遍。一直数息导引至心无杂念，才开始听息导引，全神贯注听自己呼吸的声音半分钟。当导引至能听到自己呼吸的声音后，即开始进行简易导引。

2. **周天运转** 周天运转，即用意念导引气血沿经络循行的方向绕躯体一周。行导引时，仍舌舔上颚，意念导引自己的气血，从会阴开始沿督脉走行方向向上，同时收缩一下肛提肌。当会阴有了气流的感觉后，顺势将气流导引至尾闾→命门→夹脊→大椎→玉枕→百会，围绕着百合穴周围的四神聪穴盘旋导引一圈（男性用意念按顺时针方向导引，女性用意念按逆时针方向导引），再由百会→祖窍→鹊桥（注意舌舔上颚，并意念导引食一个枣，即舌向上转一下，吞咽），继之从上肢外侧将气血导引至于阳明大肠经，接着沿上肢内侧经络气血运行的方向导引，经重楼、膻中、丹田、会阴（同时收缩一下肛提肌），然后分两支从大腿外侧导引至足前掌中心的涌泉穴，再从大腿内侧导引至会阴（收缩一下肛提肌）、丹田。如此反复导引1～3遍，最后一遍用意念守住丹田。

3. **微摆天柱** 首先舌舔上颚，用意念导引继续守住丹田，双脚不动，然后双手，下肢和躯体随天柱（即颈椎）缓慢导引。

具体导引法：先凝神定心，后双手画圆，作捧球状，右手抬起至头顶的百会穴，变为阴掌（即手背向上）；左手移至丹田处，变为阳掌（即手心向上），躯体随天柱由右至左慢慢导引，直至天柱再不能向左转动为止。接着换手，左手抬起至头顶的百会穴，变为阴掌；右手移至丹田处，变为阳掌，躯体随天柱由左至右慢慢导引，直至天柱再不能向右转动为止。如此反复左右导引九次。

微摆天柱是本功的一个主要导引术式，如头痛、头晕、神经官能症、高血压、脑动脉硬化症、甲状腺功能亢进、颈椎肥大、肩周炎、慢性腰腿痛以及下肢截瘫等疾病，可单独应用此导引法配合康复治疗。

4. **意想雪泉** 所谓意想雪泉，即炎热的夏天用意念导引漫天雪花，而寒冷的冬天则意念导引一股温泉涌现，温和的春秋季节则意念导引一股清澈爽身的泉水从头顶的百会穴沿周身向下导引。导引顺序依次为：颜面→上肢→胸脯→丹田→会阴（同时收缩一下肛提肌）→下肌外侧→涌泉→脚趾尖。适用于高血压、头痛、心动过速、自主神经功能紊乱等症。

如属于虚证，诸如贫血、低血压、急性病恢复期等，则沿下肢内侧向上导引→会阴（收缩一下肛提肌）→丹田。在导引过程中，同时将双手从箕门穴捧于头顶的百会穴，降至上肢时伸展双手，手心向上，十指伸展后，意念导引将浊气放出，将双手收回来，手心向下，再沿胸脯、丹田（双手作抱球状捧于丹田，继续意念向下导引）。

5. **玉泉引水** 先舌舔上颚，然后似鹿、鹤一样点头伸颈，似龟、鹤一样缩颈，同时叩齿，指压丹田 36 次。指压丹田时，男性用左手，女性用右手。中指压丹田，食指在丹田上，无名指在丹田下，男女皆同。此导引法不仅可以调理脾胃，平秘阴阳，疏通经络，调和气血，使尚未放松入静者能很好地放松入静，帮助尚未意守住丹田的练功者守住丹田。

临床观察证明，玉泉引水导引法对于高血压、眩晕、糖尿病、甲状腺功能亢进、落枕、漏肩风、颈椎骨质增生、妇女痛经、月经不调、自主神经功能紊乱以及消化不良等病症，疗效尤为突出。此外，本导引法具有祛病延寿、防止早衰、益智之功，故也适用于老年人。

6. **口诀导引** 本导引法为上述五步导引法的一个综合，如能同时播放催人入梦、幽静悦耳的音乐，则可使身体似微风吹拂杨柳一般，具有轻盈缥缈，直上重霄九的意境，从而使练功者大脑皮层处于一种高度抑制状态，让下丘脑充分调动潜能，产生一种返本还原的功效。同时，不断地意想口诀。口诀的内容是：夜闲人静万虑消，全身松软随风摇；意守丹田封七窍，悠然自得飞九霄。

只要反复意想静如星辰月亮，动如行云流水的意境，久而久之，便可导引至一个万籁俱寂，心旷神怡，忘我忘形，腾云驾雾，松静自如，如梦似醉的高级意境。此时要动就让它动，不动也不必去追求它，听其自然，随波荡漾，就能由一个良好意境引导至另一个良好意境。此法可使大脑相对得到一个良好的保护性抑制期，延缓脑细胞的衰变。只要坚持三个月以上，部分腧穴或全部腧穴便会产生一种气功呔（常称外气），对防治疾病可产生一种意想不到的效果。

当导引至半小时左右时，以不感到过分疲乏为度，此时便可开始收功。

7. **还原导引** 还原即收功，这步还原导引功十分重要，在某种意义上讲比练功还显得重要一些。所以有“三分练功，七分收功”之说。但收功的方法不能千篇一律，应根据自身病症、体质、性别等不同情况进行辨证收功。

收功方法可分为以下六步：

（1）意念收功 此时不意守丹田，而是意守百会、涌泉（男左女右），必要时可睁开双眼看一下，反复意念导引自己要收功了。

（2）按压脑穴 指压肩井、无名指的四缝穴（均为男左女右）。

（3）开合升降 双手自箕门抬起，尽量外展，再收回至丹田处合拢，经前胸至下颌处分开，在双耳后环绕（如头痛、眩晕、呕吐可按摩导引一下翳风穴，近视可按摩导引一下翳明穴，催眠时可按摩导引一下瘈脉穴），至头顶按摩导引四神聪（男用左手，顺时针；女用右手，逆时针），再依次按摩导引百会→印堂→祖窍→重楼→膻中→丹田。导引时意守中指端，如此反复导引九次。

（4）擦面梳头 用力先搓热手掌（主要搓内劳宫穴）、手背（主要搓外劳宫穴），然后按颜面、头顶、后枕的顺序进行导引按摩36次。

（5）行走导引 原地或行走30～50步，也可用意念作行走导引姿势。

（6）气归丹元（又称百川归海） 练功后由于调动了人体的潜能，培补了元气，使真气产生了不同程度的运行，故而千万不可任其随意消耗殆尽，应利用此真气冲击病灶，以达到祛病健身的目的，同时可以滋阴潜阳，以期返本还原，延年益寿。气归丹元导引法，即是将练功后剩余之真气，用意念导引收回至丹田与关元穴处。必要时可配合双手按摩（男性由小圈按到大圈，女性则反之）。

（三）辟谷食气

“辟谷”一词，古已称之，辟谷的“辟”字在古代同“避”，也有称“却谷”“休粮”“绝粒”等，现代有叫“断谷”或“断食”。所谓辟谷，即是避开五谷杂粮而不食，它是通过断绝谷食来达到治病、健身为一体的一种方法。从现代科学角度看，辟谷对清除人体内的毒素和激发人体的潜能、刺激人体的应急系统、增强人体肌体抗御病邪的能力大有帮助。但整个操作过程要有合理的安排或得到专业医生的指导方可进行。

具体而言，辟谷的方法如下：

1. 实施辟谷者必须要消除心理障碍，坚信辟谷对人体有益无害。

2. 辟谷的时间依个人练功时间的长短、健康状况、心理状态的不同，辟谷时间的长短有一定的差别。短则1～2天，长则可至几十天甚至更长时间。一般情况下应多于3天，身体素质一般者应坚持7天或7天以上，练功有素者有坚持49天以上的。第一次辟谷的时间不宜过长，要以安全为上，自然为度。不可因治病或其他原因而主观延长时间，应循序渐进，不刻意追求时间的长短。辟谷期间要根据实际情况，欲辟则辟，欲止则止，顺其自然，以自己感受舒服为度。

3. 对辟谷的程度应适当掌握，辟谷从程度上可分为以下几种类型：

（1）全辟　辟谷期间粒米不进，滴水不沾，完全切断饮食和水分的供应，直接与外界交换能量与信息，充分调动人的潜能来完成人体的各种代谢。这种情况较少运用，最好在修炼有素者的监护下进行，切实注意安全，以不感到过于饥饿为度，切忌盲目追求时间的长短。

（2）近全辟　不进五谷杂粮和药丸，但可饮用少量水和蜂蜜，也可食用少量水果。这种方法对于一般体质者都可以运用，比较安全。

（3）半辟　除了可以饮用水和蜂蜜外，还可食用少量瓜果、花生米、核桃、红枣、胡桃、杏仁等药饵，以不感到饿为止。这种方法对于第一次辟谷者或体弱多病者较为适用。

（4）近半辟　基本上不吃熟食，但可多吃水果、蔬菜和其他杂食，甚至还吃点稀饭和面条等，也可吃一些素菜。这种方法对于有心理障碍或特别虚弱者较为适用。

4. 饮食控制

（1）开始辟谷时，饮食可以逐步减少，在第二、三天减至半辟或近全辟状态。也可以直接进入辟谷状态。在辟谷结束，恢复饮食时应切实注意循序渐进，逐步恢复，不可操之过急。初进食以稀粥、稀饭为宜，另外可食用少量新鲜水果、蔬菜等，忌食生冷鱼肉、辛辣刺激性食物。待完全恢复进食一周后方可食用鱼肉类食物。

（2）辟谷期间，可食用适量的干鲜果品、营养性药物，常见的诸如：红枣、芝麻、黄精、玉竹、枸杞、黑豆、天门冬、麦门冬、茯苓、白芍、禹余粮、赤白石脂、白术等。

（3）经实践证明，辟谷期间每日饮几杯蜂蜜水，大有助益。饮水以暖水为宜，饮多亦不妨。辟谷期间停食而不停水，应保证足量的水分供应。过分缺水是对身体的摧残。

5. 坚持静养食气为辟谷之首要。食气者不一定要辟谷，但辟谷者必须要兼练食气之功，故“辟谷食气”常常相提并论。辟谷期间应避免过度的、剧烈的体力活动。

辟谷之法首先要在身体无病的情况下方能实行，有病的话先要治疗自身原有的疾病，使五脏气血宣通，继而稍服缓泻剂，去掉肠胃内旧有的积滞，然后减食、节食，逐渐断绝五谷，不知五味，每日做三遍静卧服气功，这样就不饥不饿了。在节食之前要“斋戒为先”，即使整个身心都处在清静无为的状态，调整心灵，逐步进入辟谷状态。

辟谷有长短中之不同时期，百日以上为长期，中期者为半月至百日，短日三五天到两周不等。辟谷最好由短至中，不能急于求成，最好每天食 3 个水果，长期辟谷者最好服食茯苓、大枣、核桃、胡麻、黄精等物。有的道家把这些药品通过中药学的制剂方法，经过九蒸九晒，制成水丸，或加蜜制成蜜丸，或煎制成膏剂，或再配成复方，制成“太清金液膏”“夜苓膏”“胡麻饭”等，随时加以服用。通过这些方剂的记载，可以看出道教辟谷法只是不吃五谷杂粮，而食用含有高蛋白、高油脂类的药品来补养人身的气血，充实生命元素。

辟谷最好有专门的医生在旁指导观察，不能一人独自盲练。如辟谷坚持不住，也不能急于进食。

辟谷期间一忌饮酒，二忌吸烟，三忌饮茶，四忌吃糖，五忌喝牛奶、豆浆，六忌吃柿子，七忌吃香蕉，八忌吃番茄，九忌吃橘子，十忌吃山楂，十一忌吃白薯，十二忌吃大葱大蒜等辛辣食物，十三忌吃萝卜。辟谷最佳食物当属黄瓜，苹果，西瓜，桃，百合，枣等。辟谷期间体重下降是正常的。

辟谷期间尽量避免七情刺激，避免情绪的大波动，使心态保持平和。限制性生活，惜精爱气。

三、存神：精神养生

存神指在安静环境中，静心养神，调适情志，做到与世无争、心境平和等，始终保持良好的心态。古人称：天有三宝“日、月、星”，地有三宝“水、火、风”，人有三宝“精、气、神”。五脏皆藏精，精为神之舍，精、气“生神、养神”，精、气是神的物质基础，所以“积精聚气”，才可会神。而神又能统精驭气，神安则精固气畅，神荡则精失气衰。这体现了中医的形神观，形（肉体）神（精神）统一和谐，则身心健康。神在于养，精在于节，调神是长寿之本。精神养生主要包括以下四个方面：

（一）清静养神

中医认为“得神者昌，失神者亡”。调神摄生，首贵静养。《黄帝内经》说：“静则神藏，躁则神亡。”因此，养神之道贵在一个“静”字，使人的精神情志活动保持在淡泊宁静的状态，做到摒除杂念，内无所蓄，外无所逐。因为在这种状态下，“清静则肉腠闭拒，虽有大风苛毒，弗之能害”，有利于防病，促进健康，有利于抗衰防老，益寿延年。但是，清静养神的方法并不是要人无知无欲，无理想，无抱负，也不是人为地过度地压抑思想或毫无精神寄托的闲散空虚，而是主张专心致志、精神静谧，“寡言语以养气，寡思虑以养神”，避免“多思则神殆，多念则志散，多欲则志昏，多事则形劳”。要做到少私寡欲，须有赖于思想的纯正，克服个人主义、利己主义，提倡知足常乐。在生活中保持达观的处世态度，避免无原则的纠纷。

要做到心神宁静，须注意闭目定志。眼为心灵之窗口，闭目养神有利于心静神凝；尤其人在精神紧张、情绪激动、身心疲劳的情况下，闭目养神片刻，往往能使人心平气和，思绪冷静，精神内守，坦然舒畅。

清静养神的方法很多，这里主要介绍修性怡神法。“性”是指人的性格和情操。现实生活中，高寿的人多性格开朗，情绪乐观，其中有许多人情操高尚。相反，急躁、焦虑、忧郁和愤怒的性格常常使人疾病丛生或早夭。唐代大医家孙思邈指出：“世人欲识卫生道，喜乐有常嗔怒少，心诚意正思虑除，顺理修身除烦恼。”因此，讲究养生之道，必须注重道德修养，养生贵在养心，而养心首重养德。生活中有许多活动，如阅读，绘画，书法，雕刻，音乐，下棋，种花，钓鱼等均能赏心悦目、怡情养性、陶冶情操、调神健身。

（二）自我约束

1. **戒怒** 怒为情志致病之魁首，摄身养生之大忌。怒不仅伤肝，还会伤心、伤胃、伤脑、伤神，导致多种疾病的发生。《东医宝鉴》云：“七情伤人，惟怒为甚。盖怒则肝木克脾土，脾伤则四脏俱伤矣。”怒先伤肝，肝失疏泄，气机升降逆乱，进而脏腑功能失调，百病丛生。《老老恒言·戒怒》亦说：“人借气以充身，故平日在乎善养。所忌最是怒。怒气一发，则气逆而不顺，室而不舒，伤我气，即足以伤我身。”这些论述都把戒怒放在首位，指出了气怒伤身的严重危害性，故戒怒是养生一大课题。

制怒之法，首先，是以理制怒，即以理性克服感情上的冲动。在日常工作和生活中，虽遇可怒之事，但想一想其不良后果，可理智地控制自己过激情绪，使情绪反应“发之于情”“止之于理”。其次，可用提醒法制怒，在自己的床头或案头写上“制怒”“息怒”“遇事戒怒”等警言，以此作为自己的生活信条，随时提醒自己，可收到良好效果。最后，为怒后反省，每次发怒之后吸取教训，并计算一下未发怒的日子，减少发怒次数，逐渐养成遇事不怒的习惯。

2. **节哀** 人在生离死别之际，往往产生悲哀的情绪。若逢自己的至亲好友过世，更是悲惕不已，这也是人之常情。但过度悲哀会对身体造成巨大伤害，故《灵枢·口问》云“悲哀愁忧则心动，心动则五脏六腑皆摇”。悲哀对心、肺的损害最明显，《素问·举痛论》指出“悲则心系急，肺布叶举，而上焦不通，营卫不散，热气在中，故气消矣”。所以对悲哀的情绪要学会控制、调整。

节哀首先要对生离死别有个正确态度。要明白“人死不能复生，送君千里终有一别”的道理，悲痛欲绝于事无补。其次要明白过于悲伤不但对身心造成损害，而且使人意志消沉，丧失斗志。另外，悲伤的情绪也会给周围的人带来不良影响。因此要会化解悲痛，尽快从悲痛中解脱出来。对于感情脆弱的人，遇事多愁善感，极易产生悲哀情绪，因此平时应加强性格锻炼，注意培养坚定的意志，以减少悲哀情绪的产生。

3. **少忧** 人若身处逆境，如在工作遭挫折、生活不顺心、办事不顺利、家庭不和睦等情况下，往往会产生抑郁、忧愁的情感，轻则影响健康，甚至引发疾病。心情抑郁、忧愁会导致肝气郁结或脾气壅滞，出现两胁胀痛或脘腹胀痛，嗳气呃逆，不思饮食。过度的忧郁会导致心理障碍，出现焦虑、烦躁、幻觉等异常，影响人的正常工作、学习和生活。减少或防止忧愁、抑郁的出现，最重要的是培养开朗的性格和乐观的情绪，情绪的调整胜过服药。另外，多参与一些文体活动也有助于消除忧郁苦闷的情绪。

4. **慎思** 慎思有两重意思：一是遇事要沉着冷静，三思而行，经过周密的思考，再去处理问题，就会明显减少失误。这是一种良好的品格，有助于培养严谨的作风，值得坚持与提倡；二是指思虑不要太过，避免枉用心思。因思虑太过会耗伤心血，出现失眠、多梦、头晕、耳鸣、记忆力下降等一系列伤神、伤精、伤气、伤脑的症状，还会导致饮食乏味、食欲下降等脾虚症状，也就是现代常说的亚健康状态，进一步发展则形成疲劳综合征。因此，思考问题、处理事情固然需要周全，但也不能过于优柔寡断、犹豫不决，要有拿得起放得下的心态。

5. **宠辱不惊** 人世沧桑，诸事纷繁；喜怒哀乐，此起彼伏。先圣提出“宠辱不惊”之处世态度，视荣辱若一，后世遂称得失不动心为宠辱不惊。对于任何重大变故，都要保持稳定的心理状态，不要超过正常的生理限度。现代医学研究证明，情志刺激与免疫功能之间息息相关。任何过激的情志刺激都可削弱白细胞的战斗力，降低人体免疫能力，使人体内防御系统的功能低下而致病。为了健康长寿，任何情绪的过分激动都是不可取的。总之，要善于自我调节情感，以便养神治身。对外界的事物刺激，既要有所感受，又要思想安定，七情平和，明辨是非，保持安和的处世态度和稳定的心理状态。

6. **知足常乐** 乐观的情绪、愉悦的心情可促使人具有良好的心理素质，而良好的心理素质又容易使人保持乐观的情绪。对生活持乐观心态的人，脏腑功能往往处于最佳状态，这是养生所追求的理想境界。如何才能保持乐观的心态？最主要就是做到知足少欲，方能常乐。乐观情绪对人固然有益，但需要稳定、持久和适度，才能获得满意效果。如果情绪大起大落，很不稳定，即使一时处于欢乐状态，对健康也没有多大帮助。如果对乐不能合理把握，失去控制，还有可能走向反面，出现“乐极生悲”，反而有害健康。

（三）学会疏泄

1. **直接发泄** 这种方法是指用直接的方法把心中的不良情绪发泄出去。例如遇到不幸，悲痛万分时，不妨大哭一场；遭逢挫折，心情压抑时，可以通过急促、强烈、粗犷、无拘无束地喊叫，将内心的郁积发泄出来，从而使精神状态和心理状态恢复平衡。发泄不良情绪必须学会用正当的途径和渠道来进行，绝不可采用不理智的冲动性的行为方式。否则，非但无益，反而会带来新的烦恼，引起更严重的不良情绪。

2. **疏导宣散** 出现不良情绪时，借助于别人的疏导，可以把闷在心里的郁闷宣散出来。所以，扩大社会交往，广交朋友，互相尊重，互相帮助，是解忧消愁、克服不良情绪的有效方法。研究证明，建立良好的人际关系，是医治心理不健康的良药。

3. **转移法** 转移法又可称移情法。即通过一定的方法和措施改变人的思想焦点，或改变其周围环境，使其与不良刺激因素脱离接触，从而从情感纠葛中解放出来，或转移到另外事物上去。《素问·移精变气论》说："古之治病，惟其移精变气，可祝由而已。"古代的祝由疗法实际上是心理疗法，其本质是转移患者的注意力，以达到调整气机、精神内守的作用。转移法可采取以下三种方法。

（1）升华超脱 所谓升华，就是用顽强的意志战胜不良情绪的干扰，用理智战胜生活中的不幸，并把理智和情感化作行动的动力，投身于事业中去。以工作和事业的成绩来冲淡感情上的痛苦，寄托自己的情思。这也是排除不良情绪、保持稳定心理状态的一条重要保健方法。

超脱，即超然，就是在思想上把事情看得淡一些，行动上脱离导致不良情绪的环境。在心情不快、痛苦不解时，可以到环境优美的公园或视野开阔的海滨漫步散心，可驱除烦恼，产生豁达明朗的心境。如果条件许可，还可以作短期旅游，把自己置身于绮丽多彩的自然美景之中，可使心情愉快，气机舒畅，忘却忧烦，寄托情怀，美化心灵。

（2）移情易性 移情，即排遣情思，改变内心情绪的指向性；易性，即改易心志，通过排除内心杂念和抑郁，改变其不良情绪和习惯。"移情易性"是中医心理保健法的重要内容之一。"移情易性"的具体方法很多，可根据不同人的心理、环境和条件等，采取不同措施，进行灵活运用。《北史·崔光传》说："取乐琴书，颐养神性。"《理瀹骈文》说："七情之病者，看书解闷，听曲消愁，有胜于服药者矣。"《千金要方》亦说："弹琴瑟，调心神，和性情，节嗜欲。"古人早就认识到琴棋书画具有影响人的情感，转移情志，陶冶性情的作用。实践证明，情绪不佳时，听听适宜的音乐，观赏一场幽默的相声或喜剧，苦闷顿消，精神振奋。可见，移情易性并不是压抑情感。如对愤怒者，要疏散其怒气；对悲痛者，要使其脱离产生悲痛的环境与气氛；对屈辱者，要增强其自尊心；对痴情思者，要冲淡其思念的缠绵；对有迷信观念者，要用科学知识消除其愚昧的偏见等。

（3）运动移情　运动不仅可以增强生命的活力，而且能改善不良情绪，使人精神愉快。因为运动可以有效地把不良情绪的能量发散出去，调整机体平衡。当自己的情绪苦闷、烦恼，或情绪激动与别人争吵时，最好的方法是转移一下注意力，去参加体育锻炼，如打球、散步、爬山等活动，也可采用传统的运动健身法和太极拳、太极剑、导引保健功等。传统的体育运动锻炼主张动中有静，静中有动，动静结合，因而能使形神舒畅，松静自然，心神安合，达到阴阳协调平衡，且有一种浩然之气充满天地之间之感，一切不良情绪随之而消。此外，还可以参加适当的体力劳动，用肌肉的紧张去消除精神的紧张。在劳动中付出辛勤的汗水，促进血液循环，使人心情愉快，精神饱满。

（四）情志制约

情志制约，又称以情胜情法。它是根据情志及五脏间存在的阴阳五行生克原理，用互相制约、互相克制的情志，来转移和干扰原来对机体有害的情志，藉以达到协调情志的目的。

1. **五脏情志制约法**《素问·阴阳应象大论》曾指出："怒伤肝，悲胜怒""喜伤心，恐胜喜""思伤脾，怒胜思""忧伤肺，喜胜忧""恐伤肾，思胜恐"。这是认识到精神因素与形体内脏、情志之间，以及生理病理上相互影响的辩证关系，根据"以偏救偏"的原理，创立的"以情胜情"的独特方法。正如吴昆《医方考》所言："情志过极，非药可愈，须以情胜，《内经》一言，百代宗之，是无形之药也。"朱丹溪宗《黄帝内经》之旨指出："怒伤，以忧胜之，以恐解之；喜伤，以恐胜之，以怒解之；忧伤，以喜胜之，以怒解之；恐伤，以思胜之，以忧解之；惊伤，以忧胜之，以恐解之，此法惟贤者能之。"同期医家张子和更加具体地指出："以悲制怒，以怆恻苦楚之言感之；以善治悲，以谑浪戏狎之言娱之；以恐治喜，以恐惧死亡之言怖之；以怒制思，以污辱欺罔之言触之；以思治恐，以虑彼忘此之言夺之。"后世不少医家对情志的调摄有时比药石祛疾还更加重视，而且创造了许多行之有效的情志疗法。例如，或逗之以笑，或激之以怒，或惹之以哭，或引之以恐等，因势利导，宣泄积郁之情，畅遂情志。总之，情志既可致病又可治病的理论，在心理保健上是有特殊意义的。

2. **阴阳情志制约法**　运用情志之间阴阳属性的对立制约关系，调节情志，协调阴阳，就是阴阳情志制约法。人类的情志活动是相当复杂的，往往多种情感互相交错，很难明确区分其五脏所主及五行属性，然而情志活动可用阴阳属性来分，此即现代心理学所称的"情感的两极性"。《素问·举痛论》指出："怒则气上，喜则气缓，悲则气消，恐则气下，惊则气乱，思则气结。"七情引出的气机异常，具有两极倾向的特点。根据阴阳分类，人的多种多样的情感皆可配合成对，例如喜与悲、喜与怒、怒与恐、惊与思、怒与思、喜乐与忧愁、喜与恶、爱与恨等，性质彼此相反的情志，对人体阴阳气血的影响也正好相反。因而相反的情志之间可以互相调节控制，使阴阳平衡。喜可胜悲，悲也可胜喜：喜可胜怒，怒也可胜喜；怒可胜恐，恐也可胜怒等。总之，应采用使之产生有针对性的情志变化的刺激方法，通过相反的情志变动，以调整整体气机，从而起到协调情志的作用。

以情胜情实际上是一种整体气的调整方法，人们只要掌握情志对于气机运行影响的特点，采用相应方法即可，切不可简单机械、千篇一律地按图照搬。倘若单纯拘泥于五行相生相克而滥用情志制约法，有可能增加新的不良刺激。因此，只有掌握其精神实质，方法运用得当，才能真正起到心理保健作用。

第二节　亚健康应用

亚健康是指人体处于健康和疾病之间的一种状态。处于亚健康状态者，不能达到健康的标准，表现为一定时间内活力降低、功能和适应能力减退的症状，但不符合现代医学有关疾病的临床或亚临床诊断标准。根据中医理论，亚健康状态的发生是由于先天不足、劳逸失度、起居失常、饮食不当、情志不遂、居处不慎、年老体衰等因素，引起机体阴阳失衡、气血失调、脏腑功能失和。“治未病”是借助现代诊疗手段，在临床出现明显症状（未病发展为病态）之前，做出针对性的防范。

一、常见的中医证候

1. **脾虚痰阻证**　脾虚痰阻证是因素体脾气不足，或饮食所伤等原因导致的脾失健运，水津失布，痰湿内生。临床上主要表现为倦怠困重、体胖喜睡、大便偏稀等。在亚健康状态，脾虚痰阻证多与生活饮食习惯及体质因素有关，气郁质、气虚质和阳虚体质易出现本证，加之生活失常、饮食不节则更易损伤脾胃而致痰湿困阻。

[证候特点]

倦怠困重，神情呆板，精神抑郁或忽哭忽笑，面色白或晦暗而无光泽，体胖喜睡，胸闷腹胀，大便偏稀，舌质淡，舌体胖大，舌苔白腻，脉象滑。

[证候分析]

脾虚痰盛，清阳不升，则倦怠困重，体胖喜睡；脾虚，气血生化乏源，则面色白而无光泽；痰湿内盛，阻滞气机，则胸闷腹胀；心神受蒙，则神情呆板，忽哭忽笑；气机不畅，肝气郁结，脾虚痰阻，则精神抑郁；脾虚失运，清浊不分，则大便不调。舌质淡，舌体胖大，舌苔白腻，脉象滑均为脾虚痰阻之表现。

［调理原则］

健脾化痰。

［调理方法］

（1）运动调治　根据个人耐受情况选择锻炼项目如：晨跑、散步、登山等，但不宜参加游泳项目，运动量不宜过大。

（2）饮食调理　多进食具有补脾益气、醒脾开胃消食的食品，如粳米、籼米、锅巴（焦锅）、薏苡仁、熟藕、粟子、山药、扁豆、豇豆、牛肉、鸡肉、兔肉、牛肚、猪肚、桂鱼、葡萄、红枣、胡萝卜、马铃薯、香菇等。不宜进食肥腻阻碍脾气运化功能的食物，如鸭肉、猪肉、甲鱼肉、牡蛎肉、牛奶、芝麻等和性质寒凉，易损伤脾气，助湿生痰的食物，如苦瓜、黄瓜、冬瓜、茄子、空心菜、芹菜、苋菜、茭白、莴笋、金针菜、柿子、香蕉、枇杷、梨、西瓜、绿豆、豆腐、莜麦等。

（3）食疗

①蚕豆牛肉炖罐

原料：鲜蚕豆 150g，瘦牛肉 100g，福陈皮 9g，精盐、味精、酱油各少许。

制法：将蚕豆和牛肉洗净、切块，加调料同放砂罐内煨炖熟烂即可食用。

功效：健脾利湿，消痰。适宜于脾虚痰阻者。

②辟谷仙方

原料：黑豆 375g，火麻仁 225g，糯米 500g。

制法：将黑豆洗净后，蒸 3 遍晒干去皮。火麻仁浸汤一宿，滤出晒干，去皮淘洗 3 遍。捣碎，拌黑豆为末，用糯米粥合成团如拳大。入甑蒸 3～5 小时后停火冷却 5 小时，再取出，放于瓷罐贮藏。

功效：健脾利水，润肠通便。适宜于脾虚大便不畅者。

③茼蒿炒萝卜

原料：白萝卜 200g（切条），茼蒿 100g（切段），花椒 20 粒，植物油 100g，鸡汤、味精、香油、精盐、淀粉各少许。

制法：先将植物油放入锅中烧热后，放入花椒炸焦黑后捞出，再加入白萝卜条炒。加鸡汤少许，翻炒至七成熟时加入茼蒿，调加味精、精盐适量，熟透后勾加稀淀粉汁，待汤汁稠后淋加香油少许，出锅即可。

功效：理气宽中，温阳化痰。适宜于脾阳虚痰湿盛者。

（4）中医药调治　①防己黄芪汤合二陈汤加减：黄芪 15g，苍术 10g，白术 10g，防己 10g，茯苓 15g，车前草 15g，陈皮 10g，薏苡仁 20g，半夏 10g，桂枝 10g，甘草 5g。每日 1 剂，水煎服。②参苓白术散：莲子肉 10g，砂仁 8g，薏苡仁 10g，桔梗 8g，白扁豆 15g，云茯苓 15g，人参 10g，炙甘草 9g，白术 15g，怀山药 15g。每日 1 剂，水煎服。

2. **肾精不足证** 肾精不足证是由于肾精亏损，表现以生殖机能低下，早衰为主症的一类证候。多由先天发育不良，禀赋不足，或后天调摄失宜，房事过度，大病久病等引起。本证常表现为早衰，性机能减退等。在亚健康状态，肾精不足证多发于成年人，因频繁抽烟喝酒，生活和饮食无规律，营养不良，或工作过于繁忙，精神紧张，或长时间久坐、操作电脑以及性生活频繁，或常吃速效壮阳药的男性常出现本证。另外，疾病康复中的患者也易出现肾精不足证。

［证候特点］

典型表现：精神疲乏、头昏，头发脱落；或早生白发，牙齿动摇，耳鸣耳聋，健忘恍惚，腰膝酸软，动作迟缓，足痿无力，神情呆滞，性欲或功能下降；或精少经闭，尿频便秘，舌淡，脉细弱。

［证候分析］

肾精不足，不能化气生血，精亏髓少，骨骼失养，则见成年人早衰。肾之华在发，精不足，则发不长，早生白发，易脱发；齿为骨之余，失精气之充养，故牙齿动摇；耳为肾窍，脑为髓海，精少髓亏，脑海空虚，故见耳鸣耳聋，健忘恍惚；精气充足则筋骨隆盛，动作矫健，精气亏损则筋骨疲惫，故腰膝酸软，动作迟缓，足痿无力；肾精衰，脑部失充，则精神疲乏、头昏、记忆模糊，故见精神呆滞；肾主生殖，肾精不足，故性欲或性功能下降，或精少经闭；肾开窍于二阴，主二便，肾精不足，二便传导失司，故二便失调。

［调理原则］

补肾填精。

［调理方法］

（1）注意休息，劳逸结合　可通过休闲活动减轻精神压力，释放不良情绪。

（2）饮食调理　均衡饮食，规律生活，护养脾胃，补充营养。宜食鹿肉、蜂王浆、猪肾、羊肾、羊睾丸、鸡睾丸、海参、鱼鳔、鳗鱼、海马、黄牛肉、牛肝、猪脊髓、肉苁蓉、仙茅、淫羊藿、巴戟天、菟丝子、附子、肉桂、制何首乌、熟地黄、女贞子、知母、山药、山萸肉、黑芝麻、核桃仁、黄精、灵芝、冬虫夏草、鹿茸、鹿角胶、鹿鞭、蛤蚧、西洋参、胎盘、人参、蜂乳、天花粉等食物及药食兼用品。忌生冷食物及冷饮。

（3）运动调治　适当运动以增强体质，如常打太极拳，宜在空气清新的公园内、树下、水边进行。或每天做简易补肾体操：①两足平行，足距同肩宽，目视正前方，两臂自然下垂，两掌贴于裤缝，手指自然张开。足跟提起，连续呼吸 9 次。②足跟落地，吸气，慢慢屈膝下蹲，两手背逐渐转前，虎口对脚踝；手接近地面时，稍用力抓成拳（有抓物之意），吸足气。③憋气，身体逐渐起立，两手下垂，逐渐握紧拳头。④呼气，身体立正，两臂外拧，拳心向前，两肘从两侧挤压软肋，同时身体和脚跟部用力上提，并提肛，呼吸。或每天做缩肛运动：全身放松，自然呼吸；呼气时，做缩肛动作，吸气时放松，反复进行30次左右。或每天搓脚心：两手对掌搓热后，以左手擦右脚心，以右手擦左脚心，早晚各1次，每次搓300下。

（4）食疗

①虫草炖胎盘

原料：鲜胎盘1只，白果50g，冬虫夏草5g，麻黄9g，生姜9g，精盐适量。

制法：将新鲜胎盘割开血管，用清水反复洗净。冬虫夏草用温水洗净，白果去壳，放入锅内，加水煮熟，捞出，去皮膜，切去两头，去心，再用开水烫去苦水。麻黄洗净，切碎，用纱布袋装好。生姜洗净，去皮拍破。将上述用料一起放入砂锅内，加适量水，炖至胎盘熟烂，取出盛麻黄的纱布袋，调入适量精盐即成。上下午分食。

功效：补肾填精。适宜于肾精不足者。

②鹿髓酒

原料：鹿髓120g，蜂蜜60g，低度白酒2000g。

制法：将鹿髓切成小段，置容器中，加入蜂蜜和白酒煮沸，取下候冷，密封，浸泡5天后去渣即成。早、晚各15g。

功效：补肾填精。适宜于肾精不足者。

③玉兰片烧鹿肉

原料：鹿肉500g，玉兰片25g，香菜10g，黄酒15g，白糖15g，鲜汤、精盐、味精、酱油、花椒水、精制植物油、葱段、生姜片、湿淀粉、麻油各适量。

制法：将炒锅烧热，放入植物油，下葱段、生姜片，再下酱油、花椒水、精盐、黄酒、白糖、味精、鲜汤，放入鹿肉、玉兰片，用旺火烧沸后转用小火煨炖至肉熟烂，再移至旺火上烧开，用湿淀粉勾匀，淋上麻油，撒上香菜段即成。当菜佐餐，随意食用。

功效：补肾填精。适宜于肾精不足者。

④霸王别姬

原料：光仔母鸡1只，鸡肉茸150g，活鳖1只，熟冬笋50g，熟火腿40g，水发香菇50g，青菜心3棵，黄酒50g，葱结15g，鲜羊汤1500g，猪油50g，干淀粉10g，精盐10g，味精5g，生姜块10g。

制法：将光仔鸡斩去爪尖，清洗干净，两翅从宰杀口插入嘴中取出，成“龙吐须”状，鸡脚别至鸡肋处，沥干水分。将鳖宰杀烫洗后，用刀刮去黑衣，掀起背甲，去内脏和黄油，洗净，入沸水中，取出过清水，用干净布擦去水，撒上少许干淀粉，将鸡肉茸放入鳖腹中，再将洗净的鳖甲盖上，使其成原鳖状。将鸡、鳖背朝上，背向放入砂锅中，加入鲜羊汤，加葱结、生姜块、猪油、黄酒、精盐，上笼蒸熟后取出，去掉葱姜，加入味精、冬笋、香菇、火腿、青菜心，再略蒸2分钟即成。当菜佐餐，随意食用。

功效：补肾填精。适宜于肾精不足者。

⑤人参烧鹿筋

原料：吉林人参3g，水发鹿蹄筋750g，干贝20g，大海米20g，水发香菇75g，火腿片200g，五花猪肉500g，玉兰片50g，油菜心2g，鸡汤适量。

制法：将水发鹿蹄筋用刀剖成两半，切成3厘米长的段，入锅，加鸡汤、吉林人参片、干贝、大海米、香菇、火腿片、猪肉、玉兰片，用小火炖至熟烂，加入洗净的油菜心，以精盐、味精、料酒、水淀粉适量，勾成双汁即成。当菜佐餐，随意食用。

功效：补肾填精。适宜于肾精不足者。

⑥蝴蝶海参

原料：水发海参500g，熟鸡蛋2只，熟火腿5g，熟鸡肉50g，熟虾仁50g，豆苗50g，浓鸡汤600g。

制法：将海参洗净，切成斜片。熟鸡蛋去壳去蛋黄，把蛋白切成薄片。鸡肉切成薄片。将海参放在沸水中浸泡片刻，捞出沥水待用。炒锅放植物油50g烧热，投入葱段、姜片，炸成黄色捞出，放入海参，炒几下，加入料酒，放入浓鸡汤、熟虾仁、熟鸡肉片、熟火腿片、蛋白片、精盐、味精，烧滚入味后，放入豆苗即成。当菜佐餐，随意食用。

功效：补肾填精。适宜于肾精不足者。

（5）中医药调治　①六味地黄丸：熟地黄24g，干山药12g，茯苓9g，牡丹皮9g，泽泻9g，山萸肉12g。每日1剂，水煎服。②河车大造丸：紫河车100g，熟地黄200g，天冬100g，麦冬100g，杜仲（盐炒）150g，牛膝（盐炒）100g，黄柏（盐炒）150g，龟甲（制）200g。每日1剂，水煎服。

3. **脾虚湿困证**　脾虚湿困即湿困脾土，指脾虚失运导致内湿阻滞，中阳受困而表现的证候。多由饮食不节，过食生冷，淋雨涉水，居住潮湿等因素引起。在亚健康状态，脾虚湿困证多见于成年人，而以成年肥胖人群居多。

［证候特点］

面色无华，精神疲惫，疲乏无力，食后欲睡，头重身困，小便短少，甚或浮肿，胸脘痞闷，食少便溏，女子白带量多，舌苔白腻，脉濡缓等。

［证候分析］

脾虚不能运化水谷，故胸脘痞闷，食后欲睡；脾虚气血生化不足，不能滋养，则见面色无华，精神疲惫；脾主四肢，故见四肢疲乏无力，头重身困；脾虚失运，寒湿困脾，土不制水，则小便短少，甚或浮肿，白带量多；脾气虚弱，脾阳不振，湿阻中焦，故纳呆便溏，口黏不爽，甚或恶心欲吐；舌苔白腻，脉濡缓皆为脾虚湿困之象。

［调理原则］

健脾利湿。

［调理方法］

（1）居住环境　改善居住环境，不要长期居住在阴冷潮湿的环境中。

（2）饮食调理　注意饮食规律，食量适中，冷热软硬适宜，勿偏嗜五味，勿贪食肥甘、厚腻、生冷、燥热之品。宜多食具有健脾利湿作用的食品如茯苓、玉米须、赤小豆、薏苡仁、山药、黑豆、冬瓜。忌用苦寒伤脾、豁痰破气之品，慎用辛辣之品。

（3）运动调治　根据个体差异，可选择跑步、游泳、健身、武术、气功等，每周2～3次，每次0.5～1小时。

（4）食疗

①荷叶鸭子

原料：鸭肉200g，糯米粉25g。

制法：将鸭肉去骨，切成块状。八角茴香5只剁碎，与糯米同炒熟，研成细末备用。再用酱油、料酒、味精、葱末、姜末及胡椒粉等佐料调成汁，把鸭肉浸入腌渍2小时，再把糯米粉调入拌匀。一张荷叶切成4块，把鸭肉用荷叶包好，放在盘内，上锅，旺火蒸2小时即可。隔日1次，佐餐食用。

功效：益气降脂，健脾利湿。适宜于脾虚湿困者。

②猪肉淡菜煨萝卜

原料：猪腿肉500g，淡菜100g，白萝卜1000g。

制法：淡菜干品用温水浸泡半小时，发胀后，洗去杂质，仍泡在原浸液中，备用。猪肉切块，萝卜切成转刀块。起油锅，放植物油1匙。大火烧热油后，先将猪肉倒入，翻炒3分钟，加黄酒1匙，炒至断生，盛入砂锅内，将淡菜连同浸液，一起倒入砂锅内，再加水适量，用小火煨1小时。然后，倒入萝卜，如水不足，可适量增加，再煨半小时，萝卜熟透，调味即可。

功效：健脾利湿。适宜于脾虚湿困者。

③萝卜丝炒牛肉丝

原料：白萝卜500g，瘦牛肉250g。

制法：萝卜、牛肉洗净切细丝。牛肉丝加细盐、黄酒、酱油、淀粉芡等，拌匀。起油锅，放植物油1匙，用大火烧热油后，先炒萝卜丝，加细盐适量，炒至八成熟，盛起备用。再起油锅，放植物油3匙，用大火烧热油后，倒入牛肉丝，翻炒3分钟后，倒入萝卜丝拌匀。再加黄酒1匙，冷水少许，焖烧3分钟，加香葱，拌炒几下，装盆，佐餐食用。

功效：补脾健胃，散血化滞，利水消痰。适宜于脾虚湿困者。

④什锦乌龙粥

原料：生薏苡仁 30g，冬瓜仁 100g，赤小豆 20g，干荷叶、乌龙茶适量。

制法：干荷叶、乌龙茶用粗纱布包好备用。将生薏苡仁、冬瓜仁、赤小豆洗净一起放锅内加水煮熬至熟，再放入用粗纱布包好的干荷叶及乌龙茶再煎 7～8 分钟，取出纱布包即可食用，每日早、晚食用。

功效：健脾利湿。适宜于脾虚湿困者。

⑤薏米赤豆粥

原料：薏苡仁 50g，赤小豆 50g，泽泻 10g。

制法：将泽泻先煎取汁，用汁与赤小豆、薏苡仁同煮为粥。可作早、晚餐或点心服食。

功效：健脾利湿，减肥。适宜于脾虚湿困者。

⑥鸡丝冬瓜汤

原料：鸡脯肉 200g，冬瓜 200g，党参 3g。

制法：将鸡肉洗净切成丝，冬瓜洗净切成片。先将鸡丝与党参放入砂锅中加水适量以小火炖至八成熟，氽入冬瓜片。加盐、黄酒、味精适量调味，至冬瓜熟透即可，佐餐食用。

功效：健脾利湿。适宜于脾虚湿困者。

（5）针灸治疗 通过刺激经络和腧穴，健脾和胃，调和气血。常用穴位如：合谷、关元、足三里、丰隆等。

（6）中医药调治 ①平胃散合四君子汤：陈皮 10g，厚朴 10g，苍术 12g，甘草 6g，党参 15g，白术 10g，茯苓 15g，黄芪 15g，当归 10g。每日 1 剂，水煎服。②防己黄芪汤合二陈汤加减：黄芪 15g，苍术 10g，白术 10g，防己 10g，茯苓 15g，车前草 15g，陈皮 10g，薏苡仁 20g，半夏 10g，桂枝 10g，甘草 5g。每日 1 剂，水煎服。

4. **脾肾两虚证** 脾肾两虚证是指脾肾两脏阳气虚弱所表现的一类证候，多因感受寒邪较重，或久病耗气损伤脾肾之阳气，或久泻不止，损伤脾肾之阳，或其他脏腑的亏虚，累及脾肾两脏等引起。在亚健康状态，此型常见于平素喜爱生冷饮食者、老年人、大病久病后的恢复期人群等。

［证候特点］

典型表现：神疲思睡、身倦乏力、少气懒言、耳目不聪、形寒肢冷、大便溏薄、小便清长、夜尿频多。舌淡胖，苔白滑，脉沉细。

［证候分析］

本证以脾肾阳虚，阴寒内盛为特征。脾肾两脏阳气虚衰，温煦、运化作用减弱则神疲思睡，身倦乏力，少气懒言，耳目不聪；阳气虚，阴寒内盛，则形寒肢冷；脾阳虚，运化失司，则大便溏薄；肾阳虚无以化气，则小便清长，夜尿频多；舌淡胖，苔白滑，脉沉细，为阳虚阴盛之象。

［调理原则］

温补脾肾。

［调理方法］

（1）注意饮食起居调养　①避免过服生冷饮食。应多喝温水，不喝冰镇饮料，少食生冷食物。饮食有规律，饥饱需适度。②以健脾补肾的食品调理身体，多吃韭菜、莲子、芡实、怀山药、荔枝、黑芝麻等食物。③不要太劳累，应避免熬夜，保证睡眠充足。

（2）心理调摄　保持心理上的年轻，不要未老先衰。胸怀宽阔，有革命的乐观主义进取精神。处理同事、亲戚朋友和家人的关系要有“忍一忍海阔天空，让一让风平浪静”的精神。

（3）运动调治　可进行相对轻松的运动，如散步、慢跑、乒乓球、爬山等运动，不宜参与剧烈而大运动量的运动项目。运动应循序渐进，其强度以自身不感到疲劳为度。运动后禁止马上洗澡及喝冷饮。

（4）食疗

①韭菜粥

原料：新鲜韭菜 30～60g，或韭菜籽 5～10g，粳米 60g，细盐少许。

制法：取新鲜韭菜，洗净切细（或韭菜籽研细末）。先煮粳米为粥，待粥沸后，加入韭菜或韭菜籽细末、精盐，同煮成稀粥。早、晚各食一次。

功效：补肾壮阳，固精止遗，健脾暖胃。适宜于脾肾两虚所致的腹中冷痛，泄泻或便秘，小便频数，小儿遗尿，妇女白带过多，腰膝酸软等。

②莲子芡实怀山药粥

原料：莲子 10g，芡实 10g，鲜怀山药 50g，粳米 100g。

制法：加水共煮成粥，每日 2 次，每次 1 碗。

功效：健脾益肾。适宜于脾肾两虚所致的遗精，腰酸，纳呆者。

③壮阳狗肉汤

原料：狗肉 200g，菟丝子 5g，附片 3g，食盐、味精适量，葱 5g，姜 5g，绍酒适量。

制法：取新鲜狗肉冲洗干净，整块投入锅内焯透，捞出，于冷水中洗净血沫，沥干，切二指宽肉块。菟丝子、附片用纱布合包；姜葱洗净，姜块片、葱切段备用。锅置旺火上，投入狗肉、姜片煸炒，烹入绍酒炝锅，然后一起倒入砂锅内，并将菟丝子、附片放入，加入清汤、食盐、味精、葱，以武火烧沸，撇净浮沫，再用文火炖 2 小时。待狗肉熟烂，除去姜、葱，装入汤碗内即成，食肉喝汤。

功效：温脾暖肾，益精祛寒。适宜于脾肾阳虚，症见畏寒肢冷，小便清长，脘腹冷痛，大便溏泄等。

④荔枝怀山药莲子粥

原料：干荔枝肉50g，怀山药、莲子各10g（捣碎），大米100g，白糖适量。

制法：将干荔枝肉、怀山药、莲子用清水煮至软烂时，加入大米，同煮粥，加适量白糖调味食用，每日1次。

功效：温肾健脾。适应于脾肾两虚，症见大便溏稀者。

（5）针灸治疗　主要在肾经、脾经、督脉循经部位取穴治疗。

（6）中医药调治　①附子理中汤、金匮肾气丸、保元汤加减：附子6g，肉桂10g，党参15g，白术10g，干姜10g，熟地黄12g，巴戟天15g，茯苓12g，大枣15g，山药10g，山萸肉10g。水煎服，每日1剂。②中成药：可选用附子理中丸，每次9g（8～12丸），每日3次；或金匮肾气丸，每次1丸，每日2次；或右归丸，每次1丸，每日2次。

5. **心脾两虚证**　心脾两虚证是因饮食不节，劳倦伤脾，或思虑劳心过度暗耗阴血，以及其他原因而导致心血不足，脾气虚弱所表现的证候，此型是亚健康状态最常见的类型。在亚健康状态，常见于操劳过度，思虑过度的人群。

［证候特点］

典型表现：心悸胸闷，失眠多梦，头晕头昏健忘，面色不华，气短乏力，自汗，食欲不振，脘腹胀满，便溏等。月经量少色淡或淋漓不尽，舌淡，脉细弱。因心而影响脾的，以心悸胸闷，失眠多梦，眩晕健忘等心经症状为主。因脾而影响心的则以食欲不振，腹胀便溏，面色萎黄，耐力下降等脾虚症状为主。

［证候分析］

本证以心血虚、脾气虚为特征。心血虚，心失所养，则心悸胸闷；心神不宁，则失眠多梦；气血两虚不能上荣于头目，则头晕头昏健忘；脾气虚弱，运化无力，气血生化不足，则自汗，面色不华，气短乏力，食欲不振，脘腹胀满，便溏；气血两虚则月经量少色淡或淋漓不尽，舌淡，脉细弱。脾为气血生化之源，主统血，心主血，两者在生理病理上均有联系。若脾气虚弱则生血不足，统摄无权则血液流失，血虚则无以化气而气更虚，两者可互相影响。

［调理原则］

补脾养心，补气养血。

［调理方法］

（1）注意生活起居调护　保持心情舒畅，保证充足睡眠；清淡饮食，少食油腻、生冷或辛辣食物。

（2）运动调治　经常进行体育健身活动可以保持机体的机能状态和减缓机能状态的衰退，减少疾病的发生，改善生理机能。可选用比较柔缓的运动，如气功、太极剑、八段锦、散步等。

（3）劳逸适度　避免劳思损伤心脾。

（4）食疗

①龙眼山药糕

原料：龙眼肉25g，莲子肉25g，怀山药200g，面粉100g，白糖适量。

制法：取龙眼（去核）肉、莲子（去心）肉备用。将山药粉、面粉加水揉成山药面团。将面团放在平盘内压平，平铺1层龙眼肉和莲子肉后，上面盖1层山药面，撒上白糖适量，上笼蒸熟，晾冷后划成小块即成。早当早点食用，晚作加餐食用。1日吃完此剂，减主食量，连吃半个月以上。

功效：健脾养心，补益气血，安神益智。对心脾两虚、气血不足的失眠，记忆力减退，心悸心慌，食欲减退等症有效。

②归参鳝鱼羹

原料：潞党参30g，秦当归15g，活鳝鱼250g，调料适量。

制法：将当归、党参洗净切片，装入纱布袋中，扎紧袋口。将鲜活鳝鱼去骨和内脏，去头、尾，取肉切成丝。将鳝鱼丝入锅，加水500mL，入药袋，加料酒5g，食盐2g，生姜5g，先大火煮沸，撇去浮沫，再用小火煮1小时许，取出药袋，加入葱花、味精少许即成。吃鱼肉喝汤，隔日1剂。

功效：健脾益气，养血安神。适宜于心脾两虚者，症见失眠多梦，眩晕健忘，神疲乏力，面色无华，食欲不振等。

③桂圆白糖饮

原料：桂圆肉80g（鲜品更佳），白糖30g。

制法：将桂圆置砂锅内加水反复炖煮后加白糖调和，睡前饮汤食桂圆肉。

功效：养血益脾，补心安神。主要适宜于心脾两虚之健忘、失眠，倦怠疲乏等症。

④百合莲子瘦肉汤

原料：猪瘦肉250g，莲子30g，百合30g。

制法：将以上原料洗净，共放砂锅内，加适量水煮汤，调味即可服食。每日1剂，连服数天。

功效：健脾益气，养心安神。适宜于心脾两虚，症见精神不振，夜寐不安，面色无华等。

（5）针灸治疗　取心俞、脾俞、足三里、三阴交、心俞、巨阙、神门、内关。

（6）中医药调治　①归脾汤加减：黄芪30g，炒白术15g，党参15g，当归15g，茯神15g，远志12g，炒枣仁20g，木香10g，龙眼肉30g，甘草10g。水煎服，每日1剂，分2次服。②中成药：安神补脑液，每次10mL，口服，每日3次。

6. 肺脾气虚证　肺脾气虚证是因痰湿内停，伤及肺脾，或饮食不节，脾胃受损，或劳倦伤脾而致肺失所养，或其他原因影响肺脾两脏，导致肺脾气虚所表现的证候。在亚健康状态，本证常见于容易感冒咳嗽者、肺系疾病后期调养者。

［证候特点］

典型表现：胸闷气短，疲乏无力，自汗畏风，容易感冒，兴趣变淡，欲望骤减，精力下降，懒于交往，情绪低落，常感晨不愿起，昼常打盹，味觉不灵，食欲不振，腹胀便溏。舌淡苔白，脉细弱或脉缓无力。

［证候分析］

本证以肺脾两虚所致的情绪消极、纳差、便溏为特征。脾为生痰之源，肺为贮痰之器。脾气虚，健运失职，则味觉不灵，食欲不振，腹胀便溏；脾虚生湿，湿聚生痰，上贮于肺，肺气不利，则胸闷；肺脾气虚，则短气、疲乏无力，自汗畏风，容易感冒，兴趣变淡，欲望骤减，精力下降，懒于交往，情绪低落，常感晨不愿起，昼常打盹；舌淡苔白，脉细弱为气虚之象。

［调理原则］

补脾益肺。

［调理方法］

（1）注意起居调护　注意保养，防劳汗当风。不可过于劳作，劳动程度以自我感觉不疲劳为度。

（2）调摄情志　经常保持精神乐观愉快，心情舒畅，尽量减少不良的精神刺激和过度的情绪变化。

（3）运动调治　适量体育锻炼，并持之以恒，能改善循环功能和呼吸功能，促进新陈代谢，增加食欲，促进睡眠。可选用比较柔缓的运动，如气功、太极剑、太极拳、八段锦、慢跑、散步等。注意不宜做大负荷运动和大出汗的运动，忌用猛力和做长久憋气动作。

（4）食疗

①黄芪粥

原料：黄芪 30g，人参 10g，白茯苓 15g，生姜 6g，大枣 5 枚，小米 100g。

制法：先将前 4 味药煎熬后去渣取汁，入米、枣熬成粥。早晚空腹食之。

功效：健脾补肺，开胃益气。适宜于脾肺气虚，症见气短懒言，倦怠乏力，食少便溏，咳嗽气短，下肢水肿，肢体酸沉无力等。

②人参菠菜饺

原料：红参 6g，菠菜 500g，猪瘦肉 50g，面粉 100g，调料适量。

制法：菠菜取嫩茎叶，剁成菜泥，用干净纱布包好，挤出绿色菜汁。鲜猪瘦肉洗净后剁蓉，加食盐、酱油、胡椒粉、生姜末少许拌匀，再加水搅成糊状，加红参粉，放入葱花、香油少许拌匀成馅。将面粉用菠菜汁拌和揉匀，做成饺子皮，入馅包成饺子，放进开水锅中煮熟即成。每日晨起吃 1 剂，也可作加餐食用。

功效：大补脾肺，开胃健脾。适宜于疲劳综合征，属肺脾气虚者，症见兴趣变淡，欲望骤减，精力下降，懒于交往，情绪低落，易感疲乏无力，晨不愿起，昼常打盹等。

③参芪烧兔肉

原料：党参 30g，黄芪 30g，活兔 1 只（约 1000g），香菇 25g，生姜、葱、蒜各 10g，调料适量。

制法：将鲜活兔去皮毛、脚爪、内脏，取肉斩成块。将黄芪、党参上品（山西产者）煎煮 2 次，取 2 次药液（去渣）合并约 800mL。将水发香菇切片，生姜、葱、蒜切细，与兔肉块一起入锅，加药液煮沸后，加酱油 10g，白糖 15g，改小火煮至汤浓肉烂熟即成。有四川泡菜者用泡菜与兔肉同煮，其味更鲜，佐餐食用。

功效：健脾益气。适宜于疲劳乏力，属肺脾气虚者，症见味觉不灵，消化不良，体重减轻，体虚力弱，食欲不振，四肢困乏等。

④黄芪鸡煲

原料：黄芪 60g，红枣 10 枚，乌骨鸡 1 只，调料适量。

制法：将黄芪洗净后切成薄片，大红枣洗净。将乌骨鸡宰杀后去毛、内脏，保留鸡肝。将黄芪片、大枣填入鸡腹，入砂锅，加水 3000mL，大火煮沸后撇去浮沫，加入料酒 10g、食盐 5g，小火煲至鸡肉烂熟即成。喝汤，吃鸡肉、鸡肝、大枣。此剂分 2～3 日多次吃完。1 周吃 2 剂。

功效：补气益脾。适宜于免疫力减退，易疲劳，属肺脾气虚者，症见常易感冒，精神不振，容易疲劳等。

（5）针灸治疗　以手太阴肺经、足太阴脾经腧穴为主。

（6）中医药调治　①玉屏风散合四君子汤加减：黄芪 30g，白术 15g，防风 12g，人参 20g，茯苓 15g，鸡内金 10g，煅龙骨（先煮）30g，煅牡蛎（先煮）30g，甘草 10g。水煎服，每日 1 剂，分 2 次服。②中成药：补中益气丸（浓缩），8 颗 / 次，口服，每日 3 次。

7. **气血亏虚证**　气血亏虚证是因久病、年老耗伤气血，或先天不足，以及其他原因导致的气血亏虚所表现的证候。在亚健康状态，常见于老年人、先天遗传不足人群、大病久病恢复期人群。

［证候特点］

心慌气短，不耐劳作，自行汗出，纳呆便溏，食后脘腹胀满，面色萎黄或苍白少华。或有心悸失眠，面色淡白，头晕目眩，少气懒言，神疲乏力，或有自汗，舌质淡嫩，脉细弱。

［证候分析］

本证以气虚证与血虚证并见为证候特点。心慌气短，少气懒言，神疲乏力，不耐劳作，自行汗出，脉弱等是气虚的主要表现；面色萎黄或苍白少华，头晕目眩，舌淡，脉细等是血虚的主要表现。脾为气血生化之源，气血亏虚者，脾健运功能减弱，则表现为纳呆便溏，食后脘腹胀满。血不养心，则表现为心悸失眠。

［调理原则］

补益气血，健运脾胃。

［调理方法］

（1）心理调摄　健康的心理能有效地增强身体的免疫机能，激发生命活力。

（2）运动调治　可适当地进行一些较柔缓的户外运动项目，如步行、慢跑、体操、太极拳、太极剑及传统舞等。同时，作息正常，不熬夜，睡眠充足，有助改善病情，使身体机能更有活力。

（3）饮食调理　保护脾胃功能，饮食有规律，不过饥过饱，勿过食膏粱厚味及辛辣刺激食物，每天保证大便通畅。

（4）食疗

①十全大补汤

原料：党参（或人参）10g，炙黄芪10g，肉桂3g，熟地黄15g，炒川芎6g，炒白术10g，当归15g，白芍10g，茯苓10g，炙甘草6g，将上药装入纱布袋内。墨鱼50g，猪肉500g，猪肚50g，生姜30g。

制法：将墨鱼、猪肉、猪肚、生姜洗净后入锅（最好用砂锅），加水适量，放入药包，加入花椒、料酒、食盐适量，武火煮沸后改用文火炖烂熟后食用。

功效：补气养血。适宜于气血两亏，症见气短乏力，面色萎黄，精神疲倦，腰膝酸软，心悸，自汗，头晕目眩，月经量少或后期，经色淡而清稀等。

②黄酒牛肉汤

原料：牛肉1000g，食盐适量，黄酒250mL。

制法：将牛肉洗净，切成小块，放入锅中，加水适量，大火煮开，去除血污和浮沫，继小火煎煮半小时调入黄酒和食盐，煮至肉烂汁稠时即可停火，待冷装盘食用，佐餐食用。

功效：补脾胃，益气血，肥健人。适宜于气血两亏，症见虚弱，消瘦，少食，乏力，精神倦怠者。

③羊肝方

原料：羊肝1具，羊脊膂肉250g，地骨皮12g，神曲10g，鸡蛋清、葱白、豆豉、素油、黄酒、白糖、干淀粉、湿淀粉各适量。

制法：羊肝、羊肉冲洗干净，细切，放入碗中，加鸡蛋清、干淀粉抓拌均匀备用。地骨皮、神曲放入锅中，加清水，浓煮取汁备用。素油倒入炒锅，烧至七成熟时，放入羊肝、羊肉，过油后沥出备用。地骨皮、神曲汁倒入炒锅，烧沸后加羊肝、羊肉，再加入葱白、豆豉、食盐、白糖、黄酒、素油，湿淀粉勾芡，翻炒收汁即成。

功效：益气血，补虚劳。适宜于气血两亏，症见虚劳羸瘦，皮肤暗黄者。

④归参炖母鸡

原料：母鸡1只（约1250g），当归15g，党参15g。

制法：把当归、党参、葱、姜、料酒、精盐放入洗净的鸡腹内，入锅加水，小火煨炖至肉熟烂即成。吃肉喝汤，分餐食用。

功效：益气补血。适宜于气血两亏，症见平素气短乏力，精神疲倦等。

（5）中医药调治　①八珍汤、十全大补汤、人参养营汤加减：人参10g，茯苓12g，白术10g，黄芪15g，当归10g，白芍10g，川芎10g，熟地黄15g，远志6g，大枣15g，甘草6g。水煎服，每日1剂。②中成药：八珍丸，每次1丸，每日2～3次。对面色苍白，食欲不振，倦怠乏力，动则气促等气血不足的症状尤为适宜，久服无妨，并常能取得良好效果。

（6）推拿按摩　①按揉关元穴：以中指或示指指腹按揉关元穴，每次1～3分钟，以关元穴出现酸胀感为度。②按揉气海穴：以中指或示指指腹按揉气海穴，每次1～3分钟，以气海穴出现酸胀感为度。③按揉足三里穴：取坐位，以左手中指指尖按揉左腿的足三里穴3分钟，至出现酸胀感为度。

8. **气虚血涩证**　气虚血涩证是因元气亏虚，无力推动血液运行而出现血流涩滞的证候。本证常见于久病、重病治愈后，或因劳累等耗伤元气；或因先天不足、后天失养，而致元气匮乏；或因年老体弱，脏腑功能减退而元气自衰，无力推动血液运行；或因体态丰腴，缺乏运动，气血运行缓慢，而出现血流涩滞的证候。在亚健康状态，本证以老年人和以静态生活者居多，常表现为身倦乏力，少气懒言，面色无华，舌淡紫，脉涩无力等。

［证候特点］

典型表现：少气懒言，语言低微，身倦乏力，自汗，饮食不振，面色无华，舌淡紫，脉涩无力。

或见症：偶见局部疼痛，痛如针刺，拒按，痛处固定不移，且常在夜间明显。或伴有面色晦暗，面唇色紫，口干不欲多饮，女子月经不调，或少腹隐痛喜温喜按，经少质稀、色淡暗等症。

［证候分析］

元气不足可致脏腑功能减弱，而某一脏腑功能减弱亦可导致元气不足，气血运行涩滞。若肺气亏虚，肺主气的功能减退，影响其宣发和肃降作用，可出现少气懒言，语音低微，自汗等症状；若脾气亏虚，脾主运化的功能减退，水谷精微不能输布，生化之源被遏，可出现饮食不振，神疲乏力等症状；若心气虚，心主血脉、藏神的功能减退，心气不能鼓动血脉运行和收敛神气，则出现面色无华或晦暗，面唇色紫，神疲乏力，健忘心悸，舌淡紫，脉涩无力。气血运行涩滞，则气机失于畅达，升降失司，脾失升清，胃失降浊，肺失敷布，肝失疏泄，肾失温煦，膀胱失于气化，心气推动受阻，进而又加重气血涩滞不前，最终导致气血瘀阻，脏腑失于濡养而引发疾病。

［调理原则］

益气补血活血。

［调理方法］

（1）注意心理养生 ①保持心情舒畅；②乐观上进；③幽默开朗。

（2）运动调治 加强适度运动，如散步、太极拳、保健操、打乒乓球、羽毛球等可使人体气血周流，从而防止本证的发生。

（3）食疗

①补血八宝饭

原料：红枣15g，桂圆肉15g，白扁豆30g，粳米100g，当归10g，黄芪10g，党参10g，鸡肉80g，素油30mL，料酒10mL，生姜5g，葱10g，盐3g，鸡精2g，味精2g。

制法：将红枣、桂圆肉、白扁豆、粳米洗净入砂锅，加清水煮成饭。同时将当归、黄芪、党参洗净，以纱布扎紧，入锅熬浓汁。鸡肉洗净切丁，锅中放入素油，烧六成热倒入鸡肉丁，加生姜、葱、盐、料酒、鸡精煸炒，倒入药汁炒至鸡肉熟香，加入味精，连汤汁浇在饭上即可食用。

功效：益气扶虚，补血活血。适宜于倦怠乏力，食欲不振，面色萎黄，头晕目眩，崩漏带下，产后少乳等。

②参归炖猪心

原料：党参50g，当归10g，猪心1只，味精2g，盐3g。

制法：除去猪心油脂，洗净。将党参、当归头、当归身洗净，与猪心一同放入砂锅内，加适量水，用文火炖至猪心熟烂，加盐、味精即成。

功效：益气，补血，活血。适宜于脾肺虚弱，气短心悸，月经不调，月经后期，经色淡，经量少质稀者。

③归芪补血膏

原料：黄芪100g，当归20g，蜂蜜100mL。

制法：将黄芪、当归洗净，水煎取浓汁，加入蜂蜜调匀即可，每次服用20mL，每日3次。

功效：益气，补血，调经。适宜于倦怠乏力，面色萎黄，月经后期，经色淡，经量少质稀者。

④三七蒸鸡

原料：母鸡1500g，三七20g，料酒50mL，生姜20g，葱50g，盐6g，味精3g。

制法：鸡宰杀后去毛、肠杂、爪，冲洗干净，切成小块，分成10份装入碗内。三七一半捣成粉，另一半蒸软后切薄片。生姜切片，葱切段。将三七分成10等份，分别放入盛鸡的碗内，葱、生姜分10份摆在三七片上，再加鲜汤、酒、盐上笼蒸约2小时。出笼后将生姜、葱拣去，加味精，再将剩下的三七粉分成10份撒入各碗的汤中即成。

功效：补益气血，活血养颜。适宜于神疲乏力，月经不调，痛经者。

⑤补血益气酒

原料：熟地黄50g，黄芪50g，川芎30g，白芍30g，白酒1000mL。

制法：上药洗净、晒干，共研粗末，装入纱布袋中，扎口，入白酒内浸泡，1个月后过滤，去渣留液，装瓶备用。每次20mL，每日2次，早晚饮用。

功效：补气养血，活血调经。适宜于气血亏虚，肢软无力，面色苍白，或萎黄无华，头晕目眩，舌淡脉细者。

⑥人参大枣茶

原料：人参3g，大枣5枚。

制法：将人参润透后切成薄片，红枣洗净剖开，一同置杯中，以沸水冲泡，盖焖15分钟后即成。每日1剂，代茶频饮，至味淡时，将参枣嚼食。

功用：补气养血。适宜于气血不足，头晕乏力，体质虚弱者。

（4）中医药调治　①八珍汤：人参10g，白术10g，茯苓10g，当归10g，川芎6g，熟地黄15g，芍药6g，炙甘草3g。每日1剂，水煎服。②当归补血汤：黄芪50g，当归10g。每日1剂，水煎服。

9. **气阴两虚证**　气阴两虚证是指机体的元气和真阴两方面同时都出现不足，它既有肺、脾、肾三脏元气亏损的症状，又有五脏津液内耗，营阴不足的阴虚热盛的证候。在亚健康状态，本证好发于夏秋季节，因暑夏炎热，易于耗气伤阴，秋燥犯袭，易于化热，灼伤气阴。本证常表现为神疲乏力，汗出气短，干咳少痰，纳呆，口干咽痛，头晕目眩，午后潮热，心悸，手足心热，腰酸耳鸣，尿少便结，舌偏红苔少，脉细数无力等。

［证候特点］

典型表现：神疲乏力，呼吸气短，纳呆，干咳少痰，口干咽痛，午后潮热，手足心热，舌偏红，苔少，脉细数无力。或见症：身热，汗出，口渴，头晕目眩，心悸心烦，少寐，胃脘有灼热感，腰酸耳鸣，少腹坠胀，尿少便结。

［证候分析］

夏秋之令，气候炎热，若失于防范，温热之邪外侵，耗伤气阴，胃肠传导失司，可出现身热，神疲乏力，口干口渴，纳呆，午后潮热，尿少便结；或暑令炎热，热邪逼汗，易于耗伤气阴，可见身热，多汗，肢体倦怠，神疲乏力，口渴心烦；或秋令燥邪犯肺，燥邪化热灼伤肺胃，津液内耗，出现肺胃气阴两伤，症见身热不扬，气短喘促，干咳少痰，胃脘有灼热感，咽干口渴；或因素体虚弱，脾胃不足，思虑过度，耗伤心血，血虚而阴亏，出现心之气阴两虚，症见心悸自汗，头晕目眩，面色苍白，手足心热，神疲乏力；若劳累过度，房事不节，肾之气阴两伤，可见腰酸耳鸣，小便余沥不尽，少腹坠胀，口干咽痛，五心烦热，舌淡红，苔少，脉细数无力。

[调理原则]

益气养阴生津。

[调理方法]

（1）注意生活养生 ①慎起居，避暑热秋燥；②饮食清淡，少食辛辣烟酒之品；③清心寡欲，节制房事。

（2）运动调治 早晚适量活动，如散步、太极拳、保健操等放松类项目，可增强体质，从而防止本证的发生；注意避免强烈运动。

（3）饮食调理 调理脾胃，规律节制均衡饮食，不过度劳累，保证充足睡眠。

（4）食疗

①党参麦冬枸杞蒸鱼翅

原料：党参20g，麦冬20g，鱼翅300g，鸡汤500mL，枸杞子20g，鸡精2g，味精2g，料酒10mL，胡椒粉3g，生姜5g，鸡油25g，盐3g，葱10g。

制法：将麦冬洗净，捶破，取出内梗，枸杞子去果柄、杂质，洗净，党参洗净，鱼翅用温水发透，用鸡汤蒸2小时，取出备用。生姜切片，葱切段。将鱼翅、生姜、葱、料酒、胡椒粉、鸡精、鸡油同放蒸盘内，加入鸡汤。在鱼翅上放上党参、麦冬和枸杞子，入蒸笼内武火蒸12分钟，放入味精即可食用。

功效：补中益气，养阴润肺，清心除烦，益胃生津，滋补肝肾。适宜于肺燥干咳，虚劳烦热，面色无华等症。

②黄精猪肘煲

原料：黄精25g，黑豆50g，猪肘肉500g，盐4g，鸡精2g，味精2g，料酒10mL，胡椒粉3g，生姜5g，竹荪20g，菜胆50g，胡萝卜50g，葱10g。

制法：黄精用黑豆煮熟，洗净，切薄片，猪肘肉洗净，去毛，生姜切片，葱切段，胡萝卜去皮，切块，竹荪用温水发好，切小段，菜胆洗净。将黄精、生姜、葱、料酒、胡萝卜同放炖锅内，加入清水约2800mL，置武火烧沸，再用文火煲45分钟，加入盐、鸡精、胡椒粉、菜胆、竹荪，煮熟加入味精即成。

功效：补中益气，滋阴润肺。适宜于体虚乏力，心悸气短，肺燥干咳等症。

③枸杞党参窝头

原料：枸杞子20g，玉米面粉500g，党参20g，白糖30g，蜂蜜适量。

制法：枸杞子去果柄、杂质，洗净，用蜂蜜浸泡，党参用大米炒成黄色。将党参、枸杞子烘干，研成细粉。将玉米粉、党参粉、枸杞子放入盆内，加入白糖、水适量，揉成面团，搓成长条，揪成剂子，然后用手捏成各种形态的窝头。蒸锅内加开水适量，上笼武火蒸15分钟即成。

功效：补中益气，滋肾润肺，补肝明目，养阴生津。适宜于气阴两虚，腰膝酸软，头晕目眩，虚劳咳痰，消渴，遗精等症。

④西洋参酒

原料：西洋参30g，白酒（或黄酒）500mL。

制法：将西洋参置于瓶内，入白酒（或黄酒）浸泡，10日后，取上液饮用。

功用：益肺阴，生津液，清虚火，除烦倦。适宜于肺虚久咳，咽干口渴，虚热烦倦。

⑤二参茶

原料：西洋参3g，沙参12g。

制法：将西洋参润透后切薄片，沙参切小段。将两味药放入保温杯中，沸水冲泡，盖焖15分钟后即成。每日1剂，代茶频频饮用。

功用：养阴生津，益气强身。适宜于气阴津亏，口干咽燥，大便干结等症。

⑥人参麦冬五味茶

原料：人参3g，麦冬10g，五味子3g。

制法：将人参切薄片，五味子捣碎，麦冬洗净。将三味药放入杯中，沸水冲泡，盖焖15分钟后即成。每日1剂，代茶频饮，至味淡时，嚼食参片、麦冬。

功用：益气生津，敛阴止汗。适宜于热病或大病后体倦气短，口渴多汗，心悸气促，久咳无痰，脉虚无力。

（5）中医药调治　以上调治无效者，可选用中医药辨证调治。①王氏清暑益气汤：西洋参5g，石斛15g，麦冬9g，黄连3g，竹叶6g，荷梗6g，知母6g，甘草3g，粳米15g，西瓜翠衣30g。每日1剂，水煎服。②生脉散加味：人参10g，麦冬10g，五味子10g，炒白术10g，茯苓10g，薄荷3g，生姜3片，炙甘草6g。每日1剂，水煎服。③天王补心丹：生地黄15g，五味子5g，当归9g，天冬9g，麦冬9g，柏子仁9g，酸枣仁9g，党参12g，玄参12g，丹参12g，茯苓12g，远志12g，桔梗9g。每日一剂，水煎服。④养胃汤合芍药甘草汤：沙参12g，生地黄15g，玉竹12g，白芍12g，炙甘草6g，冰糖15g。每日一剂，水煎服。

二、常见的疾病倾向

1. **免疫力下降**　人们通常把人体对外来侵袭、识别和排除异物的抵抗力称为“免疫力”，免疫力下降即当人身体在受到外来的侵害时，如细菌、病毒入侵时，身体抵抗能力下降的状态。

【判断依据】

（1）常感到神疲乏力，容易疲劳，不能胜任工作，但各项检查结果均无异常。休息后稍缓解，但不能持久。

（2）感冒不断，气候变化之时，易感外邪，且病程较长。

（3）伤口容易感染，愈合时间较正常延长，或身体不同部位易长细小疖肿。

（4）肠胃虚弱，易出现餐后胃肠功能紊乱。

（5）易受传染病的攻击。如易被感冒传染等。

［调理原则］

调节肺卫和脾胃功能，保持健康的心态和充足的体力。

［调理方法］

（1）适当锻炼身体、增强体质。可选择晨练、工作间锻炼、学生课间操锻炼、晚间锻炼等形式，注意锻炼过程当中运动要适量，循序渐进，忌强度过大，还应持之以恒。

（2）工作和生活规律，保证睡眠，注意饮食均衡，合理搭配各种营养成分如蛋白质、脂肪、维生素。

（3）保持乐观情绪和态度，使机体维持于一个最佳的状态。巨大的心理压力会导致人体免疫系统功能紊乱。

（4）定期体检，发现问题及时治疗。

（5）注意季节和气候变化，随时增减衣物。

（6）食疗

①枸杞羊脑

原料：羊脑1具，枸杞30g。

制法：将羊脑洗净与枸杞盛在碗中，加适量葱末、姜末、料酒、盐，上锅蒸制，性状似“豆腐脑”。

功效：补脑，调养躯体疲劳。适宜于免疫力下降者。

②黄芪鸡

原料：黄芪30g，陈皮15g，肉桂12g，公鸡1只。

制法：将中药用纱布包好，与公鸡一起放入锅中，小火炖熟，食盐调味，吃肉喝汤。

功效：调养躯体疲劳、体力下降者。适宜于免疫力下降者。

③人参糯米粥

原料：人参10g，山药、糯米各50g，红糖适量。

制法：先将人参切成薄片，与糯米、山药共同煮粥，待粥熟时加入红糖，趁温服用，每天1次。

功效：补益元气，抗疲劳，强心。适宜于免疫力下降者。

④鳗鱼山药粥

原料：活鳗鱼1条，山药、粳米各50g，各种调料适量。

制法：将鳗鱼剖开去内脏，切片放入碗中，加入料酒、姜、葱、食盐调匀，与山药、粳米共同煮粥服用，每天1次。

功效：气血双补，强筋壮骨，消除疲劳。适宜于免疫力下降者。

（7）针灸。取穴足三里、曲池、合谷、血海、内关、神门。

（8）气功。以静功为主。

（9）穴位按摩。以脾胃或肝肾经穴位或循行部位按摩。具体如下：

①揉丹田：丹田位于肚脐下1寸至2寸处，相当于石门穴位置。方法是将手搓热后，用右手中间三指在该处旋转按摩50至60次。

②按肾俞：肾俞穴位于第2腰椎棘突下，水平旁开1.5寸处，两手搓热后用手掌上下来回按摩50至60次，两侧同时或交替进行。

③摩涌泉：涌泉穴位于足心凹陷处，为足少阴肾经之首穴。方法是用右手中间三指按摩左足心，用左手三指按摩右足心，左右交替进行，各按摩60至80次至足心发热为止。

以上三法，依次而行，早晚各1次，长年不断，必然见效。

（10）中药泡脚。选用党参、黄芪、白术、当归、川续断等补益药各15～20g，用砂锅煎煮。然后将煎好的药液去渣倒进木桶里，再加入热水，每天浸泡30分钟。水温宜在40～50℃，水量则以没过小腿的2/3为最佳。

（11）中医药辨证治疗

①气血亏虚证

证候：面色淡白或萎黄，头晕目眩，少气懒言，神疲乏力，或有自汗，心悸失眠，舌质淡嫩，脉细弱。

治法：益气生血。

方药：十全大补汤（黄芪30g，党参、茯苓、熟地黄各15g，白术、川芎、白芍各9g，炙甘草、当归各10g，肉桂6g）。

②脾肾阳虚证

证候：面色萎黄，四肢不温，大便溏薄，畏寒肢冷，腰膝酸软，腹部冷痛，小便不利，食少体倦，面色㿠白，唇甲色淡，舌淡苔白，脉象沉弱。

治法：温补脾肾。

方药：右归丸（熟地黄25g，制附子3g，肉桂5g，山药15g，山茱萸10g，菟丝子10g，鹿角胶10g，枸杞子15g，当归10g，杜仲12g）。

③肝肾阴虚证

证候：头晕目眩，视物模糊，耳鸣，胁痛，腰膝酸软，咽干，颧红，盗汗，五心烦热，男子遗精，妇女月经不调，舌红无苔，脉细数。

治法：滋补肝肾。

方药：六味地黄丸（熟地黄 15g，山茱萸 10g，山药 15g，泽泻 10g，丹皮 10g，茯苓 10g）。

④脾气亏虚证

证候：面色淡白、萎黄，身体容易出现疲劳感，大便溏薄，腹部怕冷，一受凉就腹泻，胃口不佳，食欲差，舌头淡胖，边上有齿痕，舌苔白，脉象虚弱缓慢。

治法：益气健脾。

方药：人参健脾丸（人参 10g，麸炒白术 10g，茯苓 10g，山药 15g，陈皮 10g，木香 6g，砂仁 6g，蜜炙黄芪 15g，当归 10g，炒酸枣仁 15g，制远志 10g）。

2. **男性生殖功能减退** 男性生殖功能减退是指男性能完成正常性活动，但在性欲、阴茎勃起、性交、性高潮、射精等阶段中，其中某个阶段或几个阶段或整个阶段发生功能减退，而影响性生活质量的状态，此亚健康状态多见于中老年男性。

【判断依据】

有以下表现之一者：

（1）阴茎勃起需要对生殖器更强的刺激；

（2）阴茎勃起反应时间延长；

（3）勃起的硬度减弱；

（4）达到射精时间延长，强度减弱；

（5）不应期延长；

（6）夜间阴茎胀大试验、阴茎海绵体注射血管活性药物试验等与正常人相似，或勃起硬度及持续时间均稍有下降。但实验室检查，性激素水平与正常人相似。

［调理原则］

通过健康性教育以及生活方式的改善，提高性生殖机能。

［调理方法］

（1）畅情志。充分认识精神因素对性功能的影响，不能因为一两次性功能减退而沮丧担忧，缺乏信心；夫妻双方要增加感情交流，消除不和谐因素，默契配合，女方应关怀、爱抚、鼓励配偶，尽量避免不满情绪流露，避免给配偶造成精神压力；性交时思想要集中，特别是在达到性快感高峰，即将射精时，更要思想集中。

（2）培养琴、棋、书、画等多种兴趣爱好，精神心理不衰，性生殖机能减退就来得缓慢。

（3）节房事。性生殖机能减退过早的人，多与青壮年时期纵欲贪欢有关。因此，在青壮年时期注意节制性生活，是防止老年性生殖机能减退的重要措施。实践证明，夫妻分床，停止性生活一段时间，避免各种类型的性刺激，让中枢神经和性器官得到充分休息，能有效改善性生殖机能。

（4）提高身体素质，防止过劳。身体虚弱，过度疲劳，睡眠不足，紧张持久的脑力劳动，都是性生殖机能减退的诱发因素，应当积极从事体育锻炼，增强体质，并且注意休息，防止过劳，调整中枢神经系统的功能失衡。

（5）戒烟，适当饮酒。有节制地少量饮酒，能够克服房事中的性焦虑与内疚感，有助于性兴奋的启动与加速。

（6）控制体重。中、重度肥胖可不同程度地影响性生殖机能，使雌、雄激素比例失调，表现出性生殖机能减退、阳痿和性欲低下等。

（7）饮食调理

①补锌。锌是人体所必需的微量元素之一，缺锌可以引起男子输精管萎缩，睾丸、附睾、前列腺发育迟缓，睾丸上皮细胞萎缩，造成性生殖机能减退，甚至阳痿、男性不育症等。可多食用富含锌的食物，如牡蛎、牛肉、鸡肝、蛋类、瘦猪肉、鸡肉和花生等。

②补精氨酸。精氨酸对男子性生殖机能及精子生成有促进作用，可适当补充这些食物，如冻豆腐、豆腐皮、花生、核桃、大豆、芝麻、紫菜、豌豆等。

③补充维生素E。维生素E对维持机体代谢和性器官正常生殖机能有重要作用，缺乏维生素E可引起睾丸损害和性生殖机能减退与紊乱。麦胚油、玉米油、豆油、芝麻、菜籽油、乳类、蛋类及牡蛎中维生素E含量较高。

④补钙。钙可增强精子的代谢。适当补充含钙食品，如虾皮、乳类、蛋类及豆制品等。

（8）食疗

①益阳麻雀

原料：麻雀15只，小茴香、大茴香、大蒜各10g，生姜9g，菜油适量。

制法：将麻雀去毛和内脏，在油锅中炸酥后捞出沥油。将麻雀同配料一起放入锅内，加适量水，煮沸后，用文火煨1小时左右，捞出麻雀食之。每日吃3～5只麻雀，半月后即可见效。

功效：温肾壮阳。适宜于肾阳亏虚或气郁引起的性生殖机能减退，阴虚火旺者不宜服用。

②活力宝

原料：冬虫夏草5g，人参2g，淫羊藿15g，乌鸡1只。

制法：将乌鸡去毛及内脏，切块，放锅内加水适量，放入冬虫夏草、人参及淫羊藿（纱布包）共炖。食肉，喝汤，早晚各服1次。

功效：补精髓，益气血，抗衰老。适宜于阴阳气血不足、性生殖机能减退，兼有神疲乏力、健忘失眠、头晕目眩等症。

③巴戟淫羊酒

原料：巴戟天、淫羊藿各250g，白酒1500mL。

制法：将上两味药切碎，与白酒共置入容器中，密封浸泡7天后便可服用。早、晚各1次，每次饮服20mL。

功效：壮阳祛风。适宜于性生殖机能减退、风湿痹痛、屈伸不利、末梢神经炎等症。

④参杞酒

原料：枸杞子汁、地黄汁各100g，麦冬汁60g，杏仁、白茯苓各30g，人参20g，白酒1500g。

制法：将杏仁、白茯苓、人参捣碎，同前3味贮于净瓷罐（瓶）中，倒入白酒封口，置于阴凉处。每日摇动数下，经7天后过滤即成。每日早、晚各1次，每次饭前温饮10mL。

功效：滋养肝肾，补益精血。适宜于肝肾阴精不足致性生殖机能减退，耳聋目昏，面色少华等症。

⑤补阴汤

原料：甲鱼1只，猪脊髓200g，葱、姜、胡椒、黄酒各适量。

制法：甲鱼活杀，去内脏洗净切块，猪脊髓切寸段，与葱、姜、胡椒及适量水一起入砂锅，烧开后去浮沫，淋入黄酒，慢火烧至烂熟即成。每周2～3剂，每日随量食用1次。

功效：补肾固脱。适宜于肾阴虚型性生殖机能减退者。

（9）按摩

①经常按压第4腰椎。

②搓睾丸。取坐、卧、立位均可。左右两手交替搓，就像是在数念珠一样，轻揉睾丸。每日早晚各做一次，每次做100～300下。

③牵拉阴囊。用手把阴囊与阴茎一起抓起握住，向下方牵拉100～300次，以阴茎与睾丸有轻度酸胀感，与两侧肌肤有牵拉感为宜，注意不宜用力过大、过猛。每日早晚各做一次。

（10）穴位敷贴。小茴香、炮姜各5g，研末，加食盐少许，用少许人乳调和（也可用蜂蜜或鸡血代替），敷于肚脐，外加胶布固定。5～7天更换1次，10天为1疗程。

（11）中医辨证治疗

①肾阳虚衰证

证候：阴茎勃起反应时间延长，或硬度减弱，性欲减退，面色少华，头晕耳鸣，腰膝酸软，精神萎靡，畏寒肢冷，小溲清长，舌淡，苔白，脉沉细，尺脉弱。

治法：温肾壮阳，填精益髓。

方药：右归丸加减（熟地黄、山药、枸杞子、菟丝子各20g，山萸肉15g，杜仲、当归、鹿角胶、制附子各10g，肉桂6g）。

②阴虚火旺证

证候：阴茎易勃起，但硬度减弱，两目干涩不适，口干咽燥，急躁易怒，五心烦热，腰膝酸软，舌质红或边赤，苔少或薄黄，脉细数。

治法；滋阴降火。

方药：知柏地黄丸加减（熟地黄、山药各20g，山萸肉15g，知母、黄柏、牡丹皮、茯苓、泽泻各10g）。

③湿热下注证

证候：阴茎勃起不坚，阴囊潮湿瘙痒，臊臭，口苦而黏，肢体疲困，小便黄赤，舌红，苔黄腻，脉弦滑或滑数。

治法：清热利湿。

方药：龙胆泻肝汤加减（龙胆草、栀子、黄芩、木通、泽泻、车前子各10g，生地黄、当归各15g，柴胡、甘草各6g）。

④肝气郁结证

证候：阴茎勃起反应时间延长，心情抑郁，急躁易怒，胸闷不畅，常喜叹息，胁肋窜痛，食少寡言，舌苔薄白，脉弦细。

治法：疏肝解郁，益肾振痿。

方药：柴胡疏肝散加减（柴胡12g，白芍、陈皮、枳壳、木香各10g，甘草6g，香附10g，川芎10g）。

3. **营养不良倾向** 营养不良倾向以体重低于标准体重的10%～20%为标准。一般体检不易发现明显的异常，机体测量指标和生化指标接近正常值，不影响免疫力和创伤愈合，仅表明热量和蛋白质摄入不足使营养指标下降，体力下降，并可伴有某种维生素和矿物质缺乏的表现。以婴幼儿、老年人多见。

【判断依据】

（1）体重低于标准体重的10%～20%，BMI范围常波动在17～18.99；成人营养状况评价指数（ROHRER，体重/[身高（cm）]^3×10^7）在92～109；肱三头肌皮褶厚度（TSF)：男性11.3～12.5mm，女性14.9～16.5mm；上臂中部肌围（AC)：男性26.4～29.3cm，女性25.7～28.5cm。

（2）可无症状，也可有体重下降、偏瘦、全身乏力、皮下脂肪减少；儿童可出现体重不增或减轻、生长发育迟缓等症状。

［调理原则］

以健运脾胃，激发食欲，改善膳食，提高摄入量为主。

［调理方法］

（1）生活方式调理。合理安排生活作息制度，坚持户外活动，保证充足睡眠，适当休息，避免劳累，保持心情舒畅，远离孤独、抑郁，避免精神情绪的紧张，节制房事。

（2）加强护理。居住环境宜保持安静、舒适，空气清新。保持皮肤、五官清洁卫生。

（3）饮食调理

①根据营养不良倾向者消化功能及对食物的耐受能力等合理安排饮食。不宜操之过急，由少到多，由流质到稀稠到固体食物，不宜强迫，以免厌食或呕吐。

②对于婴幼儿营养不良倾向者所需的热能和蛋白质一般应大于同年龄和同身长的正常儿，以便赶上正常生长水平的需要。

③食物应选择容易消化吸收、高热能及高蛋白质的食物，可给予蛋类、鱼、瘦肉、豆制品等。给予足够的维生素和矿物质，必要时可加服各种维生素制剂。

④改善膳食，早餐吃好，中餐吃饱，晚餐略少。戒绝偏食挑食、吃零食的不良习惯，戒烟戒酒。

（4）食疗

①扶中汤

原料：炒白术、生山药、龙眼肉各10g。

制法：上三味用水煮成汤，去药渣，代茶饮服，每日适量。

功效：益气养血，健脾补中。适宜于脾虚气弱，身体偏瘦，面色少华，精神不振，纳谷不香之营养不良倾向者。

②归参鳝鱼汤

原料：鳝鱼500g，当归15g，党参15g。

制法：将鳝鱼宰杀后去头、骨、内脏，洗净切成丝备用；当归、党参装入纱布袋内，加清水适量，用武火烧沸后，撇去浮沫，加黄酒，转用文火煮熬1小时。捞出纱布药袋，加盐、味精即成。吃鱼喝汤，分餐食用。

功效：补益气血。适宜于气血虚亏，体弱疲倦，气短乏力，面黄偏瘦之营养不良倾向者。

③黄芪蒸鹌鹑

原料：黄芪10g，鹌鹑2只。

制法：将鹌鹑杀后去毛，剖腹去内脏，洗净，入沸水中焯约1分钟捞出待用。将黄芪用湿布擦净，切成薄片，分两份放入鹌鹑腹中。再把鹌鹑放在蒸碗内，加鲜汤、姜片、葱段，用湿绵纸封住碗口，入笼内。置旺火上蒸至熟透取出，加味精、食盐、胡椒粉调味，再把鹌鹑翻在汤碗内，灌入原汁即成，食肉喝原汤汁。

功效：健脾益肾，消积化滞。适宜于脾肾气血不足，饮食不消，身体偏瘦，面色淡黄，毛发稀枯，烦躁不安之营养不良倾向者。

④当归羊肉羹

原料：羊肉500g，黄芪、党参、当归、生姜各25g。

制法：羊肉洗净，切成小块。黄芪、党参、当归包在纱布里，用线捆扎好，共放在砂锅里，加水适量，以小火煨煮至羊肉将烂时，放入生姜片、食盐，待羊肉熟烂即可。分顿随量喝汤吃肉。

功效：补益气血，强壮身体。适宜于气血虚弱，表现为疲倦乏力，面黄偏瘦，多汗，纳少之营养不良倾向者。

⑤北芪鲈鱼

原料：北黄芪50g，鲈鱼500g。

制法：鲈鱼去鳞、鳃及肠杂，洗净。黄芪切片装入纱布袋内，扎紧袋口，与鲈鱼一起放入锅内，加葱、姜、醋、盐、黄酒、清水，用武火烧沸后，转用文火炖至熟。

功效：补中益气，健胃生肌。适宜于脾气虚弱，面色淡黄，精神不振，纳呆，便溏的营养不良倾向者。

（5）推拿疗法。推脾经500次，推大肠经200次，推三关400次，摩腹5分钟，捏脊5遍，每日1次，10次为1个疗程。

（6）针刺疗法。刺四缝，每日或隔日1次，5日为1个疗程。

（7）外敷法。桃仁、杏仁、生山栀各等份，将上述药晒干研末，加冰片、樟脑少许，储藏备用。取药末15～20g，用鸡蛋清调拌成糊状，干湿适宜，敷于双侧内关穴，然后用纱布包扎，不宜太紧，24小时后取之。一般1次多见效，少数患儿2次，最多不超过3次，每次间隔2～3天。

（8）拔罐法

①背部：大椎、脾俞、胃俞；②腹部：气海；③下肢部：百虫窝、足三里、隐白。

（9）中医辨证治疗

脾胃虚弱证

证候：面黄偏瘦，毛发少泽，纳差，厌食，腹胀，大便干稀不调或能食易饥，大便量多，内夹不消化物，性情烦躁，夜寐不宁，磨牙，多汗，舌质淡，苔薄白或微黄，脉缓，指纹淡。

治法：健脾和胃，佐以消食导滞。

方药：参苓白术散加减（党参15g，白扁豆12g，茯苓15g，炒白术10g，桔梗10g，砂仁6g，莲肉10g，黄芪20g，薏苡仁15g）。

三、常见体质

亚健康常见于气虚质。气虚质指人体的生理功能不良，体力与精力明显缺乏，稍微工作和活动后就觉疲劳不适的一种状态。本体质者常因一身之气不足而易受外邪侵入，体质形成与脾、心、肺、肝四脏密切相关。处于此种亚健康状态的人群，肌肉松软，性格内向、情绪不稳定、胆小不喜欢冒险。平素体质虚弱，卫表不固易患感冒；或病后抗病能力弱，易迁延不愈；易患内脏下垂、虚劳等病。不耐受寒邪、风邪、暑邪。

[体质特征]

体型偏虚胖或胖瘦均有，肌肉松软。平素气短懒言，语言低怯，精神不振，肢体容易疲乏，易出汗，舌淡红，舌体胖大，边有齿痕，脉象虚缓。面色萎黄或淡白，目光少神，口淡，唇色少华，毛发不泽，头晕，健忘，大便正常，或虽有便秘但不结硬，或大便不成形，便后仍觉未尽，小便正常或偏多。

偏于肺气虚者易喷嚏，流清涕，舌质淡，脉细弱，常自汗，易患感冒、哮喘、眩晕或兼有体质过敏。

偏于脾气虚者多见食欲欠佳，疲倦乏力等症。

偏于心气虚者多见失眠等症。

[形成原因]

先天不足，后天失养，如孕育时父母体弱、早产、人工喂养不当、偏食、厌食，或因病后气亏、年老气弱等。

[调理原则]

培补元气，补气健脾。气虚质的人主要选用补气健脾药，但补气强质时，应注意把握药物剂量，循序渐进。同时宜酌情选用化痰祛湿药、理气行滞药，并应顾及补气须防虚中夹实的情况。

[调理方法]

（1）平时常食用具有健脾益气作用的食物，如粳米、糯米、小米、黄米、大麦、山药、红薯、莜麦、马铃薯、花菜、胡萝卜、香菇、豆腐、鸡肉、鹅肉、兔肉、鹌鹑、牛肉、狗肉、青鱼、鲢鱼、黄鱼、比目鱼等。

（2）药膳

①参苓粥

原料：人参 10g，白茯苓（去黑皮）10g，粳米 100g，生姜 10g，食盐少许。

制法：将人参、白茯苓、生姜水煎，去渣取汁。将粳米下入药汁内煮作粥，临熟时加入少许食盐，搅匀，空腹食用。

②人参茉莉花茶

原料：东北五年老参、茉莉花、黄芪、绿茶。

制法：水煎。不拘时，代茶饮。

③春盘面

原料：白面粉3000g，羊肉1000g，羊肚500g，鸡蛋5个，蘑菇200g，韭黄250g，白菜苔500g，生姜、食盐、胡椒粉、料酒、醋各适量。

制法：将羊肉、羊肚洗净，切成2cm见方的小块；蘑菇洗净，一切两块；白菜苔洗净，切段；韭黄洗净，剁碎待用。将白面粉用水发透，放入韭黄、食盐，揉成面团，用擀面杖擀薄，切成面条。将羊肉块、羊肚块放入铝锅内，加入生姜、蘑菇，置武火上烧开，然后将面条下入，烧开，放入食盐、料酒、醋、胡椒粉即成。

④参枣米饭

原料：党参5g，大枣10个，糯米200g，白糖25g。

制法：将党参、大枣加水适量泡发后，煎煮半小时，捞去党参，枣、汤备用。糯米淘净，加水适量放在大碗中蒸熟后扣在盘中，把枣摆饭上面，再把汤液加白糖煎成黏汁，浇在枣饭上即成。每日早、晚根据个人食量服用。

⑤山药薏苡仁茶

原料：怀山药、薏苡仁各15g。

制法：熬水当茶喝，不拘时服。

（3）精神调摄。培养豁达乐观的生活态度，不过度劳神，避免过度紧张，保持稳定平和的心态。且不宜过度思考、悲伤。

（4）起居调护。注意保暖，不要劳汗当风，防止外邪侵袭。可微动四肢，以流通气血，促进脾胃运化，改善体质。尤其注意不可过于劳作，以免更伤正气。

（5）运动锻炼。可选用一些较柔缓的户外运动项目，如步行、慢跑、体操、太极拳、太极剑及传统舞等。

（6）按摩。主要在督脉、脾经、肺经循经部位按摩。

（7）常用处方：四君子汤、参苓白术散、补中益气汤、玉屏风散等。常用药物主要有：人参、党参、太子参、西洋参、黄芪、黄精、白术、五味子、紫河车（胎盘）、燕窝等。若偏肺气虚者，可选用玉屏风散而重用黄芪，酌加益肾气之淫羊藿、熟地黄等。若兼湿阻者，常配茯苓、薏苡仁等；若兼气滞者，常配木香、陈皮等；若气虚下陷、内脏下垂者，常佐以升麻、柴胡等。

第九章 心系病证

第一节 心 悸

心悸，是指患者自觉心中悸动，惊惕不安，甚则不能自主的一种病证，临床多呈发作性，多因精不养神、神失其所而致心气不和而发作，常伴胸闷、气短、健忘、失眠、眩晕、耳鸣等症。病情较轻者为惊悸，病情较重者为怔忡，可呈持续性。西医学中各种原因引起的心律失常以及心功能不全等，以心悸为主症者，可参照本病辨证论治。

一、中医病因病机

（一）病因

心悸的发生病因较复杂，多与因体质虚弱、饮食劳倦、七情所伤、感受外邪及药食不当等所致心神失养或邪扰心神有关。

1. **体虚劳倦** 禀赋不足，肾精亏虚，素体虚弱；或久病伤正，耗损心之气阴；或劳倦太过伤脾，生化之源不足，致气血阴阳亏损，后天之精不足濡养脏腑，脏腑功能失调，心神失养，发为心悸。如《丹溪心法·惊悸怔忡》所言："人之所主者心，心之所养者血，心血一虚，神气不守，此惊悸之所肇端也。"明·张介宾《景岳全书·怔忡惊恐》曰："凡治此者，速宜养气养精，滋培根本。"

2. **七情所伤** 平素心气不足，胆怯易扰，突遇惊恐，忤犯心神，心神动摇，不能自主而发心悸。《素问·举痛论》云："惊则心无所倚，神无所归，虑无所定，故气乱矣。"《济生方·惊悸论治》云："惊悸者，心虚胆怯之所致也。"长期心神不安，则心气不定，变生诸症。忧思不解，心气郁结，阴血暗耗，不能养心而心悸；或气郁化火生痰，痰火扰心，心神失宁而心悸。此外，大怒伤肝，大恐伤肾，怒则气逆，恐则精却，阴虚于下，火逆于上，撼动心神亦可发为惊悸。

3. **感受外邪** 风、寒、湿三气杂至，合而为痹。痹证日久，复感外邪，内舍于心，邪盛扰神，发为心悸。或风寒湿热之邪，由血脉内侵于心，耗伤心气心精，亦可引起心悸。温病、疫毒均可灼伤心精，心失所养，或邪毒内扰心神，如春温、风温、暑温、白喉、梅毒等病，往往伴见心悸。

4. **药食不当** 嗜食醇酒厚味、煎炸炙煿，蕴热化火生痰，痰火上扰心神则为悸。正如清·吴澄《不居集·怔忡惊悸健忘善怒善恐不眠》云："心者，身之主，神之舍也。心血不足，多为痰火扰动。"或因药物过量或毒性较剧，耗伤心气，损伤心精，引起心悸。如中药附子、乌头、雄黄、蟾酥、麻黄等，西药洋地黄、奎尼丁、阿托品、肾上腺素等，或补液过快、过多等。

（二）病机

心悸病位在心，与肝、脾、肾、肺等脏腑关系密切，病机不外乎心失所养，或邪扰心神，心神不宁。如心之气精不足，心失滋养，搏动紊乱；或心气虚衰，气虚不运，血脉瘀滞，心神失养；或肾精不足，不能上制心火，水火失济，心肾不交；或脾胃虚弱，后天之精化生乏源，宗气不行，血脉凝留；或脾失健运，痰湿内生，扰动心神；或热毒犯肺，肺失宣肃，内舍于心，气滞血瘀；或肺气亏虚，不能助心以治节，心脉运行不畅，均可引发心悸。

心悸的病理性质主要有虚实两方面。虚者为气、精亏损，使心失滋养，而致心悸；实者多由气郁生痰生火，阳气不化水饮、水饮上凌或气滞血瘀，气血运行不畅所致。虚实之间可以相互夹杂或转化。实证日久，病邪伤正，可分别兼见气、精之亏损，而虚证也可因虚致实，兼见实证表现。心悸初起以心气虚为常见，可表现为心气不足，心血不足，心脾两虚，心虚胆怯，气阴两虚等证。病久阳气虚者则表现为心阳不振，脾肾阳虚，甚或水饮凌心之证；精血亏虚者多表现为心肾精亏，心肾不交等证。若阴损及阳，或阳损及阴，可出现阴阳俱损之候。若病情恶化，心阳暴脱，可出现厥脱等危候。

二、诊断要点

1. 自觉心中悸动不安，心搏异常，或快速，或缓慢，或跳动过重，或忽跳忽止，呈阵发性或持续不解，神情紧张，心慌不安，不能自主，可见数、促、结、代、涩、缓、沉、迟等脉象。

2. 伴有胸闷不舒，易激动，心烦寐差，颤抖乏力，头晕等症。中老年患者，可伴有心胸疼痛，甚则喘促，汗出肢冷，或见晕厥。

3. 发病常与情志刺激如惊恐、紧张及劳倦、饮酒、饱食、服用特殊药物等有关。

4. 心悸患者应做心电图检查。心电图是检测心律失常有效、可靠、方便的手段，必要时做动态心电图、阿托品试验等检查。临床配合测量血压、X线胸部摄片、心脏超声检查等更有助于明确诊断。

三、辨证论治

1. 心虚胆怯证

证候：心悸不宁，善惊易恐，坐卧不安，不寐多梦而易惊醒，恶闻声响，神疲，乏力，动则益甚，食少纳呆，苔薄白，脉细数或细弦。

治法：益气养心，安神定志。

方药：安神定志丸加减。气短乏力，头晕目眩，动则为甚，静则悸缓，为心气虚损明显，重用人参；兼见心阳不振，加肉桂、炮附子；兼心血不足，加阿胶、制何首乌、龙眼肉；兼心气郁结，心悸烦闷，精神抑郁，加柴胡、郁金、合欢皮、绿萼梅；兼气虚夹湿，加泽泻，重用白术、茯苓；兼气虚夹瘀，加丹参、川芎、红花、郁金。

2. 心精不足证

证候：心悸气短，头晕目眩，失眠健忘，面色无华，倦怠乏力，食少纳呆，舌淡红，脉细弱。

治法：补精养心，益气安神。

方药：养心汤加减。五心烦热，自汗盗汗，胸闷心烦，舌淡红少津，苔少或无，脉细数或结代，为气阴两虚，治以益气养血，滋阴安神，用炙甘草汤；兼阳虚而汗出肢冷，加炮附子、黄芪、假龙骨、假牡蛎；兼阴虚，重用麦冬、生地黄、阿胶，加北沙参、玉竹、石斛；纳呆腹胀，加陈皮、谷芽、麦芽、神曲、山楂、鸡内金、枳壳；失眠多梦，加合欢皮、首乌藤、五味子、柏子仁、莲子心等；若热病后期损及心阴而心悸者，可用生脉散。

3. 心肾不交证

证候：心悸易惊，心烦失眠，五心烦热，口干，盗汗，思虑劳心则症状加重，伴耳鸣腰酸，头晕目眩，舌红少津，苔少或无，脉细数。

治法：滋阴清火，养心安神。

方药：天王补心丹合朱砂安神丸加减。肾阴亏虚，虚火妄动，遗精腰酸者，加龟甲、熟地黄、知母、黄柏，或加服知柏地黄丸；若阴虚而火热不明显者，可单用天王补心丹；若阴虚兼有瘀热者，加赤芍、牡丹皮、桃仁、红花、郁金等。

4. 心阳不振证

证候：心悸不安，胸闷气短，动则尤甚，面色苍白，形寒肢冷，舌淡苔白，脉虚弱或沉细无力。

治法：益气温阳，养心安神。

方药：炙甘草汤合麻黄细辛附子汤加减。形寒肢冷者，重用人参、黄芪、炮附子、肉桂；大汗出者，重用人参、黄芪、煅龙骨、煅牡蛎、山萸肉，或用独参汤；兼见水饮内停者，加葶苈子、五加皮、车前子、泽泻等；夹瘀血者，加丹参、赤芍、川芎、桃仁、红花；兼见阴伤者，加麦冬、枸杞子、玉竹、五味子；若心阳不振，以致心动过缓者，酌加蜜麻黄、补骨脂，重用桂枝。

5. 气滞血瘀证

证候：心悸不安，胸胀闷，心痛时作，痛如针刺，唇甲青紫，舌质紫暗或有瘀斑，脉弦或涩或结或代。

治法：理气活血，通络宁神。

方药：血府逐瘀汤加减。兼气虚加黄芪、党参、黄精；兼血虚加制何首乌、枸杞子、熟地黄；兼阴虚加麦冬、玉竹、女贞子；兼阳虚加炮附子、肉桂、淫羊藿；络脉痹阻，胸部胀闷，加沉香、檀香、降香；夹痰浊，胸满闷痛，苔浊腻，加瓜蒌、薤白、半夏、陈皮；胸痛甚，加乳香、没药、五灵脂、蒲黄、三七粉等。

6. 气郁痰阻证

证候：心悸不安，胸闷不舒，心痛时作，胸脘痞满，呕恶纳呆，症状随情绪波动而加重，舌淡红苔白腻，脉弦或滑。

治法：理气化痰，开郁安神。

方药：橘枳姜汤合小陷胸汤合柴胡疏肝散加减。

7. 气郁化火证

证候：心悸时发时止，受惊易作，胸闷烦躁，失眠多梦，口干苦，大便秘结，小便短赤，舌红，苔黄，脉弦滑。

治法：顺气降火，解郁安神。

方药：丹栀逍遥散加减。

四、其他治疗

1. 中成药

（1）稳心颗粒　用于气阴两虚，心脉瘀阻证。一次 1 袋，一日 3 次。

（2）舒肝止痛丸　用于肝气郁结证。一次 4～4.5g，一日 2 次。

（3）血府逐瘀口服液　用于心脉瘀阻证。一次 20mL，一日 3 次

（4）柴胡三参胶囊　用于痰热瘀滞证。每次3粒，每日3次。

2. 针灸治疗

（1）心阳不振证　主穴选内关、郄门、神门、厥阴俞、膻中，配穴选关元、中脘、血海、气海、膻中。

（2）肝郁气滞证　主穴选内关、郄门、神门、厥阴俞、膻中，配穴选太冲、膻中、百会、血海。

（3）气阴两虚证　主穴选内关、郄门、神门、厥阴俞、膻中，配穴选肾俞、太溪、阴郄、三阴交。

（4）阳虚水泛证　主穴选内关、郄门、神门、厥阴俞、膻中，配穴选中脘、丰隆、阴陵泉、肺俞、太白。

（5）气滞血瘀证　主穴选内关、郄门、神门、厥阴俞、膻中，配穴选膈俞、膻中，血海、曲池。

五、预防调摄

1. **畅情志，调心神**　心悸每因情志内伤，恐惧而诱发，故患者应经常保持心情愉快，精神乐观，情绪稳定，避免情志为害，减少发病。

2. **调饮食，慎起居**　增强营养，调适寒温，少食醇酒厚味和甜食，不吸烟。居住环境宜安静，避免噪声、突然性的声响等一切不良刺激。室内空气清新，温度适宜，避免外邪侵袭。

3. **合理运动**　一般心悸患者宜适当活动，有利于调畅气机，怡神养心，但久病或心阳虚弱者以休息为主，避免过劳耗伤心气。

第二节　不　寐

不寐是指经常不能获得正常睡眠，或入睡困难，或睡眠维持障碍，重则彻夜不眠的一种病证。本病的临床特点为睡眠时间、深度的不足。不寐最早记载于《足臂十一脉灸经》和《阴阳十一脉灸经》，两书中称为“不得卧”“不能卧”。《内经》称之为“不得卧”“卧不安”“目不瞑”等。不寐病名最早出现于《难经·四十六难》，书中认为老人不寐的病机为“血气衰，肌肉不滑，营卫之道涩，故昼日不能精，夜不能寐也”。清代医家冯兆张在《杂病大小合参》中提到“夫人之神，寤则栖心，寐则归肾，故寐者，心神栖归于肾舍也……以致神魂散越，睡卧不宁”，认为不寐的病机为心肾不交、神不入肾。西医学将本病称为睡眠障碍。

一、中医病因病机

不寐的病位主要在心，与脾胃、肝胆、肾等脏腑功能失调密切相关。人之寤寐，以心神为主导，营卫之气的阴阳出入、循环运行为机枢，五脏藏精化气生神为基础。五脏藏精是睡眠活动的根基，先天之精化生五脏形质躯体，五脏活动生化后天之精，精盛体壮则寤寐神安，精亏体衰则精不入阴，神不守舍，夜寐不安。营卫之气运行周身，卫气昼行于阳则寤，夜行于阴则寐，营卫之气源于五脏所化水谷之气，其生成运行与心主血脉、肺主输布、脾主运化、肝主疏泄、肾主纳气密切相关，如脏腑气化及气机升降出入功能失调，营卫之气乏源或运行失调，遂发不寐。五脏生五神，神魂意魄志，共同配合对人之睡眠进行调控，志意御精神，魂魄随神主导，睡眠时意志使神敛魂潜，魂失魄之激发，则寐安。如饮食不节，情志失常，劳倦、思虑过度及病后、年迈体虚等因素伤及诸脏，精气内耗，五神失养或产生痰饮、瘀血等邪，扰乱心神，神不入舍，则致不寐。故不寐病机为阴阳失调，五脏藏精化气生神的功能失用。

1. **饮食不节，恣伤胃气** 暴饮暴食，过饥过饱，致使胃气失和，脾胃受损，水湿不化，酿生痰浊，壅遏阳气，郁久化热，痰热上扰，扰动心神，而不得安寐。

2. **情志过极，神魂不安** 或忧郁暴怒伤肝，肝气郁结，肝郁化火，灼伤阴液，虚火上扰；或五志过极，心火内炽，不能下交于肾；或嬉笑无度，心神激动，神志不宁；或暴受惊恐，心虚胆怯，致使神魂不安，夜不能寐。

3. **劳逸伤脾，心神失养** 或劳倦太过，或过逸少动，或思虑过度，致脾虚气弱，失健运之功，气血生化乏源，不能奉养心神，发为不寐。

4. **病后体虚，神不守舍** 久病血虚，心血不足，心失所养，神不守舍，引起不寐。亦可因年迈体虚，阴阳亏虚而致不寐。若素体阴虚，兼因房劳过度，肾精耗伤，阴衰于下，不能上奉于心，水火不济，心火独亢，火盛神动，心肾失交而神志不宁。

二、诊断要点

1. 轻者入寐困难或寐而易醒，醒后不寐，连续3周以上，重者彻夜难眠。
2. 常伴有头痛头昏、心悸健忘、神疲乏力、心神不宁、多梦等症状。
3. 常有饮食不节，情志失常，劳倦、思虑过度，病后，体虚等病史。
4. 经各系统及实验室检查，未发现有妨碍睡眠的其他器质性病变。

三、辨证论治

本病治疗当以补虚泻实，调整阴阳为原则，实证泻其有余，如行气解郁，清火化痰，消导和中；虚证当补其不足，如益气养血，补益肝肾，镇惊安神，并适当配合精神治疗。

1. **肝郁化火证**

证候：心烦不能入睡，烦躁易怒，或寐后多梦易惊；胸闷胁痛，口苦咽干，面红目赤，便秘尿黄；舌红，苔黄，脉弦数。

治法：疏肝解郁，清热化火。

方药：龙胆泻肝汤加减。胸闷胁胀，善太息者，加香附、郁金、佛手、绿萼梅。

2. **痰热扰神证**

证候：失眠时作，噩梦纷纭；头晕目眩，胸脘痞闷，口苦心烦，不思饮食，口黏痰多；舌红，苔黄腻或滑腻，脉滑数。

治法：化痰清热，和中安神。

方药：温胆汤加减。胸闷嗳气，脘腹胀满，大便不爽者，加半夏秫米汤。

3. **阴虚火旺证**

证候：虚烦不眠，入睡困难，夜寐不安，甚则彻夜难眠；手足心热，盗汗，口干少津，健忘耳鸣，腰酸梦遗，心悸不安；舌红，少苔，脉细数。

治法：滋阴降火，清热安神。

方药：黄连阿胶汤加减。心烦心悸，梦遗失精者，加肉桂。

4. **胃气失和证**

证候：多发生在饮食后，脘腹痞闷，食滞不化，嗳腐酸臭，大便臭秽，纳呆食少；舌红，苔厚腻，脉弦或滑数。

治法：消食导滞，和胃降逆。

方药：保和丸加减。食积较重者，加鸡内金、谷芽、麦芽；食积化热，大便秘结者，加大黄、枳实。

5. **瘀血扰神证**

证候：失眠日久，躁扰不宁，胸不任物，夜多惊梦，夜寐不安；面色青黄，或面部色斑，胸痛、头痛日久不愈，痛如针刺而有定处，或呃逆日久不止，或饮水即呛，唇暗或两口暗黑；舌暗红、舌面有瘀点，脉涩或弦紧。

治法：活血化瘀安神。

方药：血府逐瘀汤加减。胸痛甚者，加乳香、没药、五灵脂。

6. **心火炽盛证**

证候：心烦难眠，五心烦热；头晕耳鸣，口舌生疮，口干腰酸，梦遗滑精；舌红苔干，脉细数。

治法：清心泻火，宁心安神。

方药：导赤汤合交泰丸加减。胸中懊憹，胸闷烦恶者，加淡豆豉、竹茹；便秘溲赤者，加大黄、淡竹叶、琥珀粉。

7. **心脾两虚证**

证候：头蒙欲睡，睡而不实，多梦易醒，醒后难以复寐；心悸、健忘、神疲食少、面色不华；舌淡苔白，脉细弱。

治法：益气健脾，养血安神。

方药：人参归脾汤加减。心血不足者，加白芍、阿胶；不寐较重者，加五味子、柏子仁。

8. **心胆气虚证**

证候：虚烦不寐，心悸胆怯，不易入睡，寐后多梦易惊；善惊多恐，气短倦怠；舌淡苔白，脉弦细。

治法：益气镇惊，安神定志。

方药：安神定志丸加减。心肝血虚，惊悸汗出者，重用人参，加白芍、当归、黄芪；胸闷，善太息，纳呆腹胀者，加柴胡、陈皮、山药、白术。

9. **心肾不交证**

证候：夜难入寐，甚则彻夜不眠；心中烦乱，头晕耳鸣，潮热盗汗，手足心热，颧红潮热，男子梦遗阳痿，女子月经不调，健忘，口舌生疮；舌红，少苔，脉细数。

治法：交通心肾，补血安神。

方药：交泰丸或天王补心丹加减。心烦不寐，彻夜不眠者，加龙骨、朱砂、磁石、龙齿。

四、其他治疗

1. **中成药**

（1）天王补心丹　用于心阴不足者。水蜜丸每次6g，小蜜丸每次9g，大蜜丸每次1丸，每日2次。

（2）七叶神安片　用于心血瘀阻者。每次1～2片，每日3次。

（3）朱砂安神丸　用于心火亢盛者。每次1丸，每日1～2次。

（4）枣仁安神液　用于心脾两虚者。每次1～2支，每日1次。

（5）柏子养心丸　用于心胆气虚者。水蜜丸每次6g，小蜜丸每次9g，大蜜丸每次1丸，每日2次。

（6）乌灵胶囊　用于心肾不交者。每次3粒，每日3次。

2. **外治法**

（1）穴位敷贴　将吴茱萸9g捣烂，用醋调成糊状，贴敷于涌泉穴，24小时后取下。

（2）自制药枕　①养心枕：首乌藤200g、合欢花60g，用于心火炽盛者；②养血枕：酸枣仁100g、丹参200g、黄芪200g，用于血虚失眠者；③磁石枕：磁石1000g，用于肾气亏损、肝阳上亢者；④玉米须枕：玉米须2000g，用于脾胃不和者；⑤薰衣草枕：薰衣草500g，用于压力较大的失眠者。

3. **针灸治疗**

（1）肝郁化火　选太冲、行间、侠溪穴，以疏肝解郁，清肝泻火；头晕加风池、悬钟以疏通气血。

（2）痰热内扰　选丰隆、内庭、曲池穴，以清热化痰，理气安神。

（3）阴虚火旺　选商曲、气穴、涌泉穴，以滋阴降火；重症不寐，加神庭、印堂、四神聪以健脑调神。

（4）心脾两虚　选心俞、脾俞、足三里穴，以益气健脾；噩梦加厉兑、隐白以养心安神。

（5）心胆气虚　选心俞、胆俞穴，以安神定志。

（6）心肾不交　选太溪、神门、心俞，以交通心肾。

五、预防调摄

1. **起居有常，食饮有节**　建立规律的作息制度，不熬夜。

2. **饮食清淡，不宜过饱**　不暴饮暴食，更忌浓茶、咖啡及烟酒。

3. **调畅情志，怡养心神**　保持良好的情绪，保持精神舒畅，使形神高度统一。

第三节　健　忘

健忘是指较长时间记忆力减退，遇事善忘的一种病证，亦称“喜忘”“善忘”“多忘”等。自宋代《圣济总录》中称“健忘”后，沿用至今。清·林佩琴《类证治裁·健忘》指出：“人之神宅于心，心之精依于肾，而脑为元神之府，精髓之海，实记性所凭也。”明确指出了记忆与脑的关系。《医方集解·补养之剂》云：“人之精与志，皆藏于肾，肾精不足则肾气衰，不能上通于心，故迷惑善忘也。”《济生方》曰：“盖脾主意与思，心亦主思，思虑过度，意舍不清，神官不职，使人健忘。”对本病证的病机作了良好的阐述，认为多由心脾不足，肾精虚衰，脑海失养所致。西医之神经衰弱、神经官能症、脑动脉硬化等疾病出现健忘症状者，可参照本病辨证论治。

一、中医病因病机

健忘病位在脑，与心脾肾虚损、精气神不足有关。精乃五脏功能活动的基础，来源于父母及自身水谷精微，若先天之精匮乏，或脾胃亏虚，后天之精乏源，则肾精无以充养脑髓，髓海空虚，可生健忘。气由先天之精化生先天之气、水谷之气与自然清气组成，维持着机体正常生命活动，气机之升降出入亦可影响精气、津液、血液的运行，从而影响脏腑功能。精气充养五脏，五脏生五神，神与人之思维、记忆关系密切，心神统帅，意志的分析及记忆、魂魄的辅助共同完成了认知与记忆的正常运转。如思虑过度，劳伤心脾，或房劳、久病年迈气血阴精耗损，或七情所伤，久病入络，气机阻滞，致瘀血内停，痰浊上蒙，脑髓失养，神窍蒙蔽，遂发健忘。但临床以本虚标实，虚多实少，虚实兼杂者多见。

1. **思虑过度，饮食劳倦**　或思虑过度，或饮食不节，或劳伤心脾，气血生化乏源，导致心脾营血耗伤，意舍不精，神官不职，使人健忘。

2. **素体不足，房事不节**　或小儿先天禀赋不足，或老人年迈肝肾亏虚，或房事不节者，肾藏精及散精异常，脑失所养，喜忘前言，发为健忘。

3. **五志化火，炼液成痰**　情志不舒，思虑郁怒，灼津成痰，痰火内盛，扰乱神明；或因外感热邪，炼液为痰，痰热内扰神明；或痰湿素盛，湿久蕴热，痰热侵扰心神所致。则时有健忘。

4. **久病体虚，瘀阻脑络**　或头部外伤，瘀血停积于脑内，或久病入络，瘀血内停，阻塞脑络，而致健忘。

二、诊断要点

1. 记忆减退，遇事善忘。
2. 检查提示总体认知功能基本正常。
3. 日常生活能力无受累。
4. 无痴呆。

三、辨证论治

王肯堂谓健忘之治，与之益智安神外，尚需各从所由而为治。在临床上，健忘以虚证为多，治宜养心、补肾、健脾，同时要注意疏肝解郁和化痰活血法的配合应用。对于实证由痰浊蒙窍、瘀血阻络引起，尤应以化痰通窍、活血通络为主。

1. **心脾不足证**

证候：多见于思虑过度或久病气血虚弱者。症见健忘失眠，心悸神倦，纳呆气短，脘腹胀满，舌淡，脉细弱。

治法：补益心脾。

方药：归脾汤加减。气虚甚者，少佐肉桂；血虚甚者，加熟地黄、白芍；不寐较重者，可加龙骨、牡蛎。

2. **肾精亏耗证**

证候：多见于年迈体衰或房事不节者。症见健忘，形体疲惫，腰酸腿软，头晕耳鸣，遗精早泄，五心烦热，舌红，脉细数。

治法：填精补髓。

方药：河车大造丸加减。耳鸣耳聋者，加女贞子、磁石、五味子；阴虚火旺者，加知母；大便秘结者，加火麻仁、郁李仁；精气亏虚，形体羸瘦，足痿无力者，可酌加蛤蚧尾、巴戟天、菟丝子、补骨脂、益智仁；兼肾阳不足者，可酌加鹿角胶、淫羊藿。

3. **痰浊扰心证**

证候：多见于嗜酒肥甘者。症见健忘嗜卧，头晕胸闷，呕恶，咳吐痰涎，苔腻，脉弦滑。

治法：化痰宁心。

方药：温胆汤加减。痰火伤津，大便秘结者，加大黄、瓜蒌；寒痰者，加细辛；湿痰者，加苍术、厚朴；顽痰者，加海浮石、青礞石；兼见瘀血阻络者，可酌加桃仁、红花、当归；兼见不寐多梦者，加首乌藤、合欢花、炒酸枣仁。

4. **瘀血扰神证**

证候：多见于外伤或中风后遗症者。症见遇事善忘，心悸胸闷，伴言语迟缓，神思欠敏、表现呆钝，面唇暗红，舌质紫暗，脉细涩或结代。

治法：活血化瘀。

方药：血府逐瘀汤加减。肾虚者加熟地黄、山萸肉、玄参；心神不宁者加酸枣仁、远志、五味子、龙骨；肝阳上亢者加龟甲、龙骨、牡蛎、石决明、天麻、牛膝。

四、其他治疗

1. **中成药**

（1）健脑补肾丸　用于心肾不交者。每次 15 丸，每日 2 次。

（2）安神补脑液　用于肾精亏耗者。每次 1 支，每日 2 次。

2. **外治法**

黑芝麻适量炒熟，与蜂蜜调匀，装入容器中，放在通风处 1 个月，阴干备用。使用时，取 15g 芝麻蜜，兑入 90mL 温热水搅匀后饮服，每日服用 1 次，连续服用 1 个月为 1 个疗程。

3. **针灸治疗**

（1）主穴选用　选用四神聪、百会、神门、三阴交为主穴。

（2）随证配穴　心脾不足者，选心俞、脾俞、足三里穴，以补脾益心；痰浊上扰者，选丰隆、阴陵泉穴，以竭饮化痰；瘀血闭阻者，选合谷、血海穴，以活血化瘀，肾精亏耗者，选心俞、肾俞、太溪、悬钟穴，以填精益髓。

五、预防调摄

1. **勤加用脑**　养成良好的生活习惯，可以通过看新闻、听音乐、下棋使大脑精力集中，调养脑神，从而减缓衰老。

2. **调畅情志，增强锻炼**　保持良好的情绪，对提高记忆力颇有裨益。体育运动能调节和改善脑部功能，延缓大脑老化。

3. **积极治疗原发病**　如有相关脑部基础疾病应当积极治疗，减少诱发健忘的因素。

第十章 脑系病证

第一节 头痛

头痛，亦称头风，脑风，是指由于头部经脉绌急或者失于濡养，致使清窍不利而引发的一种以头部自觉疼痛为主要临床表现的病证。头痛既可单独出现，也可伴见于多种疾病的发病过程中。西医学中的偏头痛、紧张性头痛、丛集性头痛及外伤性头痛等，可参考本节辨证论治。

头痛首载于《黄帝内经》，称为“首风”“脑风”，对头痛的论述较为详尽，为后世诊治头痛奠定了基础。张仲景在《伤寒杂病论》中论述了太阳、阳明、少阳、厥阴头痛的表现及诊治，创立了头痛六经辨治的雏形。李东垣在《东垣十书》将头痛分为外感和内伤，并补充太阴、少阴头痛。朱丹溪在《丹溪心法·头痛》中认为头痛的病机有痰浊和气滞之别。明清时期，对头痛的辨证论治进一步深入。王肯堂在《证治准绳·头痛》对头痛、头风诊治提出新的见解。张介宾在《景岳全书·头痛》云：“凡诊头痛者，当先审久暂，次辨表里，盖暂痛者必因邪气，久病者必兼元气……暂病者，当重邪气；久病者，当重元气，此固其大纲也。”对头痛的辨证要点进行了归纳总结。清代王清任倡导瘀血之说，创立血府逐瘀汤治疗头痛顽疾，至此，中医对头痛的认识已日趋丰富和完善。

一、中医病因病机

头痛的发生，不外乎外感和内伤两方面。头部是气机升降的转折点，在人体中具有特殊的功能，体内气机运行过程中，气机的上升道路为肝气的升发，上升至头部后，经由肺气肃降的道路下降，升已而降，降已而升，源于此，所以最易发生逆乱，导致头痛。

外感头痛多因正气亏虚，风寒暑湿等邪气侵袭而致，尤以风邪为主。如《素问·太阴阳明论》云："伤于风者，上先受之。"外邪自肌表侵袭于经络，直犯巅顶，清阳之气受阻，气血不畅，清窍壅滞，而发为头痛。又风为百病之长，易兼夹时气而致病。若风邪夹寒邪，凝滞血脉，络脉不通，不通则痛；若风邪夹热，风热炎上，清空被扰，而发头痛；若风夹湿邪，阻遏阳气，蒙蔽清窍，可致头痛。

内伤头痛的发生，与肝、脾、肾三脏密切相关。"脑为髓之海""肾主骨生髓"，髓海充盈主要依赖于肝肾精血的充养及脾胃运化水谷精微的濡养，输布气血上充于脑。气机调畅是机体脏腑、经络、气血津液等正常运行的基础，若肝失疏泄、脾失健运抑或肾失开阖，气机运行失常，气机紊乱，故而发生头痛。因于肝者，或系情志不遂，肝失疏泄，郁而化火，上扰清空，多见头痛且胀；或系肝肾阴虚，肝失濡养，水不涵木，肝阳上亢，多见头痛且眩。因于脾者，多系饮食不节，嗜食肥甘，脾失健运，痰湿内生，上蒙清空，以致清阳不升，浊阴不降，多见头痛且重；若系饥饱劳倦、产后体虚、大病久病者，中焦脾胃虚弱，气血生化不足，而致清阳不升，脑髓失养，多见头痛隐隐。因于肾者，多系禀赋不足，或房劳伤肾，以致肾精亏虚，髓海渐空，多见头痛且空；或肾亏日久，阴损及阳，肾阳衰微，清阳不展，多见头部冷痛。

二、诊断要点

1. 以头部疼痛为主要症状，可发生在前额、两颞、颠顶、枕项或全头等部位，头痛较甚者，可伴见恶心呕吐、畏光、烦躁等症。

2. 一般起病较急、病势较剧，呈掣痛、跳痛、灼痛、重痛或痛无休止，且有外感史并伴外感表证，为外感头痛；一般起病缓慢、反复发作，病程较长，呈胀痛、刺痛、空痛、昏痛或隐隐而痛，多无外感史，为内伤头痛。外伤性头痛多有头部外伤史。

3. 必要时进行精神和心理检查，同时结合头颅 CT 或 MRI 检查、脑电图检查及腰椎穿刺脑脊液检查等，有助于对头痛原因的鉴别。

三、辨证论治

1. 肝阳头痛

证候：头胀痛而眩，以两侧为主，心烦易怒，口苦面红，或兼胁痛；舌红苔薄黄，脉弦数。

治法：平肝潜阳。

方药：天麻钩藤饮。由天麻、钩藤、石决明、川牛膝、桑寄生、杜仲、栀子、黄芩、益母草、朱茯神、首乌藤组成。若头痛剧烈，目赤口苦，急躁易怒，便秘尿黄者，加龙胆草、夏枯草、大黄；若头晕目涩，腰膝酸软者，酌加生地黄、何首乌、枸杞子等。

2. **血虚头痛**

证候：头痛而晕，心悸怔忡，神疲乏力，面色少华；舌质淡，苔薄白，脉细弱。

治法：滋阴养血。

方药：加味四物汤。由白芍、当归、生地黄、川芎、菊花、蔓荆子、黄芩、甘草组成。若见神疲乏力，遇劳加重，气短懒言，汗出恶风等，可加黄芪、党参、白术；若头晕耳鸣，虚烦少寐，腰膝酸软者，可加熟地黄、五味子、山茱萸等。

3. **气虚头痛**

证候：头痛隐隐，时发时止，遇劳则加重，纳食减少，倦怠乏力，气短自汗；舌质淡，苔薄白，脉细弱。

治法：益气升清。

方药：益气聪明汤。由黄芪、人参、升麻、葛根、蔓荆子、白芍、黄柏、甘草组成。若头痛绵绵不休，心悸，失眠者，加当归、熟地黄、何首乌；若畏寒怕冷，手足欠温，加附子、肉桂、葱白等。

4. **痰浊头痛**

证候：头痛昏蒙沉重，胸脘痞闷，纳呆呕恶；舌淡苔白腻，脉滑或弦滑。

治法：化痰降逆。

方药：半夏白术天麻汤。由半夏、白术、天麻、橘红、茯苓、甘草、生姜、大枣组成。若痰湿中阻，胸脘满闷甚者，加厚朴、枳壳、砂仁；若见口苦，大便不畅，舌苔黄腻，脉滑数，宜去白术，加黄连、枳实、竹茹，或选用黄连温胆汤。

5. **肾虚头痛**

证候：头痛且空，眩晕耳鸣，腰膝酸软，神疲乏力，少寐健忘，遗精带下；舌红少苔，脉细无力。

治法：补肾填精。

方药：大补元煎。由人参、山药、熟地黄、杜仲、枸杞子、当归、山茱萸、甘草组成。若头痛而晕，面颊红赤，潮热汗出，去人参，加墨旱莲、知母、黄柏；若畏寒怕冷，四肢不温，腰膝酸软，舌淡苔白，脉沉细者，加鹿角、附子。

6. **瘀血头痛**

证候：头痛经久不愈，痛处固定不移，痛如锥刺，或有头外伤史；舌质紫暗，可见瘀斑、瘀点，苔薄白，脉细或细涩。

治法：活血化瘀。

方药：通窍活血汤。由赤芍、川芎、桃仁、红花、麝香、老葱、生姜、大枣、酒组成。若头痛较剧，可加全蝎、蜈蚣、土鳖虫等虫类药；若久痛不已，兼见神疲乏力，少气懒言，脉细弱无力，加黄芪、党参、当归；若畏寒明显，酌加桂枝、细辛、附子等。

四、其他治疗

1. **中成药**

（1）天麻头痛片　用于外感风寒、瘀血阻滞或血虚失养所致的偏正头痛者。每次2～3片，每日3次。

（2）六经头痛片　用于全头痛、偏头痛及局部头痛者。每次2～4片，每日3次。

（3）正天丸　用于外感风邪、瘀血阻络、血虚失养、肝阳上亢引起的头痛者。每次6g，每日3次。

（4）天舒胶囊　用于瘀血阻络或肝阳上亢所致的头痛者，每次4粒，每日3次。

（5）都梁丸　用于风寒瘀血阻滞脉络的头痛者。每次1丸，每日3次。

（6）川芎茶调丸　用于外感风邪所致头痛者。每次3～6粒，每日2次。

（7）复方羊角颗粒　用于肝风旺盛、血瘀络阻的偏正头痛者。每次5粒，每日3次。

2. **针灸治疗**

（1）针刺　临床上常根据头痛部位辨证归经选穴。

痛在前额、眉棱骨，为阳明头痛，可选取头维、印堂、阳白、合谷、内庭；痛在侧头部多为少阳头痛，选取风池、太阳、率谷、外关、足临泣；痛在后枕部，或下连于项部，为太阳头痛，选取天柱、后顶、后溪、申脉（穴）；痛在巅顶部，或连于目系，为厥阴头痛，选取百会、四神聪、内关、太冲；全头痛者和选取风池、百会、头维、率谷、太阳、合谷。

（2）耳针　选穴：枕、颞、额、脑。毫针刺，或用埋针法、压丸法。对于顽固性头痛可在耳背静脉点刺出血。

（3）皮肤针　太阳、印堂、阿是穴。皮肤针叩刺出血，适用于外感头痛和瘀阻脑络所致头痛。

（4）穴位注射　阿是穴、风池。维生素B_{12}注射液，每穴0.5～1.0mL，隔日1次。适用于顽固性头痛。

五、预防调摄

1. **起居有常，饮食有节**　强健体魄，注意气候变化，避免外邪侵袭。

2. **养心育神，调摄精神**

3. **避免持续过劳**　合理安排作息时间，保证充足的睡眠，以免因持续头痛而诱发失眠、郁证、中风之变。

4. **适当锻炼**　如太极拳、游泳、慢跑以增强体质。

第二节 眩 晕

眩晕是以目眩与头晕为主要表现的病证。目眩是指眼花或眼前发黑，头晕是指感觉自身或外界景物旋转。二者常同时并见，故统称为眩晕。轻者闭目即止，重者如坐车船，旋转不定，不能站立，或伴有恶心、呕吐、汗出，甚则仆倒等症状。先天之精气是构成大脑的最基本物质基础，《灵枢·经脉》云："人始生，先成精，精成而脑髓生。"说明脑由先天之精所化生，它是化生元神的物质基础，神又依附脑（髓）而存在，故元神藏于脑中。"肾为肝之母，而主藏精，精虚则脑海空虚而头重。"说明如果肾精亏虚，则髓海也空虚，大脑失养，产生头昏沉、眩晕等症状。《内经》云："诸髓者，皆属于脑"，脑主记忆、主运动等功能，均通过髓实现，而且只有脑髓充足，才能"轻劲多力，自过其度"；若脑髓空虚，则会"脑转耳鸣，胫酸眩冒，目无所见，懈怠安卧"。西医学中的良性位置性眩晕、后循环缺血、梅尼埃病、高血压病等以眩晕为主症者，均可参照本节辨证论治。

一、中医病因病机

眩晕的发生病因复杂，病性有虚实两端，虚者为髓海不足，或精气亏虚，脑窍失养；实者为风、火、痰、瘀扰乱清窍所致。脑为"元神之府，精髓之海"，神主气御精，精可化气生髓，髓充则神自健。神失气乱至肝阳上亢生风，导致风眩内动、清窍不宁；先天之精藏于肾中，肾精不足则清窍失养；脾胃气血可充养髓海，脾胃虚弱则脑髓失养或清阳不升，还易酿生水饮痰浊。主要病因病机归纳如下：

1. **情志不遂** 肝为刚脏，体阴而用阳，其性主升主动。长期忧思恼怒，肝气郁结，气郁化火，风阳上扰清窍，发为眩晕。如《临证指南医案·眩晕》华岫云按："经云：诸风掉眩，皆属于肝。头为六阳之首，耳目口鼻皆系清空之窍。所患眩晕者，非外来之邪，乃肝胆之风阳上冒耳，甚则有昏厥跌仆之虞。"

2. **年老体虚** 肾为先天之本，主藏精生髓，脑为髓海。年高肾精亏虚，不能生髓，无以充养于脑；或房事不节，阴精亏耗过甚；或体虚多病，损伤肾精肾气，均可导致肾精亏耗，髓海不足，而发眩晕。《灵枢·海论》云："脑为髓之海""髓海有余，则轻劲多力，自过其度；髓海不足，则脑转耳鸣，胫酸眩冒，目无所见，懈怠安卧。"

3. **饮食不节** 若平素嗜酒无度，暴饮暴食，或过食肥甘厚味，损伤脾胃，以致健运失司，水谷不化，聚湿生痰，痰湿中阻，则清阳不升，浊阴不降，致清窍失养而引起眩晕。如《丹溪心法·头眩》曰："头眩，痰夹气虚并火，治痰为主，夹补气药及降火药。无痰则不作眩，痰因火动，又有湿痰者，有火痰者。”

4. **久病劳倦** 脾胃为后天之本，气血生化之源。久病不愈，耗伤气血；或失血之后，气随血耗。气虚则清阳不升，血虚则清窍失养，皆可发生眩晕。《灵枢·口问》曰：“故上气不足，脑为之不满，耳为之苦鸣，头为之苦倾，目为之眩。”

5. **跌仆坠损** 素有跌仆坠损而致头脑外伤，或久病入络，瘀血停留，阻滞经脉，而使精气血不能上荣于头目，清窍失养而发眩晕，且多伴见局部疼痛、麻木固定不移，或痛如针刺等症。

二、诊断要点

1. 头晕目眩，视物旋转，轻者闭目即止，重者如坐车船，甚则仆倒。可伴有恶心、呕吐、汗出、耳鸣、耳聋、心悸，以及面色苍白、眼球震颤等表现。

2. 多见于40岁以上人群。起病较急，常反复发作，或慢性起病逐渐加重。

3. 多有情志不遂、年高体虚、饮食不节或跌仆损伤等病史。

4. 颈椎X线片、经颅多普勒、颅脑CT、MRI扫描、血常规及血液系统检查等有助于对本病病因的诊断。

三、辨证论治

1. **肝阳上亢证**

证候：眩晕，耳鸣，头目胀痛，急躁易怒，口苦，失眠多梦，遇烦劳郁怒而加重，甚则仆倒，颜面潮红，肢麻震颤；舌红苔黄，脉弦或数。

治法：平肝潜阳，清火息风。

方药：天麻钩藤饮加减。若口苦目赤，烦躁易怒者，加龙胆草、川楝子、夏枯草；若目涩耳鸣，腰酸膝软者，加枸杞子、生地黄、玄参；若目赤便秘者，加大黄、芒硝或佐用当归龙荟丸；若眩晕剧烈，兼见手足麻木或震颤者，加磁石、珍珠母、羚羊角粉等。

2. **痰湿中阻，蒙蔽神窍证**

证候：眩晕，头重如蒙，或伴视物旋转，胸闷恶心，呕吐痰涎，食少多寐；舌苔白腻，脉濡滑。

治法：化痰祛湿，开窍醒神。

方药：半夏白术天麻汤加减。若呕吐频作者，加胆南星、天竺黄、竹茹、旋覆花；若脘闷纳呆，加砂仁、白豆蔻、佩兰；若耳鸣重听，加郁金、石菖蒲、磁石；若头痛头胀，心烦口苦，渴不欲饮者，宜用黄连温胆汤。

3. **气血亏虚证**

证候：眩晕动则加剧，劳累即发，面色白，神疲自汗，倦怠懒言，唇甲不华，发色不泽，心悸少寐，纳少腹胀；舌淡苔薄白，脉细弱。

治法：补益气血，调养心脾。

方药：归脾汤加减。若气短乏力，神疲便溏者，可合用补中益气汤；若自汗时出，易于感冒，当重用黄芪，加防风、浮小麦；若脾虚湿盛，腹胀纳呆者，加薏苡仁、扁豆、泽泻等；若兼见形寒肢冷，腹中隐痛，可加肉桂、干姜；若血虚较甚，面色白，唇舌色淡者，可加熟地黄、阿胶；兼见心悸怔忡，少寐健忘者，可酌加柏子仁、酸枣仁、首乌藤及龙骨、牡蛎。

4. 肾精不足证

证候：眩晕日久不愈，精神萎靡，腰酸膝软，少寐多梦，健忘，两目干涩，视力减退；或遗精滑泄，耳鸣齿摇；或颧红咽干，五心烦热；舌红少苔，脉细数；或面色白，形寒肢冷；舌淡嫩，苔白，脉沉细无力，尺脉尤甚。

治法：滋养肝肾，填精益髓。

方药：左归丸加减。若见五心烦热，潮热颧红者，可加鳖甲、知母、黄柏、牡丹皮等；若肾失封藏固摄，遗精滑泄者，可加芡实、莲须、桑螵蛸、紫石英等；若兼失眠，多梦，健忘者，加阿胶、鸡子黄、酸枣仁、柏子仁等。若阴损及阳，见四肢不温，形寒怕冷，精神萎靡者，加巴戟天、淫羊藿、肉桂，或予右归丸；若兼见下肢浮肿，尿少等症，可加桂枝、茯苓、泽泻等；若兼见便溏，腹胀少食，可酌加白术、茯苓、薏苡仁等。

四、其他治疗

1. 中成药

（1）泻青丸　用于肝火上炎患者。水蜜丸每次7g，每日2次；大蜜丸每次1丸，每日2次。

（2）当归龙荟丸　用于肝火上炎患者。每次6g，每日2次。

（3）眩晕宁片　用于痰湿内阻患者。每次2～3片，每日3～4次。

（4）益龄精　用于肾精不足患者。每次10mL，每日2～3次。

（5）脑立清胶囊　用于阴虚阳亢患者。每次3粒，每日2次。

（6）清脑降压片　用于阴虚阳亢患者。每次4～6片，每日3次。

2. 针灸治疗

（1）气血不足　选脾俞、足三里、气海、百会培补脾胃，补益气血。

（2）肝阳上亢　选风池、肝俞、肾俞、行间、侠溪清泄肝胆。

（3）痰湿中阻　选丰隆、中脘、内关、解溪、头维运脾化痰。

（4）肾精不足　肾俞、太溪、悬钟、三阴交、脾俞、胃俞、足三里、命门、头维、后顶、天柱补肾填精生髓。

（5）穴位注射　合谷、太冲、翳明、内关、风池、四渎。每次取2～3穴，每穴注射5%或10%葡萄糖液1～2mL，或维生素B_{12}100μg注射液0.5mL，隔日一次。

（6）耳针　选穴：肾、神门、枕、内耳、脑。每次取穴2～3个，中、强刺激，留针20～30分钟，间歇运针。

（7）头针　双侧晕听区。每天1次，5～10次为一疗程。

3. **食疗法**

（1）肝阳上亢　天麻鸡蛋汤（验方）：天麻15g，水煎1小时后去渣，加入打匀的鸡蛋1～2个，隔水蒸熟。日分两次食用。

（2）痰浊上蒙　枳术饭（《脾胃论》）：枳术10g，白术10g，分煎3次，去药渣，以汁同粳米150g煮饭，待饭将熟时，将洗净荷叶1张盖于饭上，继续煮至饭熟，每日早餐或晚餐食用。

（3）气血亏虚　芝麻胡桃泥（验方）：黑芝麻100g，文火炒熟，胡桃肉100g，鲜桑叶100g，去叶脉络，共捣烂如泥，加入蜂蜜适量调匀。每服10g（约1大匙），日服3次。

（4）肾精不足　法制黑豆（《景岳全书》）：山茱萸、茯苓、当归、桑椹、熟地黄、补骨脂、菟丝子、旱莲草、五味子、枸杞子、地骨皮、黑芝麻各10g，分煎3次，去渣留汁，入黑豆500g（温水泡胀），煎煮至药液干涸，再将黑豆炒干备用。日3次，每次10g，嚼食。

五、预防调摄

1. **畅情志，调心神**　保持心情舒畅，防止七情内伤，适当体育锻炼；注意劳逸结合，避免体力、脑力和心理的过度劳累。

2. **调饮食，慎起居**　饮食清淡有节，防止暴饮暴食，少食肥甘厚味及过咸伤肾之品，戒烟戒酒，作息规律。

3. **防止复发**　已发眩晕者，要避免突然、剧烈的体位改变和头颈部运动，以防症状反复或加重。

第三节　痴　呆

痴呆，又称呆病，是一种以获得性智能缺损为主要特征的病证，其损害的程度足以干扰工作或日常生活活动。肾藏精，精能生髓、脊髓上通于脑，以充脑髓，脑髓充满，人的精力就充沛，耳聪神明，骨骼坚实，动作灵巧；如果肾精不足，则脑髓不充，骨骼空虚，可出现脑眩耳鸣、健忘失聪、骨弱无力、智力发育不全等症。正如《灵枢·海论》云："脑为髓之海。"《素问·五脏生成》亦云："诸髓者，皆属于脑。"《素问·上古天真论》有"形神合一"及"形与神俱，不可分离"之说，精气生神，神御精，精气是化生神明的物质能量，神明是精气运动的功能表现。总之，精气神是人身三宝，精充、气足、神旺使人充满生机与活力，是健康的保证；精亏、气虚、神耗是大脑健康与衰老的原因。西医学中的阿尔茨海默病、血管性痴呆可参照本节进行辨证论治，路易体痴呆、额颞叶痴呆、帕金森病痴呆、麻痹性痴呆、中毒性脑病等具有本病特征者，也可参考本节进行辨证论治。

一、中医病因病机

痴呆病因复杂，病变多样，本病的发病多因先天不足，或后天失养，或年迈体虚导致肾虚精少，髓海不足，元神失养，而渐致痴呆；或中风外伤导致损伤脑络，脑气不通，神明不清，而突发痴呆。痴呆的发病与五脏神关系密切。五脏神中的心神，是人体神明所在，若心气亏损，气虚不行血，导致人精神颓靡，最终使人出现呆傻的现象。肝藏魂，主疏泄，调畅情志，若疏泄功能失职，则气机郁滞，情志不舒，日久沉默寡言，行动呆滞。肾藏精志，脾胃为后天之本，运化水谷精微，"神者，水谷之精气也"，若脾肾亏虚，精髓无源，或老年肾衰，精少髓减，使髓海渐空，元神失养而发痴呆。与此同时，痰浊、瘀血、火热等留滞于脑，损伤脑络，导致脑气与脏气不相连接，神明不清，发为痴呆。主要病因病机归纳如下：

1. **先天不足** 《灵枢·经脉》云："人始生，先成精，精成而脑髓生。"先天禀赋不足在痴呆发病中起着重要作用。禀赋不足，髓海不充，不能继年，延至成年，或因衰老，或因劳逸等后天因素影响，而致髓海渐空，元神失养，发为痴呆。

2. **后天失养** 《灵枢·五癃津液别》所谓："五谷之津液，和合而为膏者，内渗入于骨空，补益脑髓。"清·陈士铎《辨证录·呆病门》云："人有一时而成呆病者，全不起于忧郁……谁知是起居失节，胃气伤而痰迷之乎。"可见，起居失宜、饮食失节、劳逸失度，或久病不复，都可导致脾胃受损，既不能化生气血精微，充养脑髓，又可能聚湿生痰，蒙蔽清窍，神明不清而成痴呆。

3. **年老肾虚** 《素问·上古天真论》云："男不过尽八八，女不过尽七七，而天地之精气皆竭矣。"清·汪昂《医方集解·补养之剂》云："人之精与志皆藏于肾，肾精不足则志气衰，不能上通于心，故迷惑善忘也。"可见，人至老年，肾气日衰，精气欲竭，脑髓失充，元神失养，故发呆病。

4. **久郁不解** 明·张介宾《景岳全书·杂病谟》发现情志所伤可致痴呆，如"痴呆证，凡平素无痰，而或以郁结，或以不遂，或以思虑，或以疑贰，或以惊恐，而渐致痴呆”。清·陈士铎《辨证录·呆病门》认为在情志致呆中，尤以久郁为甚，所谓“郁之既久而成呆”。一方面，肝郁脾虚，痰浊内生，痰蒙清窍，发为痴呆；另一方面，久郁化火，炼液成痰，迷蒙清窍，发为痴呆。

5. **中风外伤** 中风后瘀血气滞而成痴呆者，乃瘀阻脑络，脑气不通，使脑气与脏气不相连接，神明不清所致。此外，颅脑外伤或产道损伤或外感热毒，损伤脑络，使脑气与脏气不相连接，神明不清而发痴呆。

二、诊断要点

1. 善忘，包括短期记忆或长期记忆减退。

2. 智能缺损，包括失语、失认、执行不能等1项或1项以上损害。

3. 生活能力下降，即生活或工作能力部分或完全丧失。

4. 除外引起智能缺损的其他原因，如郁证、癫狂、谵妄等。

5. 神经心理学检查有助于本病的临床诊断和鉴别，而详问病史、MRI扫描或PET或脑脊液检查等有助于痴呆的原因鉴别。

三、辨证论治

本病的病机演变有虚实两端，年老体弱者多虚证，年老肾衰，精气欲竭，导致髓海空虚，元神失养；年轻体壮者多实证，因痰浊瘀血留滞于脑，导致脑气与脏气不相连接，虚证治疗上以补肾生精养髓，健脾养神为主；实证以化痰开窍，活血化瘀为主。

（一）平台期

1. 髓海不足证

证候：忘失前后，兴趣缺失，起居怠惰，或倦怠嗜卧；行走缓慢，动作笨拙，甚则振掉，腰胫酸软，齿枯发焦；脑转耳鸣，目无所见；舌瘦色淡，脉沉细。

治法：滋补肝肾，生精养髓。

方药：七福饮。若心烦，溲赤，舌红少苔，脉细而弦数，可合用六味地黄丸或左归丸。若头晕，耳鸣，目眩或视物不清，加天麻、钩藤、珍珠母、煅牡蛎、菊花、生地黄、枸杞子。

2. 脾肾亏虚证

证候：迷惑善忘，兴趣缺失，反应迟钝，易惊善恐；食少纳呆，或呃逆不食，口涎外溢，四肢不温；小便混浊，夜尿频多，或二便失禁；舌淡体胖大有齿痕，舌苔白或腻，脉沉细弱，两尺尤甚。

治法：温补脾肾，养元安神。

方药：还少丹。若呃逆不食，口涎外溢，加炒白术、生黄芪、清半夏、炒麦芽；若夜尿频多，加菟丝子、蛇床子；若二便失禁，加益智仁、桑螵蛸。

3. 气血不足证

证候：善忘茫然，找词困难，不识人物，言语颠倒；多梦易惊，少言寡语；倦怠少动，面唇无华，爪甲苍白；纳呆食少，大便溏薄；舌淡苔白，脉细弱。

治法：益气健脾，养血安神。

方药：归脾汤。若脾虚日重，加茯苓、山药；若入睡困难或夜间行为异常，加柏子仁、首乌藤、珍珠粉、煅牡蛎、莲子心。

（二）波动期

1. 痰浊蒙窍证

证候：多忘不慧，表情呆滞，迷路误事，不言不语；忽歌忽笑，洁秽不分，亲疏不辨；口吐痰涎，纳呆呕恶，体肥懒动；舌苔黏腻浊，脉弦而滑。

治法：化痰开窍，醒神益智。

方药：洗心汤。若舌红苔黄腻，可加清心滚痰丸；若言语颠倒，歌笑不休，甚至反喜污秽，或喜食炭，可改用转呆丹。

2. 瘀阻脑络证

证候：喜忘，神呆不慧或不语，反应迟钝，动作笨拙，或妄思离奇；头痛难愈，面色晦暗；常伴半身不遂，口眼歪斜，偏身麻木，言语不利；舌紫瘀斑，脉细弦或沉迟。

治法：活血化瘀，通窍醒神。

方药：通窍活血汤。病久气血不足，加当归、生地黄、党参、黄芪；久病血瘀化热，加钩藤、菊花、夏枯草、竹茹。

3. 心肝火旺证

证候：急躁易怒，烦躁不安；妄闻妄见，妄思妄行，或举止异常，噩梦或梦幻游离或梦寐喊叫；头晕目眩、头痛、耳鸣如潮；口臭、口疮、尿赤、便干；舌红或绛，苔黄或黄腻，脉弦滑或弦数。

治法：清心平肝，安神定志。

方药：天麻钩藤饮。若失眠多梦，减杜仲、桑寄生，加莲子心、丹参、酸枣仁、合欢皮；若妄闻妄见、妄思妄行，减杜仲、桑寄生，加生地黄、山茱萸、牡丹皮、珍珠粉；若苔黄黏腻，加天竺黄、郁金、胆南星；若便秘，加酒大黄、枳实、厚朴；若烦躁不安，加黄连解毒汤或口服安宫牛黄丸。

（三）下滑期

热毒内盛证

证候：无欲无语，迷蒙昏睡，不识人物；神呆遗尿，或二便失禁，身体蜷缩不动；躁扰不宁，甚则狂越，或谵语妄言；肢体僵硬，或颤动，或痫痉；舌红绛少苔，苔黏腻浊，或腐秽厚积，脉数。

治法：清热解毒，通络达邪。

方药：黄连解毒汤。若痰迷热闭，神惫如寐，加石菖蒲、郁金、天竺黄，或合用至宝丹；若脾肾虚极，知动失司，合用还少丹；若火毒内盛，形神失控，合用安宫牛黄丸；若阴虚内热，虚极生风，合紫雪丹或生地黄、天麻、地龙、全蝎、蜈蚣等。

四、其他治疗

1. 中成药

（1）安神补脑液　用于髓海不足患者。每次 1 支，每日 2 次。

（2）六味地黄丸　用于肝肾阴虚患者。水蜜丸每次 6g，小蜜丸每次 9g，大蜜丸每次 1 丸，每日 2 次。

（3）杞菊地黄丸　用于肝肾阴虚患者。水蜜丸每次 6g，小蜜丸每次 9g，大蜜丸每次 1 丸，每日 2 次。

（4）活力苏口服液　用于肝肾精亏，痰瘀内阻患者。每次 1 支，每日 1 次。

（5）天麻首乌片　用于肝肾阴虚，风痰瘀阻患者。每次 6 片，每日 3 次。

（6）天麻钩藤颗粒　用于肝肾阴虚，风痰瘀阻患者。每次 1 袋，每日 3 次。

（7）牛黄清心丸　用于痰热内扰患者。大蜜丸每次 1 丸，水丸每次 1.6g，每日 1 次。

（8）安脑丸　用于痰热内扰患者。小蜜丸每次 3 ～ 6g，大蜜丸每次 1 ～ 2 丸，每日 2 次。

（9）心脑健胶囊　用于痰浊蒙窍患者。每次 2 粒，每日 3 次。

（10）苏合香丸　用于痰浊蒙窍患者。每次 1 丸，每日 1 ～ 2 次。

2. 针灸治疗

（1）痰浊阻窍　选内关、人中、郄门、通里、丰隆、内庭清心开窍，降浊通腑。

（2）肾精亏损　选内关、人中、三阴交、风池、完骨、天柱益肾养肝，健脑调神。

（3）耳针　神门、交感、皮质下、心、脾、肾。方法：每次取穴 2 ～ 3 个，中、强刺激，留针 20 ～ 30 分钟，间歇运针。

五、预防调摄

1. **调饮食，慎起居**　作息规律，清淡饮食，常喝绿茶、快步行走、适当脑力活动等具有延缓或预防痴呆的作用。

2. **畅情志，调心神**　帮助患者正确认识和对待疾病，解除情志因素刺激，保持心情愉悦。

3. **多关心，重照顾**　对轻症患者，应进行耐心细致的智能训练，使之逐渐恢复或掌握一定的生活和工作技能；对重症患者，应进行生活照料，防止因大小便自遗及长期卧床引发褥疮、感染等。同时要防止患者自伤或他伤，防止跌倒而发生骨折，或外出走失等。

第十一章
肺系病证

第一节　咳　嗽

咳嗽是以发出咳声或伴有咳嗽为主症的一种肺系病证。它既是肺系疾病的一个症状，也是一种独立的疾患。从《黄帝内经》到明清时期，历代医家不断发展并完善咳嗽的病因病机、治则治法，使中医治疗咳嗽疗效可靠。但咳嗽病因复杂，类型繁多，自古既有“诸病易治，咳嗽难医”“五脏六腑皆令人咳”之说。西医学中的急性气管-支气管炎、慢性支气管炎、咳嗽变异型哮喘等以咳嗽为主要症状的疾病均属于本病范畴。本章从中医精气神与咳嗽病机的关联角度认识咳嗽，确立防治原则。

一、中医病因病机

咳嗽按病因病机分为外感咳嗽和内伤咳嗽。外感咳嗽为六淫外邪侵袭肺系；内伤咳嗽为脏腑功能失调，内邪干肺。不论邪从外而入，或自内而发，均可引起肺气上逆而咳。主要病机为邪犯于肺，肺失宣肃，肺气上逆，涉及肝脾肾等多个脏腑。

1. **外感淫邪**　六淫外邪自口鼻而入或皮毛而入，侵袭肺系，郁闭肺气致肺失宣肃，肺气上逆做声，咳吐痰液。多因起居不慎，气候失常，或过度疲劳正气虚弱，导致肺的卫外功能减弱，邪气从外而入，内舍于肺致咳。因此肺气虚或者中气虚，都可导致咳嗽。如果表气虚，则外邪易侵袭体表，肺主皮毛，则邪气可以从体表内归肺脏，导致肺的宣发肃降失常，出现咳嗽。

2. **饮食不节**　嗜好辛温燥烈，熏灼脾胃，酿生痰热；或过食肥甘厚味，伤及脾胃，痰浊内生；或因平素脾失健运，水谷不能化为精微以养肺而生痰浊。中医认为，“精”是构成人体的基本物质，是脏腑生理活动的基础，精分为先天之精和后天之精，后天之精由脾化生，李东垣提出“内伤脾胃，百病由生”，脾为肺之母，若内伤于脾，脾失运化，气血生化乏源，土不生金，则肺气虚也可作咳。

3. **情志内伤**　情志不遂，肝气失于条达，气机不畅，日久气郁化火，肝脉布胁而上注肺，气火循经伤肺则发为咳嗽。

4. **肺脏自病**　肺系疾病迁延不愈伤阴，肺主气功能失常，导致肃降失职，肺气上逆。先天肾精化生肾气，肺为气之主，肾为气之根，肺司呼吸，肾主纳气，且肺为肾之母，肾不纳气归根，则肺气不能敛降，可见咳嗽。精可以化气养神，精气充盈则神旺，积精全神。神昧不清则标志人体气血阴阳极度衰微，比如伤寒少阴病神衰欲寐，或者虚脱、亡阴、亡阳，都有精神萎靡的症状，这个时候有可能存在气脱导致的咳嗽或气喘。

二、诊断要点

1. 咳而有声，或伴咳痰。

2. 由外感引发者，多起病较急、病程较短，常伴恶寒发热等表证；由外感反复发作迁延不愈或其他脏腑功能失调引发者，多病程较长，可伴喘息及其他脏腑失调的症状。

3. 根据时间区分：急性咳嗽（病程＜3周）。亚急性咳嗽（病程3～8周），慢性咳嗽（病程≥8周）。

4. 肺部影像学、肺功能、诱导痰细胞学检查等有助于进一步明确本病的诊断。

三、辨证论治

（一）外感咳嗽

1. 风寒袭肺证

证候：咳嗽声重，咽痒，痰白稀薄。伴鼻塞，流清涕，头痛，肢体酸楚，恶寒发热，无汗。舌苔薄白，脉浮或浮紧。

治法：疏风散寒，宣肺止咳。

方药：三拗汤合止嗽散加减。若咽痒咳嗽较甚，加金沸草、细辛、五味子；若鼻塞声重较甚，加辛夷、苍耳子；若咳痰黏腻、胸闷、苔腻，加法半夏、厚朴、茯苓；若素有寒饮伏肺，兼见咳嗽上气，痰液清稀，胸闷气急，舌淡红苔白而滑，脉浮紧或弦滑者，治以疏风散寒，温化寒饮，可改用小青龙汤。

2. 风热犯肺证

证候：咳嗽，痰黄，咽干甚则咽痛，发热，恶风，痰黏稠，鼻塞，流浊涕，鼻干口渴，舌尖红，舌苔黄，脉浮或浮数。

治法：疏风清热，宣肺化痰。

方药：桑菊饮加减。若咳甚，加浙贝母、枇杷叶；若肺热甚，加黄芩、鱼腥草；咽痛加牛蒡子、射干；若热伤肺津，咽燥口干，舌质红，加南沙参、天花粉、芦根；若痰中带血，加白茅根、藕节；若夏令兼夹暑湿，症见咳嗽胸闷，心烦口渴，尿赤，舌红苔腻，脉濡数，加滑石、鲜荷叶。

3. 风燥伤肺证

证候：干咳，喉痒，唇鼻干燥，咽干而痛，痰少难咯，口干，或兼微寒，身热。舌红而干，苔或薄黄，脉浮数或小数。

治法：疏风清肺，润燥止咳。

方药：桑杏汤加减。若津伤较甚，舌干红苔少，加麦冬、南沙参；若痰中带血，加白茅根、侧柏叶；若痰黏难出，加紫菀、瓜蒌子；若咽痛明显，加玄参、马勃；若属温燥伤肺重证，症见身热头痛，干咳无痰，气逆而喘，咽干鼻燥，心烦口渴，可改用清燥救肺汤；若痰质清稀，恶寒无汗，苔薄白而干，脉浮弦，为凉燥犯肺，可改用杏苏散。

（二）内伤咳嗽

1. 痰湿蕴肺证

证候：反复咳嗽，咳声重浊，痰多色白黏腻，胸闷，脘痞腹胀，晨起或食后咳甚痰多，呕恶食少，大便时溏。舌苔白腻，脉濡滑。

治法：燥湿化痰，理气止咳。

方药：二陈汤合三子养亲汤加减。若寒痰较重，痰黏白如沫，畏寒背冷，加干姜、细辛；若咳逆气急，痰多胸闷，加旋覆花、白前；若久病脾虚，神疲倦怠，加黄芪、党参、白术。

2. 痰热郁肺证

证候：咳嗽气息粗促，痰多质黏厚或稠黄，咯吐不利，胸胁胀满，咳时引痛，面赤身热，口干欲饮。舌质红，苔黄腻，脉滑数。

治法：清热化痰，肃肺止咳。

方药：清金化痰汤加减。若痰热较甚，咳黄脓痰或痰有热腥味，可加鱼腥草、鲜竹沥、冬瓜子；若胸满咳逆，痰多，便秘，加大黄、芒硝；若口干明显，舌红少津，加北沙参、麦冬、天花粉。

3. 肝火犯肺证

证候：上气咳逆，咳时面红目赤，胸胁作痛，咽干口苦，常感痰滞咽喉，难以咯出，量少质黏，咳引胸痛，症状可随情绪波动而增减。舌红，苔薄黄而少津，脉弦数。

治法：清肺泻肝，化痰止咳。

方药：黄芩泻白散合黛蛤散加减。若咳嗽频作痰黄，加栀子、牡丹皮、浙贝母；若胸闷气逆，加枳壳、旋覆花；若咳时引胸胁作痛明显，加郁金、丝瓜络；若痰黏难咳，加海浮石、浙贝母、瓜蒌子；若咽燥口干，舌红少津，加北沙参、天冬、天花粉。

4. 肺阴亏虚证

证候：干咳，咳声短促，痰少质黏白，或痰中夹血丝，或声音逐渐嘶哑，午后潮热，颧红，盗汗，日渐消瘦，神疲。舌质红少苔，脉细数。

治法：养阴清热，润肺止咳。

方药：沙参麦冬汤加减。若咳而气促明显，加五味子、诃子；若痰中带血，加牡丹皮、白茅根、仙鹤草；若潮热明显，加功劳叶、银柴胡、青蒿、胡黄连；若盗汗明显，加乌梅、牡蛎、浮小麦；若咳吐黄痰，加海蛤壳、黄芩、知母；若手足心热，腰膝酸软，加黄柏、女贞子、旱莲草；若倦怠无力，少气懒言，加党参、五味子。

四、其他治疗

1. 中成药

（1）小青龙合剂　解表化饮，止咳平喘。用于风寒水饮，恶寒发热，无汗，喘咳痰稀。每次 10～20mL，每日 3 次。

（2）感咳双清胶囊　清热解毒。用于急性上呼吸道感染、急性支气管炎，症见发热，咳嗽，咽痛，头痛，鼻塞，喷嚏，舌尖边红，苔薄黄等。每次 2 粒，每日 3 次。

（3）急支糖浆　清热化痰，宣肺止咳。每次 20～30mL，每日 3～4 次；儿童：1 岁以内每次 5mL，1 岁至 3 岁每次 7mL，3 岁至 7 岁每次 10mL。

（4）蛇胆川贝胶囊　清肺，止咳，祛痰。用于肺热咳嗽，痰多。每次 1～2 粒，每日 3 次。

（5）清气化痰丸　清肺化痰。用于痰热阻肺所致的咳嗽痰多，痰黄稠黏，胸腹满闷。每次 6～9g，每日 2 次。

（6）肺力咳胶囊　止咳平喘，清热解毒，降气祛痰。用于咳喘痰多，以及慢性支气管炎见上述症状者。每次 3～4 粒，每日 3 次。

（7）蜜炼川贝枇杷膏　用于肺燥咳嗽，痰黄而黏，胸闷，咽喉疼痛或痒，声音嘶哑。每次 10mL，每日 3 次。

（8）二母宁嗽丸　用于燥热蕴肺所致的咳嗽，痰黄而黏。每次 1 丸，每日 2 次。

（9）痰热清注射液　清热，化痰，解毒。用于风温肺热病痰热阻肺证，症见发热，咳嗽，咯痰不爽，咽喉肿痛，口渴，舌红苔黄。每次 20mL，重者 40mL，每日 1 次。

（10）龙胆泻肝丸　用于肝胆湿热所致头晕目赤，耳鸣耳聋，胁痛口苦。每次 3～6g，每日 2 次。

（11）二陈丸　燥湿化痰，理气和胃。用于痰湿停滞导致的咳嗽痰多，胸脘胀闷，恶心呕吐。每次12～16丸，每日3次。

（12）祛痰止咳胶囊　健脾燥湿，祛痰止咳。主要用于慢性支气管炎及支气管炎合并肺气肿、肺心病所引起的痰多、咳嗽、喘息等症。每次4粒，每日2次，小儿酌减。

（13）养阴清肺口服液　用于阴虚肺燥，咽喉干痛，干咳少痰。每次10～20mL，每日2～3次。

（14）强力枇杷露　养阴敛肺，止咳化痰，用于久咳劳嗽。每次15mL，每日3次。

2. 外治法

（1）拔罐　取肺俞、风门、大椎、膻中、中府。常规拔罐。

（2）穴位贴敷　取肺俞、中府、大椎、风门、膻中。用白芥子、苏子、干姜、细辛、五味子等分研末，用生姜汁调成膏状，贴敷穴位上，30～90分钟后去掉，局部红晕微痛为度。多用于内伤咳嗽。

3. 针灸治疗

外感：肺俞、列缺、合谷；风寒配风门、外关；风热配大椎、尺泽。针用泻法，每日或隔日治疗1次。

内伤：肺俞、中府、太渊、三阴交；痰湿配丰隆；肝火犯肺配行间、鱼际；肺阴亏虚配膏肓；痰中带血配孔最。嗽针用平补平泻或补法，每日或隔日治疗1次。

五、预防调摄

1. 调饮食，慎起居　养成良好的养生饮食习惯，戒除烟酒，忌食辛辣之品，以免伤阴化热。

2. 忌食肥甘厚味之品　以免脾气运化不利，蕴湿生痰。

3. 适当锻炼　对慢性久咳患者，应嘱咐其进行适当的体育锻炼。

第二节　哮　病

哮病是一种发作性的痰鸣气喘疾患，《金匮要略》中记载哮病“喉中水鸡声”。临床上哮病以喉中哮鸣有声，呼吸气促困难，甚则喘息不能平卧为特征。《内经》中暂无哮病病名的记载，但有“喘鸣”之类的描述，与本病的发作特点相似。《金匮要略》将本病称为“上气”，描述了疾病的典型症状以及给出了治疗方药，从病理上将其归属于痰饮病中的“伏饮”，堪称后世顽痰伏肺为哮病夙根的渊薮。《诸病源候论》称本病为

“呷嗽”，明确指出本病病理为“痰气相击，随嗽动息，呼呷有声”，治疗“应加消痰破饮之药”。元代朱丹溪首创“哮喘”病名，阐明病机专主于痰，提出“未发以扶正气为主，既发以攻邪气为急”的治疗原则，不仅把本病从笼统的“喘鸣”“上气”中分离出来，成为一个独立的病名，而且确定了本病的施治要领。明代《医学正传》进一步对哮与喘作了明确的区别。后世医家鉴于哮必兼喘，故一般通称“哮喘”，为与喘病区分故定名为“哮病”。西医学将本病称为支气管哮喘和喘息性支气管炎。

一、中医病因病机

哮病多由精气的运化和输布功能失常，宿痰内伏于肺而产生，哮病的病理因素以痰为主，痰是在脏腑精气运化功能失调的情况下机体代谢异常而产生的病理产物，素体元气虚弱，抗邪能力减弱，或复加外感六淫、饮食不节、情志过激、劳倦过度等因素而诱发。发病前可有喷嚏、鼻塞等先兆。亦有骤然起病而无先兆者。

其病位在肺，涉及脾肾。肺主气，司呼吸，上通气道、咽喉而开窍于鼻。“肺为贮痰之器”，若肺有宿痰，必为诱因所触发，以致痰气交阻，壅塞气道，导致气机不通，肺失宣肃，喘促痰鸣，发为哮病，故哮病的主要病位在肺。肺与脾、肾关系密切，脾为气血生化之源，并且对水谷精微的吸收有着颇为重要的影响。若吸收的精气无法正常上乘于肺，则肺气不足；肺与脾、肾生理上相互资生，病理上也互有影响。脾为生痰之源，痰伏于肺，便可成为发病的夙根。而肺为气之主，肾为气之根，亦为全身精气之本，若哮病日久，肺虚及肾，肺虚不能主气，肾虚不能助肺纳气，每可加重发作。此外，哮病反复发作，则精气功能不能正常行使，日久则痰瘀互结，病及于心。

1. **脏气虚弱** 精化气从而促进脏腑功能的代谢活动是精产生作用的主要形式，所以精是气的储备形式，气是精功能的表现形式。若患者禀赋薄弱，则易受邪侵，如婴幼儿患哮病者多因于此，其脏气虚弱多，精气储存不足，以肾虚为主。此外，病后体弱，伤于肺脾肾之精气，运化受限，致痰饮留伏，成为宿根。

2. **外邪侵袭** 肺开窍于鼻，外合皮毛，与外界气候有密切的关系。卫气行于脉外，若卫气不足而外邪偏盛，则易发病。哮病属于肺系疾患，故在气候突变，由热转寒之时，深秋寒冬季节，发病率较高。其中分为：①外感风寒、风热或暑湿等邪气，未能及时表散，邪蕴于肺，影响精气的输布，气不布津，聚液成痰。②嗅吸外界的花粉、烟尘、异味气体等，致使肺之气宣肃失常，津聚痰生。

3. **饮食不当** 过食生冷，伤及脾阳，脾阳伤则精气难以正常运行，津液凝聚，寒饮内生；嗜食酸咸肥甘厚味，使气机不畅，痰热内蕴；进食海膻鱼蟹虾等，引动宿痰而发病。

4. **情志失调、劳倦所伤** 情志抑郁，惊恐恼怒，或月经期前，或剧烈运动后，劳累乏之力，皆可致气机失调，肺失宣肃而发病。

二、诊断要点

1. 呈发作性，发无定时，以夜间为多，但有个体差异，发作与缓解均迅速，多为突然而起，或发作前有鼻塞、喷嚏、咳嗽、胸闷等先兆。每因气候变化、饮食不当、情志失调、疲乏等因素而诱发。

2. 发作时喉中哮鸣有声，呼吸困难，甚则张口抬肩，不能平卧，或口唇指甲紫绀。

3. 哮病的发作常有明显的季节性，一般发于秋初或冬令者居多，其次是春季，至夏季则缓解。但也有常年反复发作者。

4. 缓解期可有轻度咳嗽、咯痰、呼吸急迫等症状，但也有毫无症状者；久病患者，缓解期可见咳嗽、咯痰、自汗、短气、疲乏、腰膝酸软等症状。

5. 大多起于童稚之时，有反复发作史，有过敏史或家族史。

6. 发作时，两肺可闻及哮鸣音，或伴有湿啰音。

7. 外周血嗜酸性粒细胞可增高，痰液涂片可见嗜酸性粒细胞。

8. 胸部X线检查一般无特殊改变，久病可见肺气肿影像改变，查体可见肺气肿体征。

三、辨证论治

（一）发作期

1. 冷哮证

证候：喉中哮鸣如水鸡声，呼吸急促，喘憋气逆，胸膈满闷如塞，咳不甚，痰少咯吐不爽，色白而多泡沫，口不渴或渴喜热饮，形寒怕冷，天冷或受寒易发，面色青晦，舌苔白滑，脉弦紧或浮紧。

治法：宣肺散寒，化痰平喘。

方药：射干麻黄汤或小青龙汤加减。痰涌喘逆不能平卧者，加葶苈子、紫苏子、杏仁泻肺降逆平喘。若表寒里饮，寒象较甚者，可用小青龙汤解表化痰，温肺平喘。若痰稠胶固难出，哮喘持续难平者，加猪牙皂、白芥子豁痰利窍以平喘。

2. 热哮证

证候：喉中痰鸣如吼，喘而气粗息涌，胸高胁胀，咳呛阵作，咯痰色黄或白，黏浊稠厚，排吐不利，口苦，口渴喜饮，汗出，面赤，或有身热，舌苔黄腻、质红，脉滑数或弦滑。

治法：宣肺清热，化痰定喘。

方药：定喘汤或越婢加半夏汤加减。若痰稠胶黏，酌加知母、浙贝母、海蛤粉、瓜蒌、胆南星之类以清化热痰。气息喘促，加葶苈子、地龙泻肺清热平喘。内热壅盛，加石膏、金银花、鱼腥草以清热。大便秘结，加大黄、芒硝通腑利肺。表寒里热，加桂枝、生姜兼治表寒。

3. 寒包热哮证

证候：喉中鸣息有声，胸膈烦闷，呼吸急促，喘咳气逆，咯痰不爽，痰黏色黄，或黄白相兼，烦躁，发热，恶寒，无汗，身痛，口干欲饮，大便偏干，舌苔白腻罩黄，舌尖边红，脉弦紧。

治法：解表散寒，清化痰热。

方药：小青龙加石膏汤或厚朴麻黄汤加减。若病久热盛伤阴，痰热不净，虚实夹杂，气急难续，咳呛痰少质黏，口燥咽干，烦热颧红，舌红少苔，脉细数者，又当养阴清热，敛肺化痰，可用麦门冬汤。偏于肺阴不足者，酌加沙参、冬虫夏草、五味子、川贝母；肾虚气逆，酌配地黄、山萸肉、胡桃肉、紫石英、诃子等补肾纳气定喘。

4. 风痰哮证

证候：喉中痰涎壅盛，声如拽锯，或鸣声如吹哨笛，喘急胸满，但坐不得卧，咯痰黏腻难出，或为白色泡沫痰液，无明显寒热倾向，面色青暗，起病多急，常倏忽来去。舌苔厚浊，脉滑实。

治法：祛风涤痰，降气平喘。

方药：三子养亲汤加味。大便不通时可加大黄、芒硝以通腑泻实；痰多难咳，亦可加葶苈子、厚朴、杏仁行气肃肺化痰。

5. 虚哮证

证候：喉中哮鸣如鼾，声低，气短息促，动则喘甚，发作频繁，甚则持续喘哮，口唇爪甲青紫，咯痰无力，痰涎清稀或质黏起沫，面色苍白或颧红唇紫，口不渴或咽干口渴，形寒肢冷或烦热，舌质淡或偏红，或紫暗，脉沉细或细数。

治法：补肺益气，纳肾化痰。

方药：平喘固本汤加减。若久病正虚，发作时邪少虚多，肺肾两亏，痰浊壅盛，甚至出现张口抬肩，鼻煽气促，面青，汗出，肢冷，脉浮大无根等喘脱危候者，当参照喘病之喘脱救治。

（二）缓解期

1. 肺脾气虚证

证候：气短声低，喉中时有轻度哮鸣，痰多质稀，色白，自汗，怕风，常易感冒，倦怠无力，食少便溏，舌质淡，苔白，脉细弱。

治法：健脾益气，培土生金。

方药：六君子汤加减。若形寒肢冷便溏者，可加干姜、桂枝以温脾化饮，甚者加附子以振奋脾阳。脾肺两虚者，可与玉屏风散配合应用。

2. 肺肾两虚证

证候：短气息促，动则为甚，吸气不利，咯痰质黏起沫，脑转耳鸣，腰酸腿软，心慌，不耐劳累；或五心烦热，颧红，口干，舌质红少苔，脉细数；或畏寒肢冷，面色苍白，舌苔淡白、质胖，脉沉细。

治法：补充肺气，益肾填精。

方药：生脉地黄汤合金水六君煎加减。阳虚明显者，肾气丸加补骨脂、淫羊藿、鹿角片；阴虚明显者，七味都气丸加麦冬、当归、龟胶。肾虚不能纳气者，胡桃肉、冬虫夏草、紫石英等补肾纳气之品随证加入，喘甚时予人参蛤蚧散。有痰者，酌加紫苏子、半夏、橘红、贝母等以化痰止咳。

四、其他治疗

1. 中成药

（1）小青龙颗粒　用于冷哮者。一次1袋，一日3次。

（2）蛇胆川贝液　用于热哮者。一次1支，一日2次。

（3）小青龙颗粒加石膏颗粒　用于寒包热哮者。一次1袋，一日3次。

（4）蛤蚧定喘胶囊　用于肾精亏虚者。一次3粒，一日2次。

（5）祛痰止咳胶囊　用于风痰哮者。一次4粒，一日2次；小儿酌减。

（6）慢支固本颗粒　用于肺脾气虚者。一次1袋，一日2次。

（7）麦味地黄丸　用于肺肾两虚者。水蜜丸一次6g，小蜜丸一次9g，大蜜丸一次1丸，一日2次。

2. 外治法

（1）穴位敷贴　①白芥子、延胡索各30g，细辛、甘遂各10g，共研末，姜汁调匀，先用麝香将局部擦红，然后将药贴于肺俞，心俞，膈俞，每次贴4～6小时。②鲜大葱60g，生姜、陈皮、灯心草各20g，先将后三味药研末，再加大葱共捣如泥，烘热，贴于大椎，肺俞（双侧），天突。③取肺俞、膏肓、膻中、定喘。用白芥子30g，甘遂15g，细辛15g，共为细末，用生姜汁调成膏状，30～90分钟后去掉，以局部红晕微痛为度。三伏天贴敷为佳。

（2）拔罐　取肺俞、中府、大椎、定喘、膏肓、肾俞、膻中。常规拔罐。

3. 针灸治疗

（1）针刺　冷哮选穴：肺俞、膻中、中脘、列缺。热哮选穴：定喘、璇玑、丰隆、鱼际。发作期每日治疗1～2次，缓解期每日或隔日治疗1次。

（2）耳针　取对屏尖、肾上腺、气管、肺、皮质下、交感。每次选用3～5穴，毫针刺法。发作期每日1～2次；缓解期用弱刺激。每周2次。

（3）穴位埋线　取肺俞、定喘、膻中。三角针埋线法。

五、预防调摄

1. 避免接触刺激性气体及易致过敏的灰尘、花粉、食物、药物和其他可疑异物。

2. 宜戒烟酒，饮食宜清淡而富营养，忌生冷、肥甘、辛辣、海膻发物等，以免伤脾生痰。

3. 防止过度疲劳和情志刺激。鼓励患者根据个人身体情况，选择太极拳、内养功、八段锦、散步或慢跑、呼吸体操等方法长期锻炼，增强体质，预防感冒。

4. 哮病发作时，尚应密切观察哮鸣、喘息、咳嗽、咯痰等病情的变化，哮鸣咳嗽痰多、痰声辘辘或痰黏难咯者，用拍背、雾化吸入等法，助痰排出。对喘息哮鸣，心中悸动者，应限制活动，防止喘脱。

第三节　喘　证

喘证是指由于外感或内伤，导致肺失宣降，肺气上逆或气无所主，肾失摄纳，以致呼吸困难，甚则张口抬肩，鼻翼扇动，不能平卧等为主要临床特征的一种病证。严重者可由喘致脱出现喘脱之危重证候。最早记载喘证的中医文献为《内经》，其对喘病有较多论述。如《灵枢·五阅五使》说："故肺病者，喘息鼻张。"《素问·举痛论》又说："劳则喘息汗出。"都是对喘证的准确描述。西医支气管炎、支气管哮喘等可参照本节论治。

一、中医病因病机

喘病的病因复杂，外邪侵袭、饮食不当、情志失调、劳欲久病等均可成为喘病的病因，引起肺失宣降，肺气上逆或气无所主，肾失摄纳便成为喘病。

（一）病因

喘证的成因虽然很多，但概要而言，不外乎外感与内伤两方面，外感因人体精气不足，卫气功能减弱，加之外感六淫侵袭，内伤可由饮食不当，情志所伤，劳欲久病导致精气生化和输布受阻所致。有邪者为实，因邪壅于肺，肺气宣降失司，无邪者属虚，因肺不主气，肾不纳气所致。

1. **外邪侵袭** 外感风寒或风热之邪，人体精气不足，卫气功能缺乏，未能及时表散，邪蕴于肺，阻遏肺气，肺气不得宣降，因而上逆作喘。

2. **饮食不当** 恣食生冷、肥甘，或嗜酒伤中，脾失健运，精气输布异常，痰浊内生；或急慢性疾患影响于肺，致肺气受阻，气化失常，津液失布，津凝痰生，痰浊内蕴，上阻肺气，肃降失常，发为喘促。

3. **情志失调** 所欲不遂，忧思气结，气升、降、出、入受阻，肝失调达，气失疏泄，肺气郁闭，或郁怒伤肝，肝气上逆于肺，肺气不得肃降，升多降少，气逆而喘。

4. **劳欲久病** 如肺系久病，或久咳伤肺，或久病脾气虚弱，肺失充养，肺之气阴不足，以致气失所主而喘促。若久病迁延，精气的生化和输布长时间受阻，由肺及肾，或劳欲伤肾，精气内夺，肺之气阴亏耗，不能下荫于肾，肾之真元伤损，气失摄纳，上出于肺，出多入少，逆气上奔为喘。若肾阳衰弱，肾不主水，水邪上犯，干肺凌心，肺气上逆，心阳不振，亦可致喘，此属虚中夹实之候。

（二）病机

喘证的病位主要在肺和肾，涉及肝脾。病理性质有虚实之分，《医学心悟》云：“外感之喘，多出于肺；内伤之喘，未有不由于肾者。”由于致喘原因不一，故其病理性质有虚实不同。

1. 实喘在肺，为外邪，痰浊、肝郁气逆，邪壅肺气，精气正常功能受阻，输布不利，肺气失宣所致。

2. 虚喘责之肺肾两脏，因精气不足，气阴亏损而致肺肾出纳失常，且尤以肾虚为主。

3. 实喘病久伤正，由肺及肾，或虚喘复感外邪，或夹痰浊，则病情虚实错杂，此时不仅精气偏虚，且有实邪，精气功能愈发受阻，每多表现为邪气壅阻于肺气（上盛），肾精气亏损于下（下虚）的上盛下虚证，临床表现即有喘咳气急、痰多，胸中滞闷等痰气壅肺的证候，又见气息短促、呼多吸少、动则喘甚等肾不纳气的征象。

二、诊断要点

1. 以喘促气逆，呼吸困难，甚至张口抬肩，鼻翼煽动，不能平卧，口唇发绀为特征。

2. 多有慢性咳嗽、哮病、肺痨、心悸等病史，每遇外感及劳累而诱发。

3. 两肺可闻及干湿性啰音或哮鸣音。

4. 实验室检查支持引起呼吸困难、喘促的西医有关疾病的诊断，如肺部感染有血白细胞总数及中性粒细胞升高，或 X 线胸片有肺纹增多或有片状阴影等依据。

三、辨证论治

（一）实喘

1. 风寒壅肺证

证候：喘息，呼吸气促，胸部胀闷，咳嗽，痰多稀薄色白，兼有头痛，鼻塞，无汗，恶寒，或伴发热，口不渴，舌苔薄白而滑，脉浮紧。

治法：疏散风寒，宣肺行气。

方药：麻黄汤加减。若得汗而喘不平，可用桂枝加厚朴杏仁汤和营卫，利肺气。若素有寒饮内伏，复感客寒而引发者，可用小青龙汤发表温里。若寒邪束表，肺有郁热，或表寒未解，内已化热，热郁于肺，而见喘逆上气，息粗鼻煽，咯痰黏稠，并伴形寒身热，烦闷口渴，有汗或无汗，舌质红，苔薄白或黄，脉浮数或滑者，用麻杏石甘汤解表清里，宣肺平喘，还可加黄芩、桑白皮、瓜蒌、葶苈子、射干等以助其清热化痰。

2. 痰热郁肺证

证候：喘咳气涌，胸部胀痛，痰多黏稠色黄，或夹血色，伴胸中烦热，面红身热，汗出口渴喜冷饮，咽干，尿赤，或大便秘结，苔黄或腻，脉滑数。

治法：清热化痰，行气宣肺。

方药：桑白皮汤加减。若痰多黏稠，加瓜蒌、海蛤粉清化痰热；喘不得卧，痰涌便秘，加葶苈子、大黄涤痰通腑；痰有腥味，配鱼腥草、金荞麦根、蒲公英、冬瓜子等清热解毒，化痰泄浊；身热甚者，加生石膏、知母、金银花等以清热。

3. 痰浊阻肺证

证候：喘而胸满闷窒，甚则胸盈仰息，咳嗽痰多黏腻色白，咳吐不利，兼有呕恶纳呆，口黏不渴，苔厚腻色白，脉滑。

治法：肃降肺气，化痰降逆。

方药：二陈汤合三子养亲汤加减。若痰浊夹瘀，见喘促气逆，喉间痰鸣，面唇青紫，舌质紫暗，苔腻浊者，可用涤痰汤，加桃仁、红花、赤芍、水蛭等涤痰祛瘀。

4. 肝气乘肺证

证候：每遇情志刺激而诱发，发病突然，呼吸短促，息粗气憋，胸闷胸痛，咽中如窒，咳嗽痰鸣不著，喘后如常人，或失眠、心悸，平素常多忧思抑郁，苔薄，脉弦。

治法：开郁降气。

方药：五磨饮子加减。应用本方时，还可在原方基础上加柴胡、郁金、青皮等疏肝理气之品以增强解郁之力。若气滞腹胀，大便秘者又可加用大黄以降气通腑，即六磨汤之意。伴有心悸、失眠者，加百合、酸枣仁、合欢花等宁心安神。精神恍惚，喜悲伤欲哭，宜配合甘麦大枣汤宁心缓急。本证宜劝慰患者心情开朗，配合治疗。

（二）虚喘

1. 肺气虚证

证候：喘促短气，气怯声低，喉有鼾声，咳声低弱，痰吐稀薄，自汗畏风，极易感冒，舌质淡红，脉软弱。

治法：补肺益气。

方药：补肺汤合玉屏风散加减。若寒痰内盛，加钟乳石、紫苏子、款冬花温肺化痰定喘。

若食少便溏，腹中气坠，肺脾同病，可与补中益气汤配合治疗。若伴咳呛痰少质黏，烦热口干，面色潮红，舌红苔剥，脉细数，为气阴两虚，可用生脉散加沙参、玉竹、百合等益气养阴。痰黏难出，加贝母、瓜蒌润肺化痰。

2. 肾气虚证

证候：喘促日久，气息短促，呼多吸少，动则喘甚，气不得续，小便常因咳甚而失禁，或尿后余沥，形瘦神疲，面青肢冷，或有跗肿，舌淡苔薄，脉微细或沉弱。

治法：补肾精，纳肾气。

方药：金匮肾气丸合参蛤散加减。若见喘咳，口咽干燥，颧红唇赤，舌红少津，脉细或细数，此为肾阴虚，可用七味都气丸合生脉散以滋阴纳气。如兼标实，痰浊壅肺，喘咳痰多，气急满闷，苔腻，此为“上实下虚”之候，治宜化痰降逆，温肾纳气，可用苏子降气汤加紫石英、沉香等。肾虚喘促，多兼血瘀，如面、唇、爪甲、舌质暗黑，舌下青筋显露等，可酌加桃仁、红花、川芎等活血化瘀。

3. 喘脱证

证候：喘逆甚剧，张口抬肩，鼻翼煽动，端坐不能平卧，稍动则喘剧欲绝，或有痰鸣，咳吐泡沫痰，心慌动悸，烦躁不安，面青唇紫，汗出如珠，肢冷，脉浮大无根，或见歇止，或模糊不清。

治法：扶阳固脱，镇摄肾气。

方药：参附汤合黑锡丹。若呼吸微弱，间断难续，或叹气样呼吸，汗出如洗，烦躁内热，口干颧红，舌红无苔，或光绛而紫赤，脉细微而数，或散或芤，为气阴两竭之危证，治应益气救阴固脱，可用生脉散加生地黄、山萸肉、龙骨、牡蛎以益气救阴固脱。若出现阴竭阳脱者，加附子、肉桂急救回阳。

四、其他治疗

1. 中成药

（1）通宣理肺丸　用于风寒闭肺者。水蜜丸1次7g，大蜜丸1次2丸，每日

2～3次。

（2）蛇胆川贝液　用于痰热遏肺者。1次1支，每日2次。

（3）桂龙咳喘宁胶囊　用于痰浊阻肺者。1次3粒，每日3次。

（4）济生肾气丸　用于水气凌心者。水蜜丸1次6g，小蜜丸1次9g，大蜜丸1次1丸，每日2～3次。

（5）加味逍遥丸　用于肝气乘肺者。1次6g，每日2次。

（6）玉屏风颗粒　用于肺气虚者。1次6～9g，每日2～3次。

（7）固肾定喘丸　用于肾气虚者。1次1.5～2.0g，每日2～3次。

（8）参附注射液　用于喘脱者。肌内注射，1次2～4mL，每日1～2次。

2. 外治法

穴位敷贴：①白芥子、延胡索各30g，细辛、甘遂各10g，共研末，姜汁调匀，先用麝香局部擦红，然后将药贴于肺俞、心俞、膈俞穴，每次贴4～6小时。②鲜大葱60g，生姜、陈皮、灯心草各20g，先将后三味药研末，再加大葱共捣如泥，烘热，贴于大椎，肺俞（双侧），天突。

3. 针灸治疗

实证：选列缺、尺泽、肺俞、中府、定喘穴等穴位以宣通肺气、降逆平喘。

虚证：主要选取相应的背俞穴，以调补肺、肾为主，可选取肺俞、膏肓、肾俞、太渊、太溪、足三里、定喘等。

五、预防调摄

1. 慎风寒，戒烟酒，饮食宜清淡，忌食辛辣刺激及甜黏肥腻之品。

2. 调畅情志，因情志致喘者，尤须怡情悦志，避免不良刺激。加强体育锻炼，提高机体的抗病能力等有助于预防喘病的发生。

3. 喘病发生时，应卧床休息，或取半卧位休息，充分吸氧。

4. 密切观察病情的变化，保持室内空气新鲜，避免理化因素刺激，做好防寒保暖，饮食应清淡而富营养，消除紧张情绪。

第四节　肺　痨

“肺痨”是以咳嗽、咯血、潮热、盗汗及身体逐渐消瘦为主要表现的病证。由痨虫感染肺脏所致，具有一定的传染性。别名“尸注”“虫疰”“劳疰”“传尸”“鬼疰”“骨蒸”“劳嗽”“痨瘵”等。由于本病临床表现及传染特点与西医学肺结核基本相同，故如今中医之“肺痨”亦被称作肺结核，可参照本节辨证论治。

一、中医病因病机

“肺者，气之本也”，肺不仅是营气、卫气、宗气和元气生成的主要来源之一，也是诸气布散和运行的主要动力之一。若肺脏本体虚弱，或其他脏器病变耗伤肺气，导致机体卫外功能不强，则“痨虫”极易犯肺，侵蚀肺体，而致发病。痨虫袭肺最易伤及阴精，精伤则上不能润肺金，下不能滋肾水，导致虚火妄生，临床上可见盗汗、干咳、咽燥、痰中带血等肺肾阴精不足的症状。阴精不能上承，涵养心阴，虚火扰动心神，可见心烦、失眠、急躁易怒等症状。疾病发展后期，阴精亏损日久，累及阳气致生化不足或无所依附而耗散，在阴虚的基础上发展为阴阳两虚，可见唇紫、肢冷、形寒、五更泄泻等临床表现。

从“痨虫”侵犯的病变部位而言，主要在肺，基本病机为阴精亏虚，发展与脾、肾两脏的关系尤为密切，同时也可涉及心肝。后期多发展为肺、脾、肾三脏同病。

1. **外因** 痨虫感染是发病的唯一外因。陈言《三因极一病证方论·痨瘵诸证》中指出“诸证虽曰不同，其根多有虫”。许叔微《普济本事方·诸虫飞尸鬼注》提出“肺虫居肺叶之内，蚀人肺系，故成瘵疾”，明确指出“肺虫”即“痨虫”感染是本病外因。

2. **内因**

（1）先天禀赋不足 主要因肾中所藏先天之精不足，不能濡养脏腑，脏腑虚羸，易感痨虫以致病。清·沈金鳌《杂病源流犀烛·虚损痨瘵源流》中也曾记载：“虚损痨瘵，真元病也。”

（2）劳倦伤脾 脾与肺五行属于相生关系，在生理上相互作用，病理上相互影响。因此，当脾病变时，可影响到肺，即所谓的“母病及子”；脾胃为水谷之海，气血生化之源，脏腑经络之根，为“后天之本”，脾伤则气血生化乏源，正虚无力御邪，而致肺痨。

（3）酒色过度 酒色无制，耗损精血，正虚受感。正如《名医杂著》所云：“男子二十前后，色欲过度，耗伤精血，必生阴虚火动之病。”其指出青壮之年，摄生不当者，最易感染发病。

（4）忧思过度 肺在志为忧，脾在志为思，忧思过度伤及心神。神明受扰可影响各脏器组织的生理功能，脏腑不和，痨虫直入肺腑，发为肺痨。

二、诊断要点

1. 初期仅感疲劳乏力，干咳，食欲不振，形体逐渐消瘦，病重者可出现咳（咯）血，潮热，颧红，盗汗，形体明显消瘦等症。

2. 常有与肺痨者密切接触史。

3. 病灶部位呼吸音减弱，或闻及支气管呼吸音及湿啰音。

4. 痰液涂片、浓缩或培养，结核菌多呈阳性。

5. 血沉增快。

6. 结核菌素皮试呈强阳性。

7. X 线摄片示肺部可见结核病灶，必要时可作 X 线断层摄片。

三、辨证论治

1. 肺阴亏损证

证候：干咳咳声短促，或咳少量黏痰，或痰中带血丝或血点，色鲜红，胸部隐隐闷痛，午后手足心热，皮肤干灼，口干咽燥，或有轻微盗汗；舌边尖红，苔薄，脉细或兼数。

治法：滋阴润肺。

方药：月华丸加减。若咳嗽频而痰少质黏者，可酌加甜杏仁、贝母、海蛤壳、竹茹；痰中带血较多者，宜加白及、仙鹤草、白茅根、藕节等；若低热不退，可配银柴胡、地骨皮、功劳叶、胡黄连等；若久咳不已，声音嘶哑者，加诃子皮、木蝴蝶、凤凰衣等。

2. 气阴耗伤证

证候：咳嗽无力，气短声低，咳痰清稀色白，偶或夹血，或咯血，血色淡红，午后潮热，伴有畏风、怕冷，自汗与盗汗并见，纳少神疲，便溏，面色㿠白，颧红；舌质光淡、边有齿印，苔薄，脉细弱而数。

治法：益气养阴。

方药：保真汤加减。若咳嗽痰白者，可加姜半夏、橘红等；咳嗽痰稀量多，可加白前、紫菀、款冬花、紫苏子；咯血色红量多者，加白及、仙鹤草、地榆等；若骨蒸盗汗者，酌加鳖甲、牡蛎、五味子、地骨皮、银柴胡等；如纳少腹胀，大便溏薄者，加扁豆、薏苡仁、莲肉、山药、谷芽等。

3. 阴阳虚损证

证候：咳逆喘息少气，咳痰色白，或夹血丝，血色暗淡，潮热，自汗，盗汗，声嘶或失音，面浮肢肿，心慌，唇紫，肢冷，形寒，或见五更泄泻，口舌生糜，大肉尽脱，男子滑精、阳痿，女子经少、经闭；舌质光淡隐紫，少津，脉微细而数，或虚大无力。

治法：滋阴补阳。

方药：补天大造丸加减。若肾虚气逆喘息者，配冬虫夏草、蛤蚧、紫石英、诃子；

心悸者加柏子仁、龙齿、丹参；见五更泄泻，配煨肉豆蔻、补骨脂；阳虚血瘀，唇紫水停肢肿者，加红花、泽兰、益母草、北五加皮。

四、其他治疗

1. 中成药

（1）骨痨敌注射液　成分为三七、黄芪、骨碎补、乳香、没药。有益气养血、补肾壮骨、活血化瘀的功效，用于骨结核、淋巴结核、肺结核等各种结核病以及瘤型麻风病等症。一次 2～4mL，一日 1～2 次。

（2）复方柳菊片　由旱柳叶、野菊花、白花蛇舌草组成。有清热解毒的功效，主要用于肺结核的治疗。一次 4 片，一日 3 次或遵医嘱。

（3）抗痨胶囊　由矮地茶、百部、穿破石、五指毛桃、白及、桑白皮组成。有散瘀止血、祛痰止咳的功效，主治肺虚久咳，痰中带血，主要用于肺痨的治疗。一次 3 粒，一日 3 次。

（4）猫爪草胶囊　成分为猫爪草。有清火散结、消肿的功效，用于瘰疬、淋巴结核未溃者、肺结核等症。一次 4～6 粒，一日 3 次。

（5）抗痨丸　由矮地茶、百部、桑白皮、穿破石等药味组成。有活血止血、散瘀生新的功效，主治浸润型肺结核，痰中带血。一次 1 丸，一日 3 次。

（6）芪贝胶囊　由黄芪、冬虫夏草、蛤蚧、川贝母等药味组成。有养阴益气、调补肺肾的功效，主治肺痨气阴两虚证，证见：咳嗽，咯血，潮热，乏力，盗汗等。一次 10 粒，一日 3 次。

（7）优福宁胶囊　成分为狼毒提取物。为抗结核药，主治各型肺结核，也用于各类结核，尤适用于对某些抗结核药过敏者。一次 4～5 粒，一日 3～4 次。

2. 外治法

艾灸膏肓、腰眼、百劳、肺俞、气海、中府、膻中、关元、足三里等穴；脾俞、肺俞、肾俞使用中医定向透药法。

3. 针灸治疗

（1）肺阴亏损者　选肺俞、尺泽、中府、膏肓俞；咯血者配孔最、鱼际。膏肓俞用补法，其余各穴用平补平泻法。

（2）阴虚火旺者　选大椎、太溪、孔最、三阴交；经闭配血海，遗精滑泄配关元，心烦不寐配神门、复溜。大椎用泻法，其余各穴用平补平泻法。

（3）气阴耗伤者　选肺俞、脾俞、足三里、太溪；潮热配大椎、间使，盗汗配阴郄、后溪，便溏配天枢、气海；太溪用平补平泻法，其余各穴用补法。

五、预防调摄

1. **重饮食**　切忌食用辛辣、刺激类食物，以免动火燥气伤及人体津液，加重病情，如葱、姜、辣椒等物。

2. **节起居**　患者顺应一日阴阳气机的变化，早睡增加夜间阴气收敛的力量，以助人体滋阴潜阳，增强肺脏的功能。

3. **适锻炼**　疾病初期应尽量避免剧烈活动以助长阳气，造成热邪更甚，应以休息静养为主，减少人体的消耗，默默养阴潜阳。

4. **畅情志**　进行必要的心理调节，配合积极的药物治疗，加快患者的恢复。

5. **慎寒暑**　肺为“娇脏”，最易感受外邪，且肺主皮毛，皮毛受外来之邪亦内传至肺。故对于四季寒热更替，外界气机变化，要加强日常生活护理，以免感受外邪而加重病情。

第十二章
脾胃病证

第一节 痞满

痞满又称“胃痞”，是以自觉心下痞塞，触之无形，按之柔软，压之无痛为主要症状的病证。临床主要表现为上腹胀满不适。痞满病名首见于张仲景的《伤寒论》中，张仲景创制半夏泻心汤治疗寒热错杂之痞证，其主要见于误下导致的邪热内陷、脾胃受伤、湿浊蕴聚之胃痞。痞满多见于西医的消化系统疾病中，最常见于慢性胃炎、胃下垂和功能性消化不良等疾病。

一、中医病因病机

本病病位在胃，与肝、脾功能失调密切相关。本病初期以实证为主，多与肝胃相关，多由胃气阻滞和肝气郁滞乘逆所致。胃痞日久，由实转虚，多由脾胃气虚，胃津不足，精气不足所致，津液和水谷精气同出一源，而神又依附于精气而存在，故胃痞的病机可归结于精气神功能失用之故。

1. **邪气犯胃，胃气阻滞** 多由邪气内陷，气滞于胃脘，导致脾胃之气升降失调，纳运功能失职，清阳不升，浊阴不降，水谷之精阻滞于中焦导致痞满。

2. **湿热内生，脾胃气滞** 平素饮食不节，喜食生冷黏腻肥甘厚味等物，导致痰热内生，气机阻滞，脾胃功能升降失司。

3. **肝气郁结，肝气乘逆** 情志不舒，郁怒伤肝，导致肝气犯逆脾胃影响脾胃气机升降；或郁郁寡欢，所愿不遂，致使肝气郁结，气机郁滞而发为痞满。

4. **脾胃虚弱，精气失养** 素体虚弱或大病久病失去调养，致脾胃虚弱、运化无力，导致中焦升降无力，纳运功能不足，气血生化不足而发为虚痞。

5. **湿热中阻，脾胃气虚** 素体脾胃虚弱，而又感湿热之邪；或脾胃虚弱运化失职饮食内停，郁而化热，导致中焦虚实夹杂，寒热错杂，气机升降失职发为痞满。

二、诊断要点

1. 以胃脘痞塞，满闷不舒为主要临床表现，其痞按之柔软，压之不痛，视之无胀大之形。

2. 常伴有胸膈满闷，饮食减少，得食则胀，嗳气则舒等症。

3. 发病和加重常与饮食、情志、起居、冷暖失调等诱因有关。

4. 纤维胃镜检查、消化道钡餐检查、碳 14 呼气试验等检查有助于本病的诊断。

三、辨证论治

痞满的治疗主要从脾胃着手，兼顾肝脏，以聚精、行气、养气为治疗原则。起病初期，多为实证，病多在肝、胃，治疗以调和肝胃，行气为主；痞证日久，或年老而体弱者，病多在脾，虚证或虚实夹杂证占多数，治以补气填精养神为先，兼顾行气。

1. 邪气犯胃，胃气阻滞证

证候：多见于气候突变。症见自觉心下痞塞，胸膈胀满，恶寒发热，周身疼痛，大便溏，舌淡苔白，脉浮紧。

治法：解表散寒，温中行滞。

方药：理中丸加减。周身疼痛较甚者，加桂枝、川芎等；纳食少，加山楂、炒麦芽等。

2. 湿热内生，脾胃气滞证

证候：多见于饮食不节患者。症见脘腹痞满不舒，口干口苦，纳呆，恶心呕吐，小便短黄，舌红，苔黄厚腻，脉滑。

治法：清热化湿，理气和中。

方药：连朴饮加减。痰湿甚者，加枳实、桔梗等；热象较重者，加竹茹、黄连等。

3. 肝气郁结，肝气乘逆证

证候：多见于性格急躁者。症见脘腹痞满，嗳气少食，口苦，心烦易怒，舌淡红，苔白，脉弦。

治法：疏肝解郁，健脾行气。

方药：逍遥散加减。气郁明显者，加郁金、枳实等；气郁化火者，加栀子、牡丹皮等。

4. 脾胃虚弱，精气失养证

证候：多见体质较虚者或久病体虚者。症见脘腹痞满，喜温喜按，泛吐清水，食少纳呆，少气懒言，舌淡，苔薄白，脉弱。

治法：补气健脾。

方药：补中益气汤加减。四肢不温者，加附子、干姜等。

四、其他治疗

1. 中成药

（1）枳术宽中胶囊　用于脾虚气滞者，每次3粒，每日3次。

（2）四磨汤口服液　用于食滞气滞患者。每次20mL，每日3次。

（3）越鞠丸　用于中焦气滞患者。每次6～9g，每日2次。

（4）温胃舒胶囊　用于脾胃虚寒患者。每次3粒，每日2次。

（5）荆花胃康胶丸　用于寒热错杂患者。每次2粒，每日3次。

（6）胃苏颗粒　用于肝胃气滞患者。每次1袋，每日3次。

（7）枫蓼肠胃康颗粒　用于湿热中阻患者。每次1袋，每日3次。

2. 外治法　中药脐敷：方选沉香温胃丸（李东垣《内外伤辨惑论》）加减，将上述方剂制作成中药免煎颗粒，用生姜汁、蜂蜜调成糊饼状，大小约3cm×3cm，纳入脐（神阙穴），医用敷料固定。疗程：14日，每日1次，每次2小时。

3. 针灸治疗

（1）针刺　基于“六腑以通为用”中医理论进行针刺，取主穴：足三里、三阴交、中脘、内关、梁门。

（2）艾灸　灸气海、中脘、下脘、大横等穴位。

五、预防调摄

1. 强调心理治疗，避免过度紧张和焦虑情绪。

2. 改善生活习惯，避烟酒、浓茶、咖啡等生活习惯。

3. 少食多餐，避免一次性大量进食。

第二节　呕　吐

呕吐是指胃失和降，气逆于上，迫使胃中之物从口中吐出的一种病证。一般有物有声称之为呕，有物无声称之为吐，无物有声谓之干呕，临床呕与吐常同时发生，故合称为呕吐。呕吐的病名最早见于《内经》。张仲景在《金匮要略》中详细阐述了呕吐的脉证治疗。巢元方《请病源候论·呕哕病诸候》指出：“呕哕之病者，由脾胃有邪，谷气不治所为也，胃受邪气，逆则呕”。杨士瀛《仁斋直指方·呕吐》指出呕吐出于胃气之不和。根据本病的临床表现，呕吐可以出现于西医学的多种疾病之中，如神经性呕吐、急性胃炎、胃黏膜脱垂症、幽门痉挛、幽门梗阻、贲门痉挛、十二指肠壅积症等。其他如肠梗阻、急性胰腺炎、急性胆囊炎、尿毒症、心源性呕吐、颅脑疾病，表现以呕吐为主症时，亦可参考本节辨证论治，同时结合辨病处理。

一、病因病机

呕吐病位主要在胃，还与肝、脾有密切的关系。呕吐的发病机理总为胃失和降，胃气上逆。其病理表现不外虚实两类，实证因外邪、食滞、痰饮、肝气等邪气犯胃，虚证为脾胃气阴亏虚，最终导致气的升降失常，胃失和降，胃气上逆。实邪阻滞脾胃，或脾胃之气不足，升降失调，不能统摄，则水谷上逆，脏腑之精化生乏源，精亏则气愈衰，精气亏虚则难以化神而见神疲乏力，神荡又不能御气统精，水谷不归正路致呕吐。故呕吐病机与精气神关系密切。

1. **外邪犯胃，胃失和降**　感受风、寒、暑、湿、燥、火六淫之邪，或秽浊之气，侵犯胃腑，胃失和降，水谷随逆气上出，发生呕吐。

2. **饮食不节，伤胃滞脾**　饮食过量，暴饮暴食，多食生冷、醇酒辛辣、甘肥及不洁之食物，皆可伤胃滞脾，引起食滞不化，胃气不降，上逆而为呕吐。

3. **情志失调，肝气犯胃**　恼怒伤肝，肝失条达，横逆犯胃，胃气上逆；忧思伤脾，脾失健运，食停难化，胃失和降，均可发生呕吐。亦可因脾胃素虚，运化无力，水谷易于停留，偶因气恼，食随气逆，导致呕吐。

4. **病后体虚，精气不足**　脾胃素虚，或病后虚弱，劳倦过度，耗伤中气，胃虚不能盛受水谷，脾虚不能化生精微，食滞胃中，上逆成呕。

二、诊断要点

1. 以呕吐宿食、痰涎、水液或黄绿色液体，或干呕无物为主症，一日数次或数日一次不等，持续或反复发作，常伴有恶心、纳呆、泛酸嘈杂、胸脘痞闷等症状。

2. 本病常有饮食不节，过食生冷，恼怒气郁，或久病不愈等病史。

3. 必要时完善胃镜、上消化道钡餐透视、腹部B超、肾功能检查以明确病因。若患者暴吐，呈喷射状，应做头部CT或MRI，排除颅脑占位性病变，必要时结合化验血常规、尿淀粉酶、血淀粉酶。若呕吐不止，需检查电解质，了解有无电解质紊乱。育龄期妇女，应化验小便，查妊娠试验。

三、辨证论治

呕吐的治疗以和胃降逆为原则，结合具体症状辨证论治。偏于邪实者，治宜祛邪为主，邪去则呕吐自止，采用解表、消食、化痰、解郁等法，调气养神。偏于正虚者，治宜扶正为主，正复则呕吐自愈，采用健运脾胃、益气养阴等法，补气养精调神。虚实兼夹者当审其标本缓急而治之。

1. 饮食停滞，气机上逆证

证候：呕吐酸腐量多，或吐出未消化的食物，嗳气厌食，腹胀满，得食更甚，吐后反快，大便秘结或溏泄，气味臭秽；舌苔厚腻，脉滑实有力。

治法：消食化滞，和胃降逆。

方药：保和丸加减。因肉食而吐者，重用山楂；因米食而吐者，加谷芽；因面食而吐者，重用莱菔子，加麦芽；因酒食而吐者，加白蔻仁、葛花，重用神曲；因食鱼、蟹而吐者，加紫苏叶、生姜；因豆制品而吐者，加生萝卜汁。

2. 痰饮内阻，气机阻滞证

证候：呕吐物多为清水痰涎，或胃脘部如囊裹水，胸脘痞闷，纳食不佳，头眩，心悸，或逐渐消瘦，或呕而肠鸣；舌苔白滑而腻，脉沉弦滑。

治法：温化痰饮，行气和胃。

方药：小半夏汤合苓桂术甘汤加减。腹胀满，舌苔厚腻者，可加苍术、厚朴；脘闷不食者，加白蔻仁、砂仁；胸膈烦闷，口苦，失眠，恶心，呕吐者，可去桂枝，加黄连、陈皮。

3. 肝气犯胃，胃气上逆证

证候：呕吐吞酸，或干呕泛恶，胁胀痛，烦闷不舒，嗳气频频，每因情志不遂而发作或加重；舌边红，苔薄腻或微黄，脉弦。

治法：疏肝和胃，降逆止呕。

方药：四七汤加减。若胸胁胀满疼痛较甚，加川楝子、郁金、香附、柴胡；若呕吐酸水，心烦口渴，可加山栀子、黄连等；若兼见胸胁刺痛，或呕吐不止，诸药无效，舌有瘀斑者，可酌加桃仁、红花。

4. 脾胃虚寒，胃气不足证

证候：饮食稍多即欲呕吐，时发时止，食入难化，胸脘痞闷，不思饮食，面色白，倦怠乏力，四肢不温，口干不欲饮或喜热饮，大便稀溏；舌质淡，苔薄白，脉濡弱或沉。

治法：温中健脾，和胃降逆。

方药：理中丸加减。若呕吐较甚，加砂仁、半夏；若呕吐清水不止，可加吴茱萸、生姜；若久呕不止，呕吐之物未消化，汗出肢冷，腰膝酸软，舌质淡胖，可加制附子、肉桂等。

5. 胃阴亏虚证

证候：呕吐反复发作，或时作干呕，恶心，胃中嘈杂，似饥而不欲食，口燥咽干；

舌红少津，苔少，脉细数。

治法：滋养胃阴，和胃降逆。

方药：麦门冬汤加减。若呕吐较剧者，可加竹茹、枇杷叶；若口干，舌红，热甚者，可加黄连；大便干结者，加瓜蒌仁、郁李仁、火麻仁；伴倦怠乏力，纳差舌淡，加太子参、山药、薏苡仁。

四、其他治疗

1. 中成药

（1）藿香正气水　用于寒邪犯胃者。每次 10～20mL，每日 2 次。

（2）保和丸　用于食滞者，每次 8g，每日 3 次。

（3）木香顺气丸　用于肝气犯胃者。每次 8g，每日 3 次。

（4）香砂养胃丸　用于胃阳不足，湿阻气滞者。每次 8g，每日 3 次。

（5）附子理中丸　用于脾胃虚寒者。每次 8g，每日 3 次。

（6）摩罗丹　用于胃阴虚者。每次 8g，每日 3 次。

2. 外治法

（1）推拿　推揉脾经 100～300 次（约 3 分钟），健脾和胃。推板门穴 100～300 次（约 3 分钟），降逆止吐。按揉外劳宫穴 100～300 次（约 3 分钟），温阳散寒止吐。直推天柱穴 100～500 次（约 5 分钟），降逆止呕。

（2）按摩　顺时针按摩腹部 100～300 次（约 3 分钟），消食和胃，降逆止呕。或持续点按内关穴亦可降逆止呕。

（3）穴位敷贴　取陈醋、明矾、面粉适量，调成糊状，然后用以敷两足底涌泉穴，用布包扎固定，2 小时后除去药物，适用于各种呕吐。或生姜 12g，半夏 10g，共捣烂，入铁锅炒热后贴敷胃脘、脐中，适用于寒性呕吐。

3. 针灸治疗

（1）外邪犯胃　选中脘、足三里、内关、合谷、公孙，用泻法，祛邪解表、和胃降逆。

（2）饮食停滞　选内关、公孙、足三里、天枢、下脘，用泻法，消食化滞、和胃降逆。

（3）肝气犯胃　选中脘、足三里、内关、阳陵泉、太冲，用泻法，疏肝和胃降逆。

（4）脾胃实热　选内关、中脘、公孙、天枢、支沟、下脘，用泻法，清热导滞、和胃止呕。

（5）脾胃阴虚　选中脘、内关、阴陵泉、胃俞，用补法，滋阴养胃、降逆止呕。

（6）脾胃虚寒　选脾俞、胃俞、中脘、内关、足三里，补法加灸，温中健脾、和胃降逆。

五、预防调摄

1. **慎起居，强正气** 起居有常，生活有节，增强正气，避免风寒暑湿秽浊之邪的入侵。

2. **畅情志，调心神** 保持心情舒畅，避免精神刺激，对肝气犯胃者，尤当注意。

3. **调饮食，养胃气** 脾胃素虚患者，饮食不宜过多，同时勿食生冷瓜果等，禁服寒凉药物。若是胃中有热者，忌食肥甘厚腻、辛辣香燥、醇酒等，禁服温燥药物。

4. **察变化，慎服药** 对呕吐不止的患者，应卧床休息，密切观察病情变化。服药时，尽量选择刺激性气味小的，少量频服，并可加入少量生姜或姜汁，以免格拒难下，逆而复出。

第三节 便 秘

便秘是指粪便在肠内滞留过久，秘结不通，排便周期延长，或周期不长，但粪质干结，排出艰难，或粪质不硬，虽有便意，但便而不畅的病证。《内经》认为便秘与肾的关系密切。《伤寒杂病论》提出便秘当分阴阳，分为阳结和阴结两类。《金匮要略》记载脾约为胃强脾弱，脾不能为胃行其津液，以致大便干燥而坚，麻子仁丸主之。《圣济总录》将便秘病机概括为寒、热、虚、实四个方面。西医学的功能性便秘、肠易激综合征、肠炎恢复期肠蠕动减弱引起的便秘、直肠及肛门疾患引起的便秘、药物性便秘、分泌及代谢性疾病的便秘以及肌力减退所致的排便困难等，均可参照本节内容，并结合辨病处理。

一、中医病因病机

便秘的基本病机为大肠传导失常，与肺、脾、胃、肝、肾等脏腑的功能失调有关，主要是热结、气滞、寒凝、气血阴阳亏虚引起肠道传导失司所致。实邪阻滞肠道，或气虚大肠推动无力，或阴血亏虚无水行舟，均可导致便秘。而便秘不能推陈纳新，则精气化生无源愈衰，精气亏虚则难以化神，或因素体气血亏虚无源化神，均可导致神不足，神不足则无力司大肠传导。故便秘的发生，与精气神关系密切。

1. **感受外邪，凝滞胃肠** 外感寒邪可导致阴寒内盛，凝滞胃肠，失于传导，糟粕不行而成冷秘。若热病之后，肠胃燥热，耗伤津液，大肠失润，亦可致大便干燥，排便困难。

2. **饮食不节，损伤胃肠**　饮酒过多，过食辛辣肥甘厚味，导致肠胃积热，大便干结；或恣食生冷，致阴寒凝滞，胃肠传导失司，造成便秘。

3. **情志失调，气滞不达**　忧愁思虑过度，或久坐少动，每致气机郁滞，不能宣达，于是通降失常，传导失职，糟粕内停，不得下行，而致大便秘结。

4. **年老体虚，精气不足**　素体虚弱，或病后、产后及年老体虚之人，气血两亏，气虚则大肠传送无力，血虚则津枯肠道失润，甚则致阴阳俱虚，阴亏则肠道失荣，导致大便干结，便下困难，阳虚则肠道失于温煦，阴寒内结，导致便下无力，大便艰涩。或因精气亏虚，无源化神，神不足则无力司大肠传导。

二、诊断要点

1. 排便次数每周少于3次，或周期不长，但粪质干结，排出艰难，或粪质不硬，虽频有便意，但排便不畅。常伴腹胀、腹痛、口臭、纳差及神疲乏力、头眩心悸等症。

2. 本病常有饮食不节、情志内伤、劳倦过度等病史。

3. 必要时完善大便常规、潜血试验和直肠指检。完善腹部平片、结肠镜等检查可鉴别诊断。

三、辨证论治

便秘治疗上实证予以通泻，虚证予以滋补。属热结者宜泄热通腑，气滞者宜行气导滞，寒积者宜散寒通里，气虚者宜益气润肠，血虚者宜养血润燥，阴虚者宜滋阴润下，阳虚者宜温阳通便。

1. 气秘

证候：大便干结，或不甚干结，欲便不得出，或便后不爽，肠鸣矢气，嗳气频作，胁腹痞满胀痛；舌苔薄腻，脉弦。

治法：顺气导滞，降逆通便。

方药：六磨汤加减。若腹胀甚，可加厚朴、柴胡、莱菔子；若呕吐者，可加半夏、陈皮、代赭石；若情绪抑郁，加白芍、柴胡、合欢皮。

2. 气虚秘

证候：大便干或不干，虽有便意，但排出困难，用力努挣则汗出短气，便后乏力，面白神疲，肢倦懒言；舌淡苔白，脉弱。

治法：补脾益肺，润肠通便。

方药：黄芪汤加减。若脘腹胀满，舌苔白腻者，可加白扁豆、生薏苡仁；若腹胀纳少者，可加炒麦芽、砂仁。

3. **血虚秘**

证候：大便干结，面色无华，皮肤干燥，头晕目眩，心悸气短，健忘少寐，口唇色淡；舌淡苔少，脉细。

治法：养血益精，润燥通便。

方药：润肠丸加减。若面白，眩晕甚，加玄参、何首乌、枸杞子；若手足心热，午后潮热者，可加知母、胡黄连等。

4. **阴虚秘**

证候：大便干结，形体消瘦，头晕耳鸣，两颧红赤，心烦少寐，潮热盗汗，腰膝酸软；舌红少苔，脉细数。

治法：滋阴增液，润肠通便。

方药：增液汤加减。若口干面红，心烦盗汗者，可加白芍、玉竹；便秘干结如羊屎状，加火麻仁、柏子仁、瓜蒌仁；若胃阴不足，口干口渴者，可用益胃汤；若肾阴不足，腰膝酸软者，可用六味地黄丸；若阴亏燥结，热盛伤津者，可用增液承气汤。

5. **阳虚秘**

证候：大便干或不干，排出困难，小便清长，面色白，四肢不温，腹中冷痛，腰膝酸冷；舌淡苔白，脉沉迟。

治法：补肾温阳，润肠通便。

方药：济川煎加减。若寒凝气滞、腹痛较甚，加肉桂、木香温中行气止痛；胃气不和，恶心呕吐，可加半夏、砂仁和胃降逆。

四、其他治疗

1. **中成药**

（1）麻仁丸　用于热秘者。每次 9g，每日 2 次。

（2）四磨汤口服液　用于气秘者，每次 10mL，每日 3 次。

（3）芪蓉润肠口服液　用于气虚秘者，每次 10mL，每日 3 次。

（4）滋阴润肠口服液　用于阴虚秘者，每次 20mL，每日 2 次。

（5）苁蓉通便口服液　用于阳虚秘者，每次 20mL，每日 1 次，睡前或清晨服用。

2. **外治法**

（1）灌肠　如大承气汤等通便中药保留灌肠或清洁灌肠等。

（2）按摩　以脐为中心，在中下腹部作顺时针按摩 2 分钟，再用食指或中指按揉中脘、天枢、气海 1 分钟，每日数次。

（3）穴位敷贴　取大黄 5～10g，研为细末，醋调为稀糊状，放置于贴膏中心，贴双足心涌泉穴（或肚脐神阙穴），压紧，10～15 小时后取下，一般用药 2 次即见效。

3. **针灸治疗**

（1）热秘　选合谷、曲池、腹结、上巨虚清热生津。

（2）气秘　选中脘、气海、行间、阳陵泉疏肝理气。

（3）虚秘　选脾俞、胃俞、大肠俞、三阴交、足三里、关元补气养血。

（4）冷秘　选气海、照海、石关、肾俞、关元俞补肾助阳。

五、预防调摄

1. **调饮食，畅肠道**　注意饮食的调理，合理膳食，以清淡为主，多吃粗纤维的食物，勿过食辛辣厚味或饮酒无度。

2. **早如厕，成习惯**　嘱患者每早按时登厕，养成定时大便的习惯。

3. **畅情志，调心神**　保持心情舒畅，加强身体锻炼，特别是腹肌的锻炼，有利于胃肠功能的改善。

4. **服食饵，益精血**　可采用食饵疗法，如黑芝麻、胡桃肉、松子仁等分，研细，稍加白蜜冲服，对阴血不足之便秘，颇有功效。

第十三章 肝胆病证

第一节 胁痛

胁痛是以一侧或双侧胁肋部疼痛为主要临床表现的病证，是肝胆疾病的常见症状。肝为刚脏，喜条达而恶抑郁，可调畅人一身的气机，肝之为病，多为疏泄功能受阻，非郁即逆，又肝居胁下，故多表现为胸胁胀满作痛。

胁痛之名，最早见于《内经》。《灵枢·五邪》有云："邪在肝，则两胁中痛"，肝之经脉布于两胁，故肝病胁痛者常见。在《素问·脏气法时论》又提出："肝病者，两胁下痛引少腹，令人善怒。"《素问·举痛论》云："寒气客于厥阴之脉，厥阴之脉者，络阴器，系于肝，寒气客于脉中，则血泣脉急，故胁肋与少腹相引痛矣。"《素问·刺热论》也有"肝热病者，小便先黄……胁满痛"的记载，明确指出寒邪、肝热、善怒均可导致胁痛的发生，并与肝脏密切相关。《景岳全书》认为胁痛的病因主要与情志、饮食、房劳等关系最为密切，并将胁痛分为外感与内伤两大类，对胁痛有了较为系统的论述。

临床上诸如急慢性肝炎、胆囊炎、肝硬化、胆道蛔虫及肋间神经痛等肝胆系统疾病，伴有胁肋疼痛不适者，均可参照胁痛进行辨治。

一、中医病因病机

（一）病因

胁痛的外因大多由于湿热外邪侵袭、饮食不节、跌仆损伤，在内则常因情志失调，气郁不畅，化热化火；或劳倦过度，阴血亏虚。亦可继发于黄疸、臌胀、癌积等症中。

1. **情志不遂** 情志精神活动正常与否，直接影响脏腑功能和气机升降，而致疾病发生。肝主疏泄，调畅情志，主藏血，血主魂，《灵枢·本神》谓："随神往来谓之魂"，可见肝脏与精神活动息息相关。《金匮翼·胁痛统论》曰："肝郁胁痛者，悲哀恼怒，郁伤肝气。"情志抑郁或暴怒伤肝，致肝失条达，疏泄失常，肝络阻塞，发为气郁胁痛。气病日久，必及血分，则致瘀血胁痛。

2. **饮食不节**　脾胃藏津液以养五气，气和则神乃自生。过食肥甘厚味，或过食生冷，遏伤脾阳，则脾失健运，气机郁滞，肝失舒展，影响气的调节限度，而致胁痛。痰浊阻于中焦，郁而化热，交蒸日久煎熬，结成砂石，阻滞胆道可致胁肋绞痛。

3. **劳欲过度**　劳欲过度，或久病体虚，可致肝气受损，或肝阴亏虚，脉络失养而致胁痛。

4. **瘀血内生**　外伤或强力负重，致胸胁受伤，瘀血停留，阻塞脉络而致胁痛；或黄疸、积聚等经久不愈，"木赖土荣"，肝脾损伤，失去统摄、疏泄之能，气滞血瘀，塞滞脉络而为胁痛。

5. **外邪侵袭**　湿热、疫疠或寒湿之邪侵犯肝胆经脉，少阳枢机不利，肝胆失于疏泄条达而致胁痛。《素问·刺热》云："肝热病者，小便先黄……胁满痛，手足躁，不得安卧。"指出外感湿热疫毒之邪侵及中焦，郁蒸肝胆，肝失疏泄，脾失健运而致胁肋疼痛等证候表现。

（二）病机

胁痛的基本病机是肝络失和，"和"即是气机舒展，精神调和，失去精气神之调和，或肝郁气滞，不通则痛；或肝络失养，不荣则痛，二者皆可认为是"木郁"为先。

肝主疏泄，调畅一身之气机，又主藏血，调节全身之血量，故胁痛多表现为各种气血失和的症状。元代朱丹溪创"六郁"之论。言"六郁"以气郁为主，可有多种演变，进而产生其他诸郁。胁痛也往往以气郁为先导，先有情志郁结，引起气郁，初病肝之疏泄失常，流窜肝络所致胁痛；气有余便是火，肝郁易从火化，郁伏于内，易与湿邪胶着；气病必及血，气郁影响血行障碍，进而成气滞血瘀之证；同时郁热于内，日久耗伤阴津，脉络失养，而转为虚证或虚实夹杂证。

人体精气神失司，最易扰动肝气，而肝脉循于胁下，故胁痛主要责之于肝，又与脾、胃、肾有关。肝胆病之胁痛，实证则木旺克土，虚证则木不疏土，均能影响脾胃的运化机能，脾土壅滞，肝气更不能条达，发为两胁胀痛。肝病久则及肾，尤以湿热蕴蒸，灼伤肝阴，则肝脉失养，胁肋隐隐作痛。

胁痛病证有虚有实，以实证为主，肝气郁结，肝失条达；瘀血停着，痹阻胁络；湿热蕴结，肝失疏泄，其中尤以气郁为先。虚证多属肝阴不足，络脉失养等，临床常见虚实错杂，需仔细分辨。

二、诊断要点

1. 凡一侧或两侧胁肋疼痛为主要表现的病症可参照本病证治疗。疼痛的性质可表现为刺痛、胀痛、灼痛、隐痛、钝痛等。

2. 可伴见胸闷、腹胀、嗳气呃逆、急躁易怒、口苦纳呆等症状。

3. 常有饮食不节、情志内伤、外感湿邪或劳倦等病史。

三、辨证论治

肝病多郁，治必疏泄，胁痛之病机以气之郁结，肝失条达为先，治疗当以疏肝和络止痛为基本治则，然肝体阴而用阳，阴精易亏，故宜疏肝柔肝并举，脉证合参，分辨虚实寒热，在气在血，再分而治之，实证宜理气、清热、化湿、活血，虚证宜滋阴、养血健脾。

1. 肝气郁滞证

证候：右胁或两胁甚或胸脘部胀痛不舒，甚则牵引肩背，疼痛常因情志变化而增减，可嗳气频作，得嗳气后胀痛稍舒，善太息，纳少口苦，舌淡红，苔白厚而腻，脉弦滑。

治法：疏肝理气，柔肝止痛。

方药：柴胡疏肝散加减。多用疏肝解郁，调畅气机之药，如柴胡、枳实、青皮、木香、香附等；白芍、甘草、川芎柔肝养血以止痛；兼有呕恶、厌油、腹胀者，酌加半夏、陈皮、茯苓、竹茹、麦芽等。

2. 肝络失养证

证候：右胁或两胁隐隐作痛，绵绵无休，多因劳累而诱发或加重，休息后可缓解或减轻，痛时喜按喜揉，伴见口干咽燥，五心烦热，腰背酸软，失眠多梦，舌红苔少，脉细弦或略数。

治法：养阴柔肝，理气止痛。

方药：一贯煎加减。多用滋肾养肝之药，滋其肾精，使肝复柔润之性，如生地、沙参、麦冬、枸杞、石斛、酸枣仁等；白芍、当归、甘草滋阴养血；川楝子、柴胡、枳实疏肝理气，加强止痛之效；若阴虚火旺，酌加黄柏、知母、地骨皮等清虚热之品。

四、其他治疗

1. 中成药

（1）护肝片　用于肝气郁结所致胁肋胀痛，嗳气不适，食欲不振。治疗慢性肝炎、迁延性肝炎、肝硬化等。每次4～6片，每日3次。

（2）鸡骨草胶囊　用于急慢性肝炎、胆囊炎引起的胁痛、消化不良等。每次4粒，每日 3 次。

（3）澳泰乐胶囊　用于甲、乙型肝炎抗原抗体阳性者，以及各种慢性肝炎，症见疲乏无力，厌油腻，纳呆食少，胁胀，口苦恶心等。每次 4 粒，每日 3 次。

（4）龙胆泻肝丸　用于肝热头晕耳鸣，耳痛胁痛，口苦，尿路感染，小便黄少涩痛，湿热白带等。每次 1 袋，每日 2 次。

2. 外治法

取穴：阿是穴、膈俞、肝俞、血海、阳陵泉。

操作：①留罐：患者取适当体位，选用口径合适的玻璃火罐，以闪火法将罐吸附在相应穴位上，留罐 15 分钟，每日 1 次。②刺络拔罐：先用梅花针叩刺各穴，以微出血为度。起针后拔罐，留罐 15 分钟，每日 1 次，10 次一疗程。治疗当天自觉疼痛减轻，连续治疗 2 个疗程，疼痛明显缓解。

2. 针灸治疗

（1）针刺　实证：可取期门、支沟、阳陵泉、足三里、太冲等穴位，使气血通畅，以理气止痛。虚证：可取肝俞、肾俞、行间、三阴交等穴位，以滋养肝阴，补益气血。肝气郁结配太冲、内关；气滞血瘀配三阴交、血海、膈俞；肝胆湿热配支沟、行间、阴陵泉；肝阴不足配肝俞、肾俞。

操作：①毫针刺，用泻法。每日 1 次，每次留针 20 ～ 30 分钟，10 次为一疗程。②毫针刺，用补法。每日 1 次，每次留针 30 分钟。

（2）耳针　取耳穴肝、胆、胸、神门等。毫针刺法或压丸法。

（3）穴位注射　参照体针治疗穴位。用 10% 葡萄糖注射液 10mL 加维生素 B_1 注射液或维生素 B_{12} 注射液 1mL，每穴注射 0.5 ～ 1mL，或选用相应节段夹脊穴，有明显针感后将药液注入穴位。

五、预防调摄

1. 饮食宜清淡，勿食狗肉、鹿茸等温热之品，少食油炸食品。
2. 调畅情志，保持心情愉悦以助康复。
3. 注意休息，按时规律作息，适当加以锻炼。
4. 每临季节交替之时，注意防寒保暖。

第二节　萎　黄

萎黄是指肌肤萎黄不泽，目睛及小便不黄的一种病证。本病的临床特点是两目不黄，周身肌肤呈淡黄色，干萎无光泽，小便通畅而色清。《金匮要略·黄疸病脉证并治》首次提到“萎黄”“腹满，舌萎黄，燥不得睡，属黄家”。此病未见明确出处，现可见于《证治心得》一书。西医“缺铁性贫血”可参照此节进行辨治。

一、中医病因病机

萎黄的病因主要有饮食不节、劳伤过度、虫积食滞、长期失血等，与脾胃、肝、肾功能失调密切相关。脾胃气虚，无以运化水谷化为精微，气血化生无源，精气血亏虚，神气不足，在外不能濡养皮肤肌肉，肌肤萎黄不泽；在内不能布陈五脏六腑，心失所养，则心悸怔忡；脾气亏虚，运化无力，则胃纳呆滞，失于输布津液，水湿潴留，症见腹胀浮肿；肝血不足，失于血养，见头晕目眩；肾精失养，而耳鸣失聪，腰膝酸软。总而言之，萎黄是由于气亏血耗，精气神功能不足所致。

1. **脾胃虚弱，生化乏源**　偏食、长期饥饿、少食节食等导致脾胃虚弱，或长期慢性胃肠疾患，久治未愈，脾胃虚弱，影响水谷精微的吸收，精气生化无源，发为萎黄。

2. **脾气亏虚，肾精不足**　长期慢性疾病，劳倦过度，损及脾肾两脏，脾胃虚弱，无以化生精血。精血同源，肾精亏虚进而无以化生血液，久而发为血虚。

3. **肝肾阴虚**　因先天不足或久病及肾，肾精不足，水不涵木，致肝肾阴精亏虚，则虚火内动，灼伤津气，机体失养而面色萎黄。

4. **虫积于内，耗损精血**　各种寄生虫，如钩虫侵入人体，虫积日久，引起脾胃受损，同时又大量吸收人体精微，导致生化乏源，精气匮乏，神失所养，肌肤萎黄。

二、诊断要点

1. 两目不黄，周身肌肤呈淡黄色，干萎无光泽，小便通畅而色清是本病主要症状。

2. 多伴有倦怠乏力，眩晕耳鸣，心悸少寐，大便溏薄等精气神失养症状。

3. 常有饮食不节、劳伤过度、虫积食滞、长期失血等病史。

三、辨证论治

萎黄的治疗主要从脾胃着手，兼及肝肾，以滋精、补气、存神为治疗主要目的。病在脾胃者，治疗以调理脾胃，益气养血为主；兼及肝肾者，治疗以健脾调神，滋养阴精为主。

1. 脾胃虚弱证

证候：面色萎黄，口唇色淡，爪甲无泽，神疲乏力，食少便溏，恶心呕吐，舌质淡，苔薄腻，脉细弱。

治法：健脾和胃，益气养血。

方药：黄芪建中汤或人参养荣汤加减。兼阳虚者，加制附子；兼阴虚者，减桂枝、生姜。

2. 脾肾阳虚证

证候：面色萎黄或苍白无华，形寒肢冷，唇甲色淡，周身浮肿，眩晕耳鸣，腰膝冷痛，大便溏或五更泻，小便清长，舌胖淡有齿痕，脉沉细。

治法：益气健脾，温补肾阳。

方药：实脾饮合四神丸加减。气短乏力，倦怠懒言者，加黄芪；小便不利，水肿程度较重者，加猪苓、泽泻；大便秘结，腑气不通者，加牵牛子。

3. 肝肾阴虚证

证候：面色萎黄，头晕耳鸣，两目干涩，面部烘热，胁肋灼痛，五心烦热，潮热盗汗，口干咽燥，腰膝酸软，或见手足蠕动，舌红少津，脉弦细数。

治法：滋肾养肝，兼以清热。

方药：四物汤合二至丸加减。兼瘀象者，加桃仁、红花、赤芍。

四、其他治疗

1. 中成药

（1）四君子颗粒　用于脾胃气虚者。每次1袋，每日3次。

（2）人参健脾丸　用于脾胃虚弱者。水蜜丸每次8g，大蜜丸每次2丸，每日2次。

（3）启脾丸　用于脾胃虚弱者。小蜜丸每次3g（15丸），大蜜丸每次1丸，每日2～3次；3岁以内小儿酌减。

（4）右归丸　用于肾阳不足者。小蜜丸每次9g，大蜜丸每次1丸，每日3次。

（5）六味地黄丸　用于肾阴亏损者。水丸每次5g，水蜜丸每次6g，小蜜丸每次9g，大蜜丸每次1丸，每日2次。

（6）大补阴丸　用于阴虚火旺者。水蜜丸每次6g，每日2～3次；大蜜丸每次1丸，每日2次。

（7）左归丸　用于真阴不足者。每次9g，每日2次。

2. 外治法

可选用具有调补脾肾功能的电脑中频治疗仪或其他中医诊疗设备。

3. 针灸治疗

（1）脾胃气虚　选脾俞、中脘、章门、天枢、足三里以补气健脾；便溏者，加天枢、神阙、阴陵泉以健脾化湿。

（2）脾肾阳虚　选神阙、足三里、关元、命门以益气壮阳；耳鸣者，加听宫、听会、耳门、翳风以益气和血。

（3）肝肾阴虚　选太溪、照海、复溜、命门、三阴交、涌泉以滋肾养肝；潮热盗汗者，加后溪、阴郄以养阴清热；虚烦不眠者，加神门以安神定志；腰膝酸软者，加委中、腰阳关补肾强骨。

五、预防调摄

1. **畅情志，调心神**　正确认识本病，消除恐惧、焦虑不安的情绪，保持心情愉悦，避免不良情绪刺激。

2. **调饮食，慎起居**　多吃富含维生素的蔬菜，规律饮食，饥饱适宜，适调寒温，注意休息，不宜过度劳累。

第三节　积　聚

积聚是指腹内结块，或胀或痛的一种病证。积聚之名，首见于《灵枢·五变》，其曰："人之善病肠中积聚者……如此则肠胃恶，恶则邪气留止，积聚乃伤。"张仲景《金匮要略·五脏风寒积聚病脉证并治》指出了积与聚区别："积者，脏病也，终不移；聚者，腑病也，发作有时。"西医中凡多种原因引起的肝脾肿大、增生型肠结核等可归属于"积"；胃肠功能紊乱、不完全性肠梗阻等所致包块可归属于"聚"。

一、中医病因病机

积聚是由于各种病因引起正气亏虚，脏腑失和，气滞、血瘀、痰浊蕴结腹内，与肝、脾功能失常相关。肝失疏泄而气机不畅，脾失健运而精气亏虚，神亦失养，气血涩滞壅塞不通，形成腹内结块，导致积聚。

1. **肝失疏泄，气聚腹中**　情志抑郁，肝气失于疏泄，精血运行不畅，气滞血瘀，日积月累而成聚。

2. **邪气交阻，气聚成结**　酒食不节或饥饱失宜，脾胃伤而失健运，水谷精微不布，湿浊凝聚成痰；或食滞、虫积与痰气交阻，气机壅结；外邪侵袭人体稽留不去，气血运行不畅，痰浊内生，气滞血瘀痰凝，形成积聚。

3. **气滞血瘀，痹阻脉络**　肝气疏泄不及，气机郁滞，或脾气不足运化失司，精气生成不足，精气血滞塞不行而致血瘀，痹阻脉络成积。

4. **癥积日久，中虚失运**　病后湿浊留恋，气血蕴结，痰浊与气血相搏，湿痰凝滞，脉络痹阻，结为积块；或虚劳日久，脾气虚弱，气衰血少，精血运行涩滞而成积聚。

二、诊断要点

1. 腹内结块，或胀或痛为本病的主要症状。

2. 聚证以腹中气聚，聚散无常，聚时结块，散则无形，攻窜胀痛，以胀为主，痛无定处，时作时止为临床特征。

3. 积证以腹内积块，触之有形，固定不移，以痛为主，痛有定处为临床特征。

4. 常有情志抑郁，饮食不节，外邪侵袭，或黄疸、胁痛、虫毒、久疟、久泻、久痢、虚劳等病史。

三、辨证论治

积聚的治疗主要从肝脾着手，以疏精、行气、调神为治疗主要目的，反对过用攻伐之品。聚证病在气分，治疗以疏肝理气、行气消聚为主；积证病在血分，以活血化瘀、软坚散结为主，按病程分为三期，初期属邪实，应予行气消散；中期邪实正虚，予攻补兼施；后期以正虚为主，应予养神扶正消积。

（一）聚证

1. 肝气郁结证

证候：腹中结块柔软，攻窜胀痛，时聚时散，脘胁胀闷不适，常随情绪波动而起伏，舌淡苔薄，脉弦。

治法：疏肝解郁，行气消聚。

方药：逍遥散加减。兼瘀象者，加延胡索、莪术；兼热象者，加左金丸；寒湿中阻，脘腹痞满，舌苔白腻者，可用木香顺气散。

2. 食滞痰阻证

证候：腹胀或痛，腹部时有条索状物聚起，按之胀痛更甚，便秘，纳呆，脘闷不舒，舌苔腻，脉弦滑。

治法：理气化痰，导滞通腑。

方药：六磨汤加减。痰浊中阻，呕恶苔腻者，加半夏、陈皮、生姜；痰湿较重，兼有食滞，腑气虽通，苔腻不化者，加苍术、厚朴；兼脾虚，便溏纳差者，加党参、白术、炒麦芽；因于蛔虫结聚，阻于肠道而引起者，酌情配服乌梅丸。

（二）积证

1. 气滞血阻证

证候：腹部积块质软不坚，固定不移，胀痛并见，舌暗，苔薄，脉弦。

治法：理气活血，消积散瘀。

方药：柴胡疏肝散合失笑散加减。兼烦热口干、舌红、脉细弦者，加牡丹皮、山栀、黄芩；气滞血阻较甚，兼有寒象者，可用大七气汤，或加肉桂、吴茱萸、当归。

2. 正虚瘀结证

证候：久病体弱，积块坚硬，隐痛或剧痛，饮食大减，消瘦形脱，神倦乏力，面色萎黄或黧黑，甚则面肢浮肿，或有出血，舌质淡紫，舌光无苔，脉细数或弦细。

治法：补益气血，化瘀消积。

方药：八珍汤合化积丸加减。阴伤较甚，头晕目眩，舌光无苔，脉象细数者，加生地黄、玄参、枸杞子、石斛；牙龈出血、鼻衄者，加牡丹皮、白茅根、茜草、三七；畏寒肢肿，舌淡苔白，脉沉细者，加黄芪、附子、肉桂、泽泻。

四、其他治疗

1. 中成药

（1）逍遥丸　用于聚证肝郁脾虚者。每次 6～9g，每日 2 次。

（2）四磨汤口服液　用于聚证食滞痰阻者。成人每次 2 支，每日 3 次；新生儿每次 1/3～1/2 支，每日 3 次；幼儿每次 1 支，每日 3 次，疗程 3～5 日。

（3）六味地黄丸　用于肾阴亏虚者。每次 9g，每日 2 次。

（4）丹七软胶囊　用于积证气滞血阻者。每次 4～6 粒，每日 3 次。

（5）人参鳖甲煎丸　用于积证瘀血内结者。每次 3g，每日 3 次。

2. 外治法

敷贴阿魏膏、水红花膏等，有助于活血散结、软坚消积。

3. 针灸治疗

（1）肝气郁结　选肝俞、三焦俞、膻中、气海、公孙、行间以疏肝行气。

（2）食滞痰阻　选中脘、璇玑、足三里、丰隆、膻中、商丘以健脾消食，行气化痰。

（3）气郁血阻　选肺俞、期门、阿是穴（病灶处）、三阴交以理气活血，消积散瘀。

（4）正虚瘀结　选中脘、足三里、痞根、关元、膏肓、三阴交益气补血，养精消积。

五、预防调摄

1. 畅情志，调心神　保持情志舒畅愉悦，注意劳逸适度，参加适当体育锻炼和气功导引锻炼，保持正气充沛，气血流畅，预防积聚。

2. **调饮食，慎起居** 注意规律三餐，饥饱适度，少食肥甘厚味、辛辣生冷之品，适调寒温。

3. **强防护，避虫毒** 在血吸虫流行区域，要杀灭钉螺，整治疫水，做好防护工作，避免感受虫毒。

第十四章
肾系疾病

第一节　水　肿

水肿是由于多种原因导致体内水液潴留，泛滥肌肤，引起以眼睑、头面、四肢、腹背甚至全身浮肿为特征的一类病证。水肿在西医学中可作为一个因多种疾病所致的症状或体征，本节以肾系疾病，如急慢性肾小球肾炎、肾病综合征等引起的水肿为主。

《金匮要略·水气病脉证并治》中将水肿称为“水气病”。张景岳在《景岳全书·肿胀》中提出：“凡水肿等证，乃肺、脾、肾三脏相干之病，盖水为至阴，故其本在肾；水化于气，故其标在肺；水惟畏土，故其制在脾。今肺虚则气不化精而化水，脾虚则土不制水而反克，肾虚则水无所主而妄行。”由此可见，水肿的形成与气的功能失常具有一定的关系。

一、中医病因病机

水肿的形成与肺、脾、肾、三焦之气的功能失调有关。人体津液的输布代谢与气的功能关系密切，气能行津，气顺则津液运行通畅，气滞则动力停，津液无以运行，气虚则无力推动津液运行，进而引发水肿。肺主一身之气，主治节，主通调水道；脾主后天之气，脾为胃行其津液也，主运化水液、布散水精；肾为气之根，肾主水，水液的代谢有赖于肾气之开阖、肾阳之蒸腾气化；三焦主通行诸气、运行津液，为气化之场所、气机升降通路。当风邪侵袭、疮毒内犯、外感水湿、饮食不节、禀赋不足、久病劳倦时，肺、脾、肾、三焦之气的功能失调，则致水肿。故水肿的发病机理为肺失通调、脾失转输、肾失开阖、三焦气化不利，水液代谢障碍，潴留体内，泛滥肌肤。

1. **风邪侵袭，疮毒内犯**　外出受风，风邪外袭，肺气失于宣畅，肺之功能失常，导致水道通调不利，风水相搏，发为水肿。疮毒亦可侵犯至脾，脾之运化功能失常，湿热不化，发为水肿。

2. **外感水湿，内湿不化** 淋雨涉水、居处潮湿等，致脾阳被困，脾失转输，外湿无以得化，内湿无以运行，外湿与内湿相合，水湿内停，发为水肿。

3. **饮食劳倦，损伤脾胃** 过食生冷油腻，暴饮暴食，过饥过饱，致使脾气受损，运化失常，水湿不化，故停于内，发为水肿。

4. **禀赋不足，久病劳欲** 肾脏受累，肾阳之蒸腾气化功能失常，肾气之开阖水道不利，水液代谢障碍，则发为水肿。

5. **瘀与水结，迁延难愈** 水肿日久不愈，水湿停积，阻滞气机，血行不畅，则可形成瘀血，瘀血又可进一步导致水肿，则病情迁延难愈。

二、诊断要点

1. 水肿从眼睑或下肢开始，继而遍布四肢全身。

2. 轻者仅眼睑或下肢浮肿，重者可全身皆肿，甚则腹部满胀，气喘不能平卧，更有甚者可见尿少尿闭、恶心呕吐、口中臭秽、鼻衄齿衄、神昏谵语等危象。

3. 发病前可有外感风邪、疮毒、水湿病史，或有内伤饮食、久病劳倦史。

三、辨证论治

本病治疗当以发汗、利尿、泻下逐水为基本治疗原则。具体应视阳水、阴水不同而定。阳水以祛邪为主，可配以解毒祛湿；阴水以扶正为主，可配以活血；虚实夹杂者当以兼顾，视情况采取先攻后补或攻补兼施。除此之外，均可适当配合理气行气之法，气能行津，气顺则水液输布通畅。

1. 脾阳虚衰证

证候：身肿日久，腰以下为甚，按之凹陷不易恢复，脘腹胀闷，纳减便溏，面色不华，神疲乏力，四肢倦怠，小便短少，舌质淡或胖，苔白腻或白滑，脉沉缓或沉弱。

治法：健脾温阳利水。

方药：实脾饮加减。水肿系长期饮食失调，脾胃虚弱，精微不化所致，水肿以晨起头面较甚，动则下肢肿胀，治宜参苓白术散。

2. 肾阳衰微证

证候：水肿反复消长不已，面浮身肿，腰以下甚，按之凹陷不起，尿量减少或反多，腰酸冷痛，四肢厥冷，怯寒神疲，面色㿠白，甚者心悸胸闷，喘促难卧，腹大胀满，舌质淡胖，苔白，脉沉细或沉迟无力。

治法：温肾助阳，化气行水。

方药：济生肾气丸合真武汤加减。症见面部浮肿为主，形寒肢冷，治宜右归丸加减；后期肾阳久衰，阳损及阴，出现阴虚证候，治宜左归丸加减；正衰复感外邪，治宜越婢汤加减。

3. **瘀水互结、气机阻滞证**

证候：水肿延久不退，肿势轻重不一，四肢或全身浮肿，以下肢为主，皮肤瘀斑，腰部刺痛，或伴血尿，舌紫暗，苔白，脉沉细涩。

治法：活血祛瘀，化气行水。

方药：桃红四物汤合五苓散加减。见腰膝酸软可合用济生肾气丸。

四、其他治疗

1. **中成药**

（1）金匮肾气丸　用于肾阳不足者。小蜜丸每次8丸，每日2次，大蜜丸每日1丸。

（2）五苓胶囊　用于阳不化气、水湿内停者。每次3粒，每日2次，饭前或饭后半小时服。

（3）芪苈强心胶囊　用于阳气虚乏、瘀阻水停者。每次4粒，每日3次。

（4）肾炎消肿片　用于脾虚气滞、水湿内停者。每次4～5片，每日3次。

（5）右归丸　用于肾阳亏虚、肾精不足者。小蜜丸每次9g，大蜜丸每次1丸，每日3次。

2. **外治法**

（1）按摩　下肢水肿者，将患肢抬高，促进静脉回流，外敷改善血液循环，可适量按揉水肿部位。

（2）耳针　肾、肾俞、输尿管、膀胱；配穴：交感、肾上腺、神门、三焦、内分泌，根据病情再配以心、肝、脾、肺穴。将粘有王不留行籽的胶布贴于所选穴位上，嘱患者每日按捏十几次，每次3～5分钟。每次选3～4个穴。2天1次，1周为1疗程。功能疏通三焦，化气行水。主治各型水肿。

3. **针灸治疗**

（1）脾虚湿困　选脾俞、阴陵泉、三阴交、大小肠俞等穴，健脾养血、理气祛湿，促进脾气运化，以升清降浊，缓解水肿。

（2）肾阳不足　选太溪、肾俞等穴，以促阳化气，温阳利水。

（3）肾气不足　选复溜、肾俞等穴，以益肾强筋，利湿通淋。

（4）艾灸　足三里、三阴交、肾俞等穴位。有外伤者避免用力揉搓及艾灸。

五、预防调摄

（1）水肿病的预防应避免各种诱因，如在流行性感冒季节应减少外出，避免受凉伤风。

（2）水肿患者饮食上应清淡少盐易消化，适量运动，避免使用肾毒性药物，注意记录每日尿量。

（3）重度水肿患者应以卧床休息为主，主养精气神，避免进一步耗气而加重水肿，保持皮肤干燥，避免褥疮的发生。

第二节　淋　证

淋证是以小便频数，淋漓刺痛，欲出未尽，少腹拘急，或痛引腰腹为主症的病证。西医学中的急慢性尿路感染、泌尿道结核、尿路结石、急慢性前列腺炎、化学性膀胱炎、乳糜尿以及尿道综合征等具有淋证表现者，均可参照本节辨证施治。

一、中医病因病机

《素问·六元正纪大论》中始见淋之名，“凡此阳明司天之政……小便黄赤，甚则淋”。《诸病源侯论》载“诸淋者，由肾虚而膀胱热故也”，提出淋证的病位在肾与膀胱，基本病机为湿热蕴结下焦，肾与膀胱气化不利，故古代医家多据此以调补肾气、清泄下焦邪热为治疗大法。现代医家则以“实则清利，虚则补益”为基本治则。

膀胱气化，将水液之浊者排出身外，是为尿液。尿液的形成和排泄都与气机通畅密切相关，一切病因引起的排尿异常，最终都可归于膀胱气化异常所致。《素问·灵兰秘典论》曰：“膀胱者，州都之官，津液藏焉，气化则能出矣。”膀胱受肺及小肠所传之津液而藏之，经气化而分清浊，其浊中之清者上而为气、为汗，浊中之浊者出而为溺。正如《灵枢·五癃津液别》指出：“天寒衣薄，则为溺与气，天热衣厚则为汗。”可见尿液的形成，实与膀胱的“气化而出”密切相关。若膀胱失于气化，或气化而不能出，则必见排尿异常，而为淋证。历代医家对于膀胱失于气化引起的淋证讨论较多，而对于气化不出则论之较少。诸如痰湿、水饮等各种致病因素，造成下焦气机不畅，可致膀胱气化不出。通行下焦膀胱气机，实乃治淋之又一要法，而通行气机之法，则以行气法最为紧要。膀胱气化受阻，必然伴有下焦气机阻滞。气滞湿停，郁而化热，湿热流注下焦，阴窍开合不利，可发热淋；气滞血瘀，瘀血损伤脉络，血溢脉外，则为血淋；气机郁久，煎熬尿液成结石、膏浊等病理产物，有形实邪阻滞尿窍，可发为石淋、膏淋；劳淋病情迁延，久病必瘀，瘀血又可阻滞气机，故气滞与劳淋互为因果，而气淋还可以直接由下焦气机郁滞所致。

二、诊断要点

1. 小便频数、淋沥涩痛、小腹拘急引痛为各种淋证的主症，是诊断淋证的主要依据。

2. 病久或反复发作后，常伴有低热、腰痛、小腹坠胀、疲劳等症状。

3. 多见于已婚女性，每因疲劳、情志变化、不洁房事而诱发。

4. 尿常规、尿细菌培养、静脉肾盂造影、腹部平片、膀胱镜等检查有助于疾病的诊断。

三、辨证论治

人身之气机，升降相因，出入相随。诸淋证中，无论是热淋之湿、血淋之瘀、石淋之积、膏淋之浊、劳淋之涩、气淋之滞，皆可由下焦气机阻滞所致。因此，淋证无论虚实，皆可在辨证基础上，合用“行气法”以助通淋。

1. 气淋

证候：小便短涩，淋沥不已，平素情志抑郁易怒，苔薄白，脉弦。

治法：理气疏肝，利尿通淋。

方药：沉香散加减。病初则在气，久则在血，疏肝理气是治肝入手之法。可加用香附、郁金、乌药、沉香、青皮之类，以行肝气。

2. 劳淋

证候：小便不甚赤涩，溺痛不甚，淋沥不尽，时作时止，遇劳即发，病程缠绵，面色萎黄，少气懒言，神疲乏力，腰膝酸软，舌淡，脉细弱。

治法：益气健脾，升清降浊。

方药：补中益气汤加减。

四、其他治疗

暂无。

五、预防调摄

1. 注意外阴清洁，不憋尿，多饮水，每 2～3 小时排尿 1 次。

2. 房事后即行排尿，防止秽浊之邪从下阴上犯膀胱。妇女在月经期、妊娠期、产后更应注意外阴卫生，以免虚体受邪。

3. 避免纵欲过劳，保持心情舒畅。

4. 发病后注意休息，禁房事，饮食宜清淡。

第三节 关 格

关格是指以脾肾虚衰，气化不利，浊邪壅塞三焦，而致小便不通与呕吐并见为临床特征的危重病证。小便不通谓之关，呕吐时作谓之格。多见于水肿、淋证、癃闭的中晚期。西医学中各种原因导致的急慢性肾衰竭终末期均属于本病范畴，可参照本节论治。

一、中医病因病机

中医古籍文献中有关“关格”之论述颇多，在历代本草类、医经类、伤寒类、方书类书籍中，分别记载了关格之病因、病机、方证与药物等内容。以《伤寒论》记述之内容为准绳。关是指小便不通，格是指吐逆，关格之病以小便不通、恶心、呕吐为主而又兼有其他各种虚损症状。关格可由多种肾脏系统疾病转化而来。明代医家王肯堂精准阐明本病的治疗原则为“治主当缓，治客当急”。关格为病，脾肾两脏虚损为本，进而造成气血亏虚，阴阳失调，治疗应当缓图调补，以期固本培元，增强生机。湿浊毒邪壅塞为标，进而伤阴损阳，应该速效除邪，减少病邪的进一步侵损，以期调整机体，使疾病不再继续发展。关格的治疗要攻补兼施，补益虚损与祛除浊邪两顾。

二、诊断要点

关格的辨证应首辨虚实，本虚主要是脾肾阴阳衰惫，标实主要是湿浊毒邪。以本虚为主者，应分清是脾肾阳虚还是肝肾阴虚；以标实为主者，应区分寒湿与湿热的不同。次辨病位，应分清在脾胃、在肾、在心、在肝的不同。关格的治疗补泻两难，治宜攻补兼施，标本兼顾。早期以补为先，兼以化浊利水；晚期应补中有泻，补泻并重，泻后即补，或长期补泻同用，灵活掌握。

三、辨证论治

1. 肾阳亏虚，湿浊内蕴证

证候：小便短少，色清，甚至尿闭，面色晦滞，形寒肢冷，浮肿腰以下为甚，神疲乏力，纳差，腹胀，泛恶呕吐，大便溏薄，舌淡体胖，边有齿印，苔白腻，脉沉细。

治法：温补脾肾，化湿降浊。

方药：温脾汤合吴茱萸汤加减。

2. 湿阻中焦、脾气壅滞证

证候：小便短少，色清，甚至尿闭，神疲乏力，纳差，腹胀，泛恶呕吐，大便溏薄，舌淡胖，边有齿痕，脉细。

治法：健脾益气，渗湿导滞。

方药：参苓白术散加减。

3. 肾气衰微，邪陷心包证

证候：无尿或少尿，全身浮肿，面色唇暗，四肢厥冷，口中尿臭，神识昏蒙，循衣摸床，舌卷缩，淡胖，苔白腻或灰黑，脉沉细欲绝。

治法：温阳固脱，豁痰开窍。

方药：急用参附汤合苏合香丸，继用涤痰汤。如昏迷不醒者，可用醒脑静注射液静脉滴注；狂躁痉厥，可服紫雪丹；心阳欲脱者，急用参附龙牡汤。

四、其他治法

保留灌肠法。

五、预防调摄

避风寒、节饮食、畅情志、慎起居。

第十五章
气血津液病证

第一节　郁　证

郁证是由于情志不舒、气机郁滞所致，以情绪低落为特征的一类病证。临床可表现为情绪低沉，胸部满闷，胁肋胀痛，善太息，或见食欲不振，或见失眠多梦，或喜悲伤欲哭，像如神灵所作，或咽中如有炙脔，吐之不出，咽之不下。包括古人所谓“梅核气”“脏躁”等。

中医郁证的范畴有广义和狭义之分。广义的郁证是泛指外感六淫、内伤七情所引起的脏腑机能不和，因而导致气、血、痰、火、食、湿闭塞郁滞所致气机闭郁，失于调畅的病证。狭义的郁证，是指情志不舒，气机郁滞而引起的疾病总称，主要是指以情志失调，气郁不舒为主所致性情抑郁、意欲食复不能食、常默默然、情绪不宁、喜悲怒欲哭、胸胁胀痛、咽中如有炙脔等复杂症状。

西医学的抑郁症、神经官能症、癔症、更年期综合征等疾病均可参照本病证进行诊治。

一、中医病因病机

郁证的发生，主要因郁怒、思虑、悲哀、忧愁内伤七情导致气机失调，五志影响五脏，郁怒则伤肝导致肝失疏泄，肝气郁结，可引起全身气机失调，致气血逆乱，上扰脑之神明，以致气不调神，出现焦虑多疑，抑郁寡欢，闷闷欲哭，失眠多梦等临床症状。肝郁日久化火，火郁伤阴，营阴暗耗则心失所养而致精神恍惚及心神不宁，心动神摇，则导致神不御气从而又加重气机失调。肝郁乘脾，忧思伤脾，脾失健运则精微物质变生水、湿、痰、瘀等病理产物，蒙蔽心神，形成发病的内在基础。气机不畅则肺失宣降，气机失调则肾精亏虚，不能充养神明而神气动荡。五脏功能失调，神不御气出现神志之变，抑郁乃生。郁证病位主要在肝，可涉及心、脾、肾等脏。其根本病机为肝失疏泄，气不调神。

元代名医朱丹溪在《丹溪心法》中指出：“气血冲和，百病不生；一有拂郁，诸病生焉。”故人身诸病，多生于郁。情志之郁最能影响全身脏腑经络、气血津液的运行，其在妇人尤多。从发病病机上看，七情之郁主要可分为三类：一为怒郁，大怒气逆之时，实邪在肝。怒后逆气已去，唯中气受伤。二为思郁，思则气结于心脾，病甚上连肺胃，下连肝肾。三为忧郁，多因衣食之累，利害之牵，及悲忧惊恐所致。

二、诊断要点

1. 以心情抑郁、情绪不宁、善太息、胁肋胀满疼痛为主要临床表现，或有易怒易哭，或有咽中如有异物感、吞之不下、咯之不出的特殊症状。

2. 有愤怒、忧愁、焦虑、恐惧、悲哀等情志内伤的病史。

3. 多发于中青年女性，无其他病证的症状及体征。

4. 食管的X线及内窥镜检查有助于排除咽喉或食管类疾病。

三、辨证论治

气郁为诸郁之始，郁证的基本病机是气机不畅。情志问题影响气血运行，“怒则气上，悲则气消，恐则气下，惊则气乱”等，不良情绪可导致气血失常，如气血逆乱或不足，进而造成脏腑气机功能紊乱。因此在郁证治疗中着重调理气血，疏肝理气。

1. 肝气郁结证

证候：精神抑郁，情绪不宁，善太息，胸部满闷，胁肋胀痛，痛无定处，脘闷嗳气，不思饮食，大便不调，女子月事不行；舌质淡红，苔薄腻，脉弦。

治法：疏肝解郁，理气和中。

方药：柴胡疏肝散加减。

2. 气郁化火证

证候：急躁易怒，胸闷胁胀，口干苦，或头痛、目赤、耳鸣，或嘈杂吞酸，大便秘结；舌质红，苔黄，脉弦数。

治法：疏肝解郁，清肝泻火。

方药：加味逍遥散加减。

3. 痰气郁结证（梅核气）

证候：精神抑郁，胸部满闷，胁肋胀满，咽中如有异物梗塞，吞之不下，咯之不出；苔白腻，脉弦滑。

治法：行气开郁，化痰散结。

方药：半夏厚朴汤加减。

4. **心神失养证**

证候：精神恍惚，心神不宁，多疑易惊，悲忧善哭，喜怒无常，时时欠伸，或手舞足蹈，喊叫骂詈；舌质淡，脉弦。

治法：甘润缓急，养心安神。

方药：甘麦大枣汤加减。

5. **心脾两虚证**

证候：多思善虑，心悸胆怯，失眠健忘，头晕神疲，面色无华，纳差；舌质淡，苔薄白，脉细弱。

治法：健脾养心，益气补血。

方药：归脾汤加减。

6. **心肾阴虚证**

证候：虚烦少寐，惊悸，健忘，多梦，头晕耳鸣，五心烦热，腰膝酸软，盗汗，口干咽燥，男子遗精，女子月经不调；舌红，少苔或无苔，脉细数。

治法：滋养心肾。

方药：天王补心丹合六味地黄丸加减。

四、其他治疗

1. **中成药**

（1）舒肝解郁胶囊　用于轻、中度单相抑郁症属肝郁脾虚证者，一次2粒，一日2次，早、晚各1次。疗程为6周。

（2）舒肝颗粒　用于肝气不舒的抑郁伴两胁疼痛，胸腹胀闷，头痛目眩，心烦意乱，口苦咽干者，一次1袋，一日2次；用温开水或姜汤送服。

（3）乌灵胶囊　功能主治：补肾健脑，养心安神。用于心肾不交所致的失眠，健忘，心悸心烦，神疲乏力，腰膝酸软，头晕耳鸣，少气懒言，脉细或沉无力；神经衰弱见上述证候者。用法用量：口服。一次3粒，一日3次。

（4）灵莲花颗粒　功能主治：养阴安神，交通心肾。用于围绝经期综合征属心肾不交者，症见烘热汗出，失眠，心烦不宁，心悸，多梦易惊，头晕耳鸣，腰膝酸痛，大便干燥，舌红苔薄，脉细弦。用法用量：开水冲服。一次1袋，一日2次。

2. **外治法**

练习八段锦、太极拳、气功等有助于调动患者的注意力，增强治疗效果。

3. **针灸治疗**

（1）主穴选用　内关、神门、太冲、水沟。

（2）随证配穴　肝气郁结者，加膻中、期门；气郁化火者，加行间、侠溪、外关；痰气郁结者，加丰隆、阴陵泉、天突；心神失养者，加通里、心俞、三阴交、太溪；心脾两虚者，加心俞、脾俞、足三里、三阴交；肝肾阴虚者，加太溪、三阴交、肝俞、肾俞。

4. 音乐疗法

舒缓的音乐可以使人精神平和，配合运动能使焦虑、抑郁的情绪得到缓解。

五、预防调摄

1. **情志调护**　避免精神刺激是预防郁证的重要措施。重视心理疏导，增强治愈疾病的信心。七情有度，心胸开阔，避免情志刺激和忧思过度，可以预防情志之郁。

2. **参加户外运动，增强体质**　“法于阴阳，和于术数，食饮有节，起居有常，不妄作劳”，可以预防脏腑经络之郁。

3. **加强社会交往，培养爱好，怡情易性**　良好的社会人际关系有利于增加其应对工作、学习压力的心理承受能力，促进身心健康。

第二节　消　渴

消渴是以多饮、多食、多尿、乏力、消瘦，或尿有甜味为主要临床表现的一种疾病。消渴之证，自古至今，一直处于各执己见，认定不一的状态。消渴之名，首见于《素问·奇病论》，认为该病乃“肥美之所发也”，当“治之以兰”。根据病机及症状的不同，《内经》还有消瘅、肺消、膈消、消中等名称的记载。

中医学认为，肾寓元阴元阳，主藏精，主水，主生长、发育和生殖。张仲景最早运用补肾法治疗糖尿病。《金匮要略》中记载：“男子消渴，小便反多，以饮一斗，小便一斗，肾气丸主之。”孙思邈《千金要方》指出：“盛壮之时，不自慎惜，快情纵欲，极意房中，稍至年长，肾气虚竭，百病滋生。”《外台秘要》谓“三消者，本起于肾虚”。说明消渴病的发生和“肾精”的盈亏有着密切的因果关系。

明清医家普遍重视补肾治法。明·孙一奎在《赤水玄珠·消渴门》中说：“年过五十，糟酒纵欲无惮，忽患下消之症，一日夜小便二十余度，清白而长，味且甘。”精辟地论述了因色欲无节引起消渴病的发病机制。盖房事不节，劳伤过度，肾精亏损，虚火内生，则“火因水竭而益烈，水因火烈而益干”，终至肾虚、肺燥、胃热俱现而发为消渴。清·陈士铎《石室秘录》云：“消渴之证虽分上、中、下，而肾虚以致渴无不同也，故治消渴之法，以治肾为主，不必问其上、中、下三消也”，强调以肾为主治疗消渴的重要性。叶天士认为："三消者其标有三，其本则一"，也体现了其重视治肾的学术思想。

根据消渴病的临床特征，主要是指现代医学的糖尿病，是一种慢性进行性内分泌代谢性疾病，与消渴病有某些相似症状者，亦可参考本节辨证论治。

一、中医病因病机

消渴的病因比较复杂，禀赋不足、饮食失节、情志失调、劳欲过度等原因均可导致消渴。消渴病变的脏腑主要在肺、胃、肾，然肾为先天之本、水火之宅，主藏精，在消渴的发病中起着主导作用。消渴的发生从根本上说是肾精气血的亏虚，气化能力低下所致。

（一）病因

1. **禀赋不足**　早在春秋战国时期，即已认识到先天禀赋不足，是引起消渴病的重要内在因素。《灵枢·五变》说："五脏皆柔弱者，善病消瘅。"肾的精气血虚衰，不但是万病之源，也是导致胰腺分泌胰岛素功能失调的根本因素。

2. **饮食失节**　肾的精气血旺盛，又必须靠后天之本脾胃和胰腺所运化的精微物质的不断供给，才能有机的气化精气血并持续滋和温养五脏六腑和胰腺，来维持生命的延续和阴阳平衡。长期过食肥甘，醇酒厚味，辛辣香燥，损伤脾胃，致脾胃运化失职，积热内蕴，化燥伤津，消谷耗液，发为消渴。早在《素问·奇病论》即说："此肥美之所发也，此人必数食甘美而多肥也，肥者令人内热，甘者令人中满，故其气上溢，转为消渴。"

3. **情志失调**　长期过度的精神刺激，如郁怒伤肝，肝气郁结，或劳心竭虑，营谋强思等，肝失调达，气机升降失司，脾胃胰腺的运化和分泌排放失调，更不利于精微物质不断输送给先天之本。

4. **劳欲过度**　当肾的元阴元阳在自然日虚的基础上，又因房事和其他生活违规违忌，致肾的元阴元阳内损，使肾的正常阴升阳降，阳蒸阴化，阴滋阳助的功能失常，导致五脏六腑及胰腺的正常升降运化分泌和排放的功能紊乱，致后天奉养之源不足，使肾的气化乏源，致精气血不足，阴血不足，则易生内热，热久又耗伤精气血，致阴虚过极，自生阴火。如《外台秘要·消渴消中》曰："房劳过度，致令肾气虚耗，下焦生热，热则肾燥，肾燥则渴。"

（二）基本病机及转化

消渴的基本病机为阴津亏损，燥热偏胜，以阴虚为本，燥热为标。两者互为因果，阴愈虚则燥热愈盛，燥热愈盛则阴愈虚。病变的脏腑主要在肺、胃、肾，尤以肾为关键。消渴发病的根本病机是肾的精气血虚衰，若元气元精充盛，则无病可生。

消渴日久，易发生以下两种病变：一是阴损及阳，阴阳俱虚。二是病久入络，血脉瘀滞。因肾为一身阴阳之根本，内寄元阴元阳，各脏腑依赖于元阴元阳，阴阳又相互依从、互根互用，若病情迁延、缠绵不愈，阴损及阳，最终导致阴阳两虚。消渴病是一种病及多个脏腑的疾病，影响气血的正常运行，且阴虚内热，耗伤津液，亦使血行不畅而致血脉瘀滞。血瘀是消渴病的重要病机之一，且消渴病多种并发症的发生也与血瘀密切有关。

消渴病常累及多个脏腑，病变影响广泛，未及时医治以及病情严重的患者，常可并发多种病证。如肺失滋养，日久可并发肺痨；肾阴亏损，肝失濡养，肝肾精血不能上承于耳目，则可并发白内障、雀目、耳聋；燥热内结，营阴被灼，脉络瘀阻，蕴毒成脓，则发为疮疖痈疽；阴虚燥热，炼液成痰，以及血脉瘀滞，痰瘀阻络，脑脉闭阻或血溢脉外，发为中风偏瘫；阴损及阳，脾肾衰败，水湿潴留，泛滥肌肤，则发为水肿。

二、诊断要点

1. 口渴多饮、多食易饥、尿频量多、形体消瘦或尿有甜味等具有特征性的临床症状，是诊断消渴病的主要依据。

2. 部分患者“三多”症状不著，但若于中年之后发病，且嗜食膏粱厚味、醇酒炙煿，以及病久并发眩晕、肺痨、胸痹心痛、中风、雀目、疮痈等病证者，应考虑消渴的可能性。

3. 由于本病的发生与禀赋不足有较为密切的关系，故消渴病的家族史可供诊断参考。

三、辨证论治

（一）消渴的辨证要点

1. 辨病位

消渴病的“三多”症状，根据其轻重程度不同，有上、中、下三消之分，即肺燥、胃热、肾虚之别。通常对以肺燥为主，多饮症状较突出者，称为上消；以胃热为主，多食症状较为突出者，称为中消；以肾虚为主，多尿症状较为突出者，称为下消。

2. 辨标本

本病以阴虚为主，燥热为标，两者互为因果。根据病程长短及病情轻重的不同，阴虚和燥热之表现也各有侧重。一般初病多以燥热为主，病程较长者则阴虚与燥热互见，日久则以阴虚为主，进而由于阴损及阳，导致阴阳俱虚。

3. 辨本症与并发症

多饮、多食、多尿、乏力、消瘦为消渴病本症的基本临床表现，而易发生诸多并发症为本病的另一特点。本症与并发症的关系，一般以本症为主，并发症为次。多数患者，先见消渴病本症，随病情的发展而出现并发症。但亦有少数患者与此相反，如少数中老年患者，“三多”及消瘦的本症不明显，常以痈疽、眼疾、心脑病证等为线索，最后确诊为本病。

（二）消渴的治疗原则

肾的精气血虚衰是消渴病发病的根本原因，肾虚可以引起消渴，得了消渴则肾更虚，从而形成一种恶性循环。所以说消渴中肾的虚损既是发病因素，也是病理结果，并且会导致瘀血内阻，变证百出。故补肾填精为消渴病的治疗大法。

由于本病常发生血脉瘀滞及阴损及阳的病变，以及易并发痈疽、眼疾、劳嗽等症，故还应针对具体病情，及时合理地选用活血化瘀、清热解毒、健脾益气等治法。

（三）消渴的分证论治

1. 脾肾亏虚证

证候：口渴引饮，能食与便溏并见，或饮食减少，精神不振，四肢乏力，体瘦，舌质淡红，苔白而干，脉弱。

治法：健脾补肾，生津止渴。

方药：七味白术散加减。常用药：黄芪、党参、白术、茯苓、怀山药、甘草、木香、藿香、葛根、天冬、麦冬等。

2. 肾阴亏虚证

证候：尿频量多，混浊如脂膏，或尿甜，腰膝酸软，乏力，头晕耳鸣，口干唇燥，皮肤干燥，瘙痒，舌红苔少，脉细数。

治法：滋阴补肾。

方药：六味地黄丸加减。常用药：熟地黄、山萸肉、枸杞子、五味子、怀山药、茯苓、泽泻、牡丹皮等。

3. 阴阳两虚证

证候：小便频数，混浊如膏，甚至饮一溲一，面容憔悴，耳轮干枯，腰膝酸软，四肢欠温，畏寒肢冷，阳痿或月经不调，舌苔淡白而干，脉沉细无力。

治法：滋阴温阳，补肾固涩。

方药：金匮肾气丸加减。常用药：熟地黄、山萸肉、枸杞子、五味子、怀山药、茯苓、附子、肉桂等。

四、其他治疗

包括耳豆、针刺、穴位按摩、穴位敷贴、中药浴足、杵针疗法、隔药灸脐等外治法，根据脏腑与经络之间的关系，多在足少阴肾经、足太阳膀胱经上选穴，一般为肾俞、足三里、脾俞、三阴交、关元、太溪等，达到补充精气神的作用。

五、预防调摄

1. 节制饮食　在保证机体合理需要的情况下，应限制粮食、油脂的摄入，忌食糖类，饮食宜以适量米、麦、杂粮，配以蔬菜、豆类、瘦肉，鸡蛋等，定时定量进餐。
2. 戒烟酒、浓茶及咖啡等。
3. 保持情志平和，制定并实施有规律的生活起居制度。

第三节　虚　劳

虚劳又称虚损，是以脏腑亏损、气血阴阳虚衰，久虚不复成劳为主要病机，以五脏虚证为主要临床表现的多种慢性衰弱证候的总称。历代医籍对虚劳的论述甚多，张仲景在《金匮要略·血痹虚劳病脉证并治》中首先提出虚劳病概念，详述证因脉治，分阳虚、阴虚、阴阳两虚三类，治疗重在温补脾肾，并提出扶正祛邪、祛瘀生新等治法，首倡补虚不忘治实的治疗要点。《素问·通评虚实论》指出“精气夺则虚”。“虚”是指正气虚弱不足的病理状态，是对人体正气虚弱不足，产生各种虚弱证候的概括。《医宗金鉴·虚劳总括》曰：“虚者，阴阳、气血、荣卫、精神、骨髓、津液不足是也。”形劳过度或气、血、津、液、精过度消耗导致筋、脉、肉、皮、骨等形体的损伤，影响机体正常功能。“虚”为阴阳气血精津液不足初期阶段，“损”为阴阳气血精津液亏渐发展到脏腑亏虚的中期阶段，“劳”为阴血大亏，阴阳两虚的后期阶段，三者皆以阴阳气血精津液的亏虚为主要表现形式。而《素问·调经论》所谓“阳虚则外寒，阴虚则内热”，进一步说明虚证有阴虚、阳虚的区别，并指明阴虚、阳虚的主要特点。可见虚劳病具有患病日久、缠绵难愈、虚实夹杂、易于传变的特点。

一、中医病因病机

（一）病因

引起虚劳的病因主要有禀赋薄弱，体质不强；烦劳过度，损及五脏；饮食不节，损伤脾胃；大病久病，失于调理；失治误治，损耗精气五个方面。究其最根本原因为精气神不足。人体精气亏虚，四肢百骸、脏腑经络均可出现虚劳诸象。《难经·十四难》云："一损损于皮毛，皮聚而毛落；二损损于血脉，血脉虚少，不能荣于五脏六腑也；三损损于肌肉，肌肉消瘦，饮食不能为肌肤；四损损于筋，筋缓不能自收持；五损损于骨，骨痿不能起于床。"精气神不足则禀赋薄弱，体质不强。烦劳过度、饮食不节、大病久病、失治误治，皆损耗精气，最终导致形体衰老，神机失用，脏腑日益虚衰，阴阳气血亏虚。

（二）虚劳的基本病机及转化

通过病因病机研究结合中医形神理论，虚劳病临床核心表现多为精、气、神的不足。病机主要是精气神不足，由虚致损，积损成劳。精气神充足则形健神足，精气神不足则百疾易攻，易受外邪侵袭，常常表现出前病未愈，又感新疾；正气亏虚抗邪无力，邪气稽留导致新邪与痼疾相引，发展为虚实夹杂、痼疾不愈、兼夹他病的状态；气血生化乏源，精血不能滋养脏腑，导致脏腑虚衰；病邪则易于传变出现多脏同病，或出现表里同病，邪气通过经络病传到脏腑，或在卫气营血间相互影响，形成虚劳病虚实夹杂、表里相兼、虚瘀互结的病理状态。

虚劳的病机复杂，基本病机为脏腑亏损，气血阴阳不足；本虚可见五脏虚损，阴阳亏虚，气血乏源，精髓不足；标实可见瘀血、痰饮等病理产物停留。其病损部位，主要在于五脏。

二、诊断要点

1. 多见形神衰败，身体羸瘦，大肉尽脱，食少厌食，心悸气短，自汗盗汗，面容憔悴，或五心烦热，或畏寒肢冷，脉虚无力等症。若病程较长，久虚不复，症状可呈进行性加重。

2. 具有引起虚劳的致病因素及较长的病史。

3. 排除类似病证。应着重排除其他疾病中的虚证。

三、辨证论治

（一）辨识精气神

虚劳证候虽多，但总不离乎精气神，精气是人体生命活动的物质基础，神是维持机体生命活动的根本保证，"有诸内者，必形诸外"，通过观察人体面容、形态、神色、五官、舌象、脉象等可以快速了解人体的精气神状态，反映人体健康状况。精气神的辨识分为精充足、精不足；气充足、气不足、气失和；神正常、神失和。精气神的不足与失和伴随着虚劳病发生发展的全过程。精化气则促进脏腑功能发挥，精不化气则形神疲倦。气输布周身，充养脏腑，产生各种功能活动，推动津液的生成、运行；气失和则气机呆滞，精、血、津液运行不畅，脏腑功能活动紊乱；气不足则脏腑功能低下，精、津液、血虚损耗散。从“形、窍、神志、舌、脉”5个方面辨识精、气、神状态。具体而言：象，形象、窍象、神志象、舌象、脉象。形象包括面、头、发、肤、形体、腰和四肢象等；窍象包括眼象、耳象、口象、二阴象等；神志象包括精神、意识、情志、睡眠象等；舌象包括舌苔、舌质；脉象体现在脉位、脉势、脉形、脉数等。

（二）辨别五脏气血阴阳亏虚

虚劳的基本病机为脏腑亏损，气血阴阳不足，故对虚劳的辨证应以气、血、阴、阳为纲，五脏虚候为目。

（三）辨有无兼夹病证

虚劳一般病程较长，辨证论治时应注意有无兼夹病证，尤应注意以下三种情况：①因虚致病，久虚不复者，应辨明原有疾病是否还继续存在。②有无因虚致实的表现。如因气虚运血无力，形成血瘀。脾虚不能运化水湿，以致水湿内停等。③是否兼夹外邪。虚劳之人由于卫外不固，易感外邪为患，且感邪之后不易恢复，治疗用药也与常人感邪有所不同。

（四）虚劳的治疗原则

虚劳病的治疗，根据精气神调养原则，精气神宜保养慎藏而不宜克伐。精的调养：宜节流，勿耗散；宜封藏，勿竭伐；宜通宣，勿壅滞。气的调养：宜助养，勿伐伤；宜补益，勿耗损；宜升降有序，不宜逆乱内陷；宜疏导，勿郁滞；宜内守，勿发越。神的调养：养形以养神，恬淡以养神。根据精不足、气不足、气失和、神失和等不足或失和的状态，分别采取调和阴阳、固精养神；健中益气、滋养津血；启发阳气、填精养神；扶正祛邪、化瘀散结的治疗方药。应注意：①重视补益脾肾在治疗虚劳中的作用，这是由于脾为后天之本，气血生化之源，肾为先天之本，寓元阴元阳，是生命的本源，所以补益脾肾在虚劳的治疗中具有比较重要的意义。②对于虚中夹实及兼感外邪者，当补中有泻，扶正祛邪。从辩证的关系看，祛邪亦可起到固护正气的作用，防止因邪恋而进一步损伤正气。③虚劳既可因虚致病，亦可因病致虚，因此，应辨证结合辨病，针对不同疾病的特殊性，一方面补正以复其虚，一方面求因以治其病。④重视劳者温之的治疗原则，或温补脾胃，或补肾益精，或活血祛瘀，但都应以温养为原则，在辨清疾病的标本缓急的同时，抓住肾精亏损的核心病机，不可乱用大寒大热的药，反伤精气。且在多脏并损的情况下应注意多脏兼顾，而在虚劳病的后期，补肾益精之品、血肉有情之品的应用在虚劳病的治疗中有着重要的意义。

1. 精不足，神失和证

证候：少腹弦急，阴部寒冷，目眩发落，男子失精，女子梦交，或心悸，遗溺，脉虚大芤迟，或芤动微紧。

治法：调和阴阳，固精养神。

方药：桂枝加龙骨牡蛎汤加减。常用药：桂枝、芍药、龙骨、牡蛎、生姜、大枣等。

2. 精气不足证

证候：面色少华，食少，神倦乏力，少气懒言，虚烦不宁，咽干口燥，肠鸣腹痛，舌质淡，苔白，脉弱。

治法：健中益气，滋养津血。

方药：黄芪建中汤加减。常用药：黄芪、桂枝、芍药、生姜、大枣等。

3. 肾阳亏虚证

证候：腰痛腿软，少腹拘急，短气，小便不利或小便反多，舌质胖淡，脉虚弱而尺部沉细。

治法：启发阳气，填精养神。

代表方：肾气丸加减。常用药：桂枝、炮附子、山药、泽泻、生地黄、牡丹皮、山茱萸、茯苓等。

4. 气虚血瘀证

证候：面目黧黑，皮肤干燥，肌肤甲错，形体消瘦，腹部肿块、胀满，不欲饮食，舌质暗，有瘀斑，脉涩。

治法：扶正祛邪，化瘀散结。

方药：大黄䗪虫丸加减。常用药：熟大黄、土鳖虫、水蛭、虻虫、蛴螬、干漆、桃仁、苦杏仁、黄芩、地黄、白芍、甘草等。

四、其他治疗

虚劳病多为虚证或虚实夹杂证，其病机关键在于“虚”，膏方最早记载于《金匮要略》中，具有滋补调养之功效。其应用则与扶正补虚思想高度契合，并非一派补益之药，而是在紧扣病机的前提下，根据病证的气血阴阳虚衰合理配伍。因此中医膏方重在培补虚损、扶助正气，适用于慢病或重症疾病缓解期的调治。

五、预防调摄

1. 消除及避免引起虚劳的病因是预防虚劳的根本措施。

2. 避风寒，适寒温，尽量减少伤风感冒。

3. 调饮食，忌辛辣，戒烟酒。

4. 慎起居，适劳逸。生活起居要有规律，做到动静结合，劳逸适度。根据自己体力的情况，可适当参加室外散步，气功锻炼，打太极拳等活动。病情轻者，可适当安排工作和学习。适当节制房事。

5. 舒情志，少烦忧。过分的情志刺激，易使气阴伤耗，是促使病情加重的重要原因之一。而保持情绪稳定，舒畅乐观，则有利于虚劳的康复。

第十六章
肢体经络病证

第一节　痹　证

痹证是以肢体筋骨、关节、肌肉等处发生疼痛、酸楚、重着、麻木，或关节屈伸不利、僵硬、肿大、变形及活动障碍为主要表现的病证。本病病情呈反复性，病程有黏滞性、渐进性等特点。痹证在《内经》中被称为痹，《素问·痹论》云："风寒湿三气杂至，合而为痹，其风气胜者为行痹，寒气胜者为痛痹，湿气胜者为着痹也。"《灵枢·本脏》所云："经脉者，所以行血气而营阴阳，濡筋骨，利关节者也。"此病主因风寒湿热之邪阻滞经络，或痰热内生、痰瘀互结，以致经络痹阻，气血运行不畅；或因肝肾精气亏损，不能濡养经脉，发为痹证。西医学中的痛风、风湿性关节炎、类风湿关节炎、强直性脊柱炎、骨性关节炎均属于本病范畴。

一、中医病因病机

痹证的病位初在肌表经络，久则深入筋骨，病及五脏。轻者病在肌表经络，邪气阻塞经脉，凝结不散，气血运行不畅；病久正气耗伤，呈现不同程度的肝肾不足，气血化生无源，肢体筋脉失养；日久不愈，病邪由经络累及脏腑，脏腑之精气受损，出现脏腑痹。

1. **风寒湿阻，气机不通**　多因居处、劳动环境寒冷潮湿，如坐卧湿地、涉水淋雨，或长期水下作业，或出入于冷库，或阴雨潮湿季节感受寒湿之邪，风寒湿邪留滞经络，气血闭阻不通，痛而为痹。

2. **风湿热壅，气机不畅**　外感风热，与湿相并，或风寒湿邪郁久化热，致使风湿热合邪，阻滞经络、关节气机，气血运行不畅，发为痹证。

3. **寒热错杂，闭阻经脉**　外感之寒，日久不去，寒郁化热，或经络蓄热，客寒外侵，脉络阻塞，精气不行，则生疼痛之痹证。

4. **痰瘀互结，闭阻经脉** 内生痰浊瘀血，结于经脉关节，气血运行停滞，不通则痛，则为痹证。

5. **气血亏虚，经脉失养** 因素体偏弱，气血虚少，或邪气久留，损伤体内正气精血，导致气血两亏，不养经脉，从而筋骨关节失于濡润，遂发疼痛。

6. **肝肾不足，筋脉失养** 因久病不愈或体质虚弱，肝肾不足，肝肾之精缺少，化生精气不足，无以荣养筋骨脉络，故发为痹证。

二、诊断要点

1. 突然或逐渐肢体关节、肌肉疼痛、酸楚、麻木、重着、屈伸不利及活动障碍。

2. 肢体关节疼痛或游走不定，恶风寒；或痛剧，遇寒则甚，得热则缓；或重着而痛，四肢沉重，活动不灵，肌肤麻木不仁；或肢体关节疼痛，痛处焮红灼热，筋脉拘急；或关节剧痛，肿大，僵硬，变形；或绵绵而痛，麻木尤甚，伴心悸、乏力者。

3. 本病可发生于任何年龄。不同年龄的发病与疾病的类型有一定关系。

4. 抗溶血性链球菌“O”、红细胞沉降率、C反应蛋白、类风湿因子、血清抗核抗体等检查常有助于本病的诊断；X线和CT等影像学检查有助于了解骨关节疾病的病变部位与损伤程度；心电图、心脏彩超、肺功能等检查有助于诊断本病是否累及脏腑。

三、辨证论治

痹证的治疗主要从肢体经脉入手，同时应兼顾五脏精气的盈亏，注意及时养精、理气、补气，必要时应调神。邪气实者，病为不通，治疗应以疏通气血、扶正祛邪为主；体虚精亏者，病为不荣，当以培补肝肾，养精益气为主。

1. 痰瘀闭阻，气机阻滞证

证候：痹证日久，关节肌肉刺痛，固定不移，或关节肌肤紫暗、肿胀，按之较硬，肢体顽麻或重着，甚则关节僵硬变形，屈伸不利，有硬结、瘀斑，或胸闷痰多，舌质紫暗或有瘀斑，舌苔白腻，脉弦涩。

治法：化痰行瘀，蠲痹通络。

方药：双合汤加减。皮下有结节者，加天南星、僵蚕；瘀血明显，关节疼痛、肿大、强直，加白花蛇、全蝎、蜈蚣；有痰瘀化热之象者，加地龙、胆南星、水蛭；关节、脊柱强直，疼痛较甚者，加乳香、没药、血竭、苏木、延胡索；关节屈伸不利者，加油松节。

2. 气血两虚证

证候：关节疼痛、酸楚，时轻时重，或气候变化、劳倦活动后加重，形体消瘦，神疲乏力，肌肤麻木，短气自汗，面色少华，唇甲淡白，头晕目眩，舌淡苔薄，脉细弱。

治法：益气养血，和营通络。

方药：黄芪桂枝五物汤加减。血虚明显者，重用当归，加生地黄、熟地黄；阴虚者，加玄参、石斛、山茱萸；兼有寒象者，加附子；兼有便溏者，加炒白术、苍术、茯苓；兼有瘀血者，加桃仁、红花；肢体麻木者，加苏木、路路通。

3. 肝肾亏虚证

证候：痹证日久不愈，关节疼痛时轻时重，疲劳加重，关节屈伸不利，肌肉瘦削，腰膝酸软，或畏寒肢冷，阳痿，遗精，或骨蒸劳热，心烦口干，舌质淡红，舌苔薄白或少津，脉沉细弱或细数。

治法：培补肝肾，通络止痛。

方药：独活寄生汤加减。腰膝酸软，加制黄精、续断、狗脊；骨节疼痛，加千年健、石楠藤、骨碎补；阳虚，畏寒肢冷，关节疼痛拘急，加附子、鹿角片、淫羊藿、巴戟肉、肉苁蓉；肝肾阴亏，加生地黄、首乌、桑椹子、枸杞子。

四、其他治疗

1. 中成药

（1）独活寄生丸　用于寒湿阻络之痹证，每次6g，每日2次。

（2）小活络丸　用于风湿顽痰、瘀血留滞之痹证，每次3g，每日2次。

（3）当归拈痛丸　用于湿热闭阻之痹证，每次9g，每日2次。

（4）瘀血痹胶囊　用于瘀血阻络之痹证，每次6粒，每日3次。

（5）尪痹颗粒　用于久病体虚，肝肾精亏之痹证，每次1袋，每日3次。

2. 外治法

视病情程度对患处进行药物热熨、冷敷等。

3. 针灸治疗

（1）主穴　阿是穴、局部经穴。

（2）随证配穴　行痹配膈俞、血海；痛痹配肾俞、腰阳关；着痹配阴陵泉、足三里；热痹配大椎、曲池。

五、预防调摄

1. 避邪气，养正气。避免感受风寒湿热之邪、改变不良饮食习惯、坚持适当运动。
2. 做好防寒保暖等预防工作，保护病变肢体，提防跌仆等以免受伤。
3. 鼓励和帮助患者对病变肢体进行功能锻炼。

第二节 痿 证

痿证是以肢体筋脉弛缓，软弱无力，不能随意运动，或伴有肌肉萎缩的一种病证。“痿”的病名首见于《素问·痿论》。篇中指出本病的主要病机是“肺热叶焦”，肺燥而不能输布精津气血，导致五脏精气虚少，因而五体失养，肢体出现痿软的症状。西医学中的吉兰-巴雷综合征、重症肌无力、运动神经元疾病、脊髓病变、肌肉病变、周期性瘫痪等均属于本病范畴。

一、中医病因病机

痿证的发生主要因感受温毒、湿热浸淫、饮食肥甘、久病房劳、跌仆瘀阻等，引起五脏精气受损，精津亏少，气血耗伤，进而肌肉筋脉失养，发为痿证。

1. **感受温毒，伤津耗气** 温热毒邪内侵，或病后余邪未尽，低热不解，或温病高热持续不退，皆令内热燔灼，伤津耗气，津伤失布，不能润泽五脏，五体失养而痿弱不用。

2. **湿热浸淫，气血不畅** 久处湿地或冒雨涉水，感受外来湿邪，湿热浸淫经脉，营卫运行受阻；或郁遏生热，或痰热内停，蕴湿积热，导致湿热相蒸，浸淫筋脉，气血运行不畅，致筋脉失于滋养，进而成痿。

3. **饮食所伤，运化失常** 素体脾胃虚弱，或饮食不节，劳倦思虑过度，或久病致虚，中气受损，过食肥甘，脾胃受纳、运化、输布水谷精微的功能失常，气血津液生化之源不足，无以濡养五脏，以致筋骨肌肉失养，虚以致痿。

4. **久病房劳，肾精亏损** 先天不足，或久病体虚，或房劳太过，伤及肝肾，精损难复；或劳役太过而伤肾，耗损阴精，气阴亏虚，筋脉失于灌溉濡养。

5. **跌仆瘀阻，经气受阻** 跌打损伤，瘀血阻络，新血不生，经气运行不利，脑失神明之用，发为痿证；或产后恶露未尽，瘀血流注于腰膝，以致气血瘀阻不畅，脉道不利，四肢失其濡润滋养。

二、诊断要点

1. 肢体筋脉弛缓不收，下肢或上肢，一侧或双侧，软弱无力，甚则瘫痪，部分患者伴有肌肉萎缩。

2. 由于肌肉痿软无力，可有睑废、视歧、声嘶低喑、抬头无力等症状，甚则影响呼吸、吞咽。

3. 部分患者发病前有感冒、腹泻病史，有的患者有神经毒性药物接触史或家族遗传史。

4. 脑脊液检查、肌电图、肌肉活组织检查、血清酶学检测、乙酰胆碱受体抗体检查，有助于明确诊断。头颅 MRI 或 CT 检查，有助于疾病的鉴别诊断。

三、辨证论治

痿证的治疗以补充亏耗之气精为主，若有气血瘀滞者兼以理气活血；运化失司者需补气健脾，促生津液，以濡养脏腑经脉；肾精亏虚者，以补肾填精、强筋健骨为主。

1. 肺热津伤证

证候：发病较急，病起发热，或热后突然出现肢体软弱无力，可较快发生肌肉瘦削，皮肤干燥，心烦口渴，咳呛少痰，咽干不利，小便黄赤或热痛，大便干燥；舌质红，苔黄，脉细数。

治法：清热润燥，养阴生津。

方药：清燥救肺汤加减。若身热未退、高热、口渴有汗，可重用生石膏，加金银花、连翘、知母；咳嗽痰多，加瓜蒌、桑白皮、川贝母；咳呛少痰、咽喉干燥者，加桑白皮、天花粉、芦根。

2. 湿热浸淫证

证候：起病较缓，逐渐出现肢体困重，痿软无力，尤以下肢或两足痿弱为甚，兼见微肿，手足麻木，扪及微热，喜凉恶热，或有发热，胸脘痞闷，小便赤涩热痛；舌质红，舌苔黄腻，脉濡数或滑数。

治法：清热利湿，通利经脉。

方药：二妙丸加减。若胸脘痞闷，加厚朴、茯苓、枳壳、陈皮；身热肢重，小便赤涩热痛，加忍冬藤、连翘、蒲公英、赤小豆；若兼有瘀血阻滞者，加丹参、鸡血藤、赤芍、当归、桃仁。

3. 脾胃虚弱证

证候：起病缓慢，肢体软弱无力逐渐加重，神疲肢倦，肌肉萎缩，少气懒言，纳呆便溏，面色萎黄无华，舌淡，苔薄白，脉细弱。

治法：补中益气，健脾升清。

方药：参苓白术散加减。兼夹食积不运，加谷麦芽、山楂、神曲；气血虚甚者，重用黄芪、党参、当归，加阿胶；兼有血瘀者，加丹参、川芎、川牛膝。

4. 肝肾亏损证

证候：起病缓慢，渐见肢体痿软无力，尤以下肢明显，腰膝酸软，不能久立，甚至步履全废，腿胫大肉渐脱，或伴有眩晕耳鸣，舌咽干燥，遗精或遗尿，或妇女月经不调，舌红少苔，脉细数。

治法：补益肝肾，滋阴清热。

方药：虎潜丸加减。若兼有神疲、怯寒怕冷、阳痿早泄，去黄柏、知母，加淫羊藿、鹿角霜、紫河车、附子、肉桂；若见面色无华或萎黄、头昏心悸，加黄芪、党参、何首乌、龙眼肉、当归；腰脊酸软，加续断、补骨脂、狗脊；热甚者，可去锁阳、干姜。

5. 脉络瘀阻、营卫失和证

证候：久病体虚，四肢痿弱，肌肉瘦削，手足麻木不仁，四肢青筋显露，可伴有肌肉活动时隐痛不适，舌痿不能伸缩，舌质暗淡或有瘀点瘀斑，脉细涩。

治法：益气养营，活血行瘀。

方药：圣愈汤合补阳还五汤加减。手足麻木者，加橘络、木瓜；下肢痿软无力，加杜仲、锁阳、桑寄生。

四、其他治疗

1. 中成药

（1）参苓白术丸　用于脾胃虚弱之痿证，每日 6g，每日 3 次。

（2）四妙丸　用于湿热痿证，每次 6g，每日 2 次。

（3）六味地黄丸　用于肝肾亏虚之痿证，每次 6g，每日 2 次。

（4）血府逐瘀丸　用于脉络瘀阻之痿证，每次 1～2 丸，每日 2 次。

2. 外治法

取夹脊穴，用当归注射液、甲钴胺注射液每穴注入 0.5～1mL，每周 1～2 次，注意勿注入关节腔内。

3. 针灸治疗

（1）主穴　针刺上肢肩髃，曲池，手三里，合谷，外关，颈、胸夹脊；下肢髀关，伏兔，阳陵泉，足三里，三阴交，腰夹脊。

（2）随证配穴　肺热伤津者，配尺泽、肺俞；湿热浸淫者，配阴陵泉、大椎；脾胃虚弱者，配脾俞、胃俞、中脘；肝肾亏虚者，配肝俞、肾俞、太冲、太溪；脉络瘀阻者，配血海、太冲。

五、预防调摄

1. 避外邪　要避居湿地，防御外邪侵袭。

2. 调心神　注意精神调养，清心寡欲，锻炼身体，增强体质，避免过劳，生活规律。

3. **保持气机通畅**　吞咽呛咳、呼吸困难者，要常翻身拍背，鼓励排痰，以防止痰湿壅肺。

4. **养筋骨**　注意患肢保暖，保持肢体功能体位，防止肢体挛缩或关节僵硬，有利于日后功能恢复。

第十七章 妇科病证

第一节　月经不调

月经不调是指以月经的周期、经期、经量异常为主症的疾病，是妇科临床的常见病、多发病，被列为妇科病之首。包括了月经先期、月经后期、月经前后不定期、月经过多、月经过少、经期延长等。《妇人大全良方·调经门》曰："故其来必以月，太过不及，皆为不调。过于阳则前期而来，过于阴则后时而至。"月经后期首见于《金匮要略·妇人杂病脉证并治》"温经汤"条文下谓"至期不来"。月经先后无定期首见于《备急千金要方·月经不调》曰："妇人月经一月再来或隔月不来。"西医学的月经频发、月经稀发、排卵障碍所致各种月经失调均可参考本章节辨证论治。

一、中医病因病机

月经不调多因寒热湿邪侵袭、情志因素、房劳所伤、饮食失宜、劳倦过度等引起脏腑功能失常，气血失调，进而损伤冲、任、督、带和胞宫、胞脉、胞络以及肾－天癸－冲任－胞宫生殖轴所致，气虚统摄无权，或血热热扰冲任，迫血妄行而致月经先期、月经过多、经期延长；精血不足、冲任不足，或痰湿内盛、壅滞胞脉，或寒凝血瘀、冲任阻滞，而致月经后期、月经过少；肝郁气滞、气机不宣，而致月经后期、先后不定期；瘀血内停，瘀阻冲任，血不归经，而致月经量多、经期延长。然其理归结到一点，月经不调的病因病机乃精气神功能失常，肾－天癸－冲任－胞宫生殖轴功能失司。

1. **气虚**　体质素弱，或饮食失节，或劳倦思虑过度，损伤脾气，脾伤则中气虚弱，冲任不固，经血失统；年少肾气未充，或绝经前肾气渐虚，或多产房劳，或久病伤肾，肾气虚弱，冲任不固，不能约制经血，肾虚冲任不充，遂致月经或先或后、月经量多、经期延长。

2. **血热** 素体阳盛，或过食辛燥助阳之品，或感受热邪，热扰冲任、胞宫，迫血下行；素体阴虚，或失血伤阴，或久病阴亏，或多产房劳耗伤精血，以致阴液亏损，虚热内生，热伏冲任，血海不宁；素性抑郁，或情志内伤，肝气郁结，郁久化热，热扰冲任，迫血下行，遂致月经提前、月经量多、经期延长。

3. **血寒** 素体阳虚，或久病伤阳，阳虚内寒，脏腑失于温养，气血化生不足，血海充盈延迟，而致月经后期、月经量少；经期产后，外感寒邪，或过食寒凉，寒搏于血，血为寒凝，冲任阻滞，血海不能如期满溢，遂使月经后期而来。

4. **气滞血瘀** 素多忧郁，气机不宣，血为气滞，运行不畅，冲任失司，血海蓄溢失常，因而月经或先或后；瘀阻冲任，新血不得归经而妄行，而致月经量多、经期延长；瘀阻冲任，血行不畅，而致月经量少。

5. **痰湿** 素体肥胖，痰湿内盛，或劳逸过度，饮食不节，损伤脾气，脾失健运，痰湿内生，痰湿下注冲任，壅滞胞脉，气血运行缓慢，血海不能按时满溢，遂致经行错后、月经量少。

二、诊断要点

1. 女性在月经初潮后1～2年内，月经或提前，或推后，甚或停闭数月；育龄期妇女在妊娠期间月经停闭，哺乳期妇女亦多数无月经来潮；在绝经前，也会出现月经周期的紊乱。这些情况不需要治疗。

2. 月经提前、推迟均需连续3个周期以上方可诊断月经先期、月经后期；月经过多、过少指较平时明显增多或减少，而周期、经期基本正常；经期延长则为经期超过7天，甚至半月方净，而周期基本正常。

3. 可行B超检查、内分泌激素检查、宫腔镜、BBT等实验室及辅助检查，以鉴别不同原因引起的月经不调。

三、辨证论治

月经不调的治疗原则重在治本以调经，根据辨证采用补肾、扶脾、疏肝、调理气血、调治冲任的方法，恢复精气神的功能，进而调控肾－天癸－冲任－胞宫生殖轴。“经水出诸肾”，补肾在于益先天之阴精或补益肾气，以填补精血为主，并佐以助阳益气之品，使阴生阳长，肾气充盛，精血俱旺，则月经自调。用药注意“阴中求阳”“阳中求阴”。扶脾在于益血之源或统血，以健脾益气或健脾升阳除湿为主，脾气健运，生化有源，统摄有权，血海充盈，月经可常。用药不宜过用辛温或滋腻之品，以免耗伤脾阴或困阻脾阳。疏肝在于通调气机，以开郁行气为主，佐以养肝柔肝，使肝气得疏，肝血得养，血海蓄溢有常，则经病可愈。用药不宜过用辛香燥烈之品，以免劫精伤阴，耗损肝血。调理气血当辨气病、血病。病在气者，当以治气为主，佐以理血；病在血者，当以治血为主，佐以理气。调理冲任，在于使任通冲盛，自无经病之患。此外，治疗月经病又要顺应和掌握一些生理性规律，一是顺应月经周期中阴阳转化和气血盈亏的变化规律，经前勿滥补，经后勿滥攻；二是顺应不同年龄阶段论治的规律，古代医家强调青春期重治肾，生育期、中年重治肝，绝经后或老年期重治脾。

1. 气虚证

证候：月经周期提前，或经量多，或经期延长，色淡红，质清稀，神疲肢倦，气短懒言，小腹空坠，纳少便溏，舌淡红，苔薄白，脉细弱；周期提前或延后，经量或多或少，色淡暗，质清稀，腰膝酸软，头晕耳鸣，面色晦暗或有暗斑，舌淡暗，苔白润，脉沉细。

治法：补肾健脾，固冲调经。

方药：补中益气汤或固阴煎或当归地黄饮或举元煎。脾气虚而致月经先期者，选补中益气汤；肾气虚而致月经先期者选固阴煎；肾虚精亏而致月经后期者选当归地黄饮；气虚而致月经量多、经期延长者，选举元煎；若营血亏虚，冲任不充，而致月经后期，量少，色淡红，质清稀，伴头晕眼花，心悸少寐，面色萎黄，舌淡红，苔薄，脉细弱，则用大补元煎；若肾气亏虚，精血不足，冲任血海亏虚以致月经量少，色暗淡，质稀，舌淡，脉沉弱或沉迟，则用归肾丸；若气虚血少，冲任血海不盈，以致月经量少，面色萎黄，舌淡红，脉细，则用滋血汤。

2. 血热证

证候：经来先期，量多，色深红或紫红，质黏稠，或伴心烦，面红口干，小便短黄，大便燥结，舌质红，苔黄，脉数或滑数；经来先期，量少或量多，或伴经期延长，色红，质稠，或伴两颧潮红，手足心热，咽干口燥，舌质红，苔少，脉细数；月经提前，量或多或少，经色深红或紫红，质稠，经行不畅，或有块，或少腹胀痛，或胸闷胁胀，或乳房胀痛，或烦躁易怒，口苦咽干，舌红，苔薄黄，脉弦数。

治法：清热凉血调经。

方药：清经散或两地汤或丹栀逍遥散或保阴煎。阳盛血热而致月经先期者，选清经散；阴虚血热而致月经先期、经期延长者，选两地汤；肝郁血热而致月经先期者，选丹栀逍遥散；血热而致月经量多者，选保阴煎；若湿热之邪蕴结冲任，扰动血海，血海不宁，而致经行延长，质黏稠，或带下量多，舌红，苔黄腻，脉滑数，方用固经丸。

3. 血寒证

证候：月经延后，量少色淡红，质清稀，小腹隐痛，喜暖喜按，腰酸无力，小便清长，大便稀溏，舌淡，苔白，脉沉迟或细弱；月经周期延后，量少，色暗有块，小腹冷痛拒按，得热痛减，畏寒肢冷，或面色青白，舌质淡暗，苔白，脉沉紧。

治法：温经散寒，养血活血调经。

方药：温经汤《金匮要略》或温经汤《妇人大全良方》。虚寒者选前者，实寒者选后者。

4. 气滞血瘀证

证候：月经周期延后，量少，或经行时而提前时而推迟，经量时多时少，色暗红或有血块，小腹胀痛，神情抑郁，经前胸胁、乳房胀痛，舌质正常或红，苔薄白或微黄，脉弦或弦数；经行量多，色紫暗，有血块，经行腹痛，或平时小腹胀痛，舌紫暗或有瘀点，脉涩。

治法：疏肝解郁，活血调经。

方药：乌药汤或逍遥散或失笑散。月经后期选乌药汤；月经先后不定期选逍遥散；月经量多属血瘀者选失笑散；若瘀血内停，冲任阻滞，而致经行涩少，色紫暗，有血块，方用桃红四物汤。

5. 痰湿证

证候：月经后期，量少，经血夹杂黏液，形体肥胖，脘闷呕恶，腹满便溏，带下量多，舌淡胖，苔白腻，脉滑。

治法：燥湿化痰，理气调经。

方药：苍附导痰丸加减。月经后期，闭经者，加丹参、泽兰养血活血通经。

四、其他治疗

1. 中成药

（1）逍遥丸　用于肝气郁结者。每次9g，每日2次。

（2）少腹逐瘀丸　用于血瘀者。每次1丸，每日2次。

2. 针灸治疗

（1）肾虚　选肾俞、关元、气海、命门、太溪以补益肾气；头晕耳鸣，加百会、然谷。

（2）脾虚　选足三里、气海、归来、三阴交，以健脾益气，固冲调经。

（3）气滞血瘀　选肝俞、归来、子宫、丰隆、三阴交，以理气化瘀，胸胁胀痛，加内关、膻中；纳差脘闷，加中脘、足三里。

（4）血寒　选气海、三阴交、归来，以温经散寒，和血调经，实寒证者，加子宫；虚寒证者，加命门、腰阳关。

（5）痰湿　选阴陵泉、足三里、中极、丰隆、三阴交，以燥湿化痰，活血调经。

五、预防调摄

1. 避劳累，益脾气，节房事，聚精气。勿劳作过度损伤脾气，勿房事不节耗精气。

2. 畅情志，疏肝气，顺气机。保持心境豁达，精神愉快，避免抑郁愁苦。

3. 调饮食，慎起居。经期勿贪寒凉，平素少食醇酒厚味和甜食，少吃油腻、辛辣之品，不吸烟不喝酒。

第二节　痛　经

痛经是指妇女正值经期或经行前后，出现周期性小腹疼痛，或伴腰骶酸痛，甚至剧痛晕厥，影响正常工作及生活的疾病。痛经是临床常见病，亦称“经行腹痛”。本病的临床特征是伴随月经周期而发作，表现为小腹疼痛，或伴腰骶酸痛。痛经最早见于《金匮要略·妇人杂病脉证并治》：“带下，经水不利，少腹满痛，经一月再见者，土瓜根散主之。”《诸病源候论·妇人杂病诸候》首立“月水来腹痛候”，认为“妇人月水来腹痛者，由劳伤气血，以致体虚，受风冷之气，客于胞络，损冲任之脉……其经血虚，受风冷，故月水将来之际，血气动于风冷，风冷与血气相击，故令痛也”，《景岳全书·妇人规》有云：“经行腹痛，证有虚实。实者或因寒滞，或因血滞，或因气滞，或因热滞；虚者有因血虚，有因气虚。然实痛者，多痛于未行之前，经通而痛自减；虚痛者，于既行之后，血去而痛未止，或血去而痛益甚。大都可按可揉者为虚，拒按拒揉者为实。”详细归纳了本病的常见病因。西医则见于原发性痛经、子宫内膜异位症、子宫腺肌病、盆腔炎性疾病或宫颈狭窄等引起的继发性痛经。

一、中医病因病机

痛经病因有生活所伤、情志不和、六淫为害，痛经的病位在冲任与胞宫，其发生与冲任、胞宫的周期性生理变化密切相关。病因病机可概括为“不荣则痛”或“不通则痛”，其证重在明辨虚实寒热。若素体肝肾亏损，气血虚弱，经期前后，血海满而溢泄，气血骤虚，冲任、胞宫失养，精血不足，故“不荣则痛”；若由于肝郁气滞、寒邪凝滞、湿热郁结等因素导致的瘀血阻络，客于胞宫，损伤冲任，气机不畅，故“不通则痛”。

1. **寒凝血瘀**　经期产后，感受寒邪，或过食生冷，或迁居寒冷之地，寒邪客于胞宫，血得寒则凝，以致瘀阻冲任，血行失畅。经前、经期气血下注冲任，加重胞脉气血壅滞，“不通则痛”，发为痛经。

2. **气滞血瘀** 素性抑郁，忧思郁怒，肝郁气滞，气滞血瘀，滞于冲任、胞宫而作痛；若血不循经，滞于胞宫，日久成瘀，阻碍气机流畅。气滞与血瘀相互为病，最终导致“经水不利”而腹痛发作。

3. **湿热蕴结** 素体湿热内蕴，或经期、产后调养不慎，感受湿热邪气，与血相搏，流注下焦，蕴结胞中，气血凝滞，“不通则痛”，发为痛经。

4. **气血虚弱** 脾胃素虚，化源匮乏，或大病久病或失血过多，气血不足，胞脉空虚，经期或行经后气血亏虚益甚，故冲任、胞宫失于濡养而发病；兼气虚推动无力，血行迟缓，冲任经脉不利，亦可发病。

5. **肝肾亏损** 素禀虚弱，或房劳多产，或久病耗损，导致肝肾亏虚，精亏血少，水不涵木；经后血海空虚，冲任、胞宫失去濡养，“不荣则痛”发为痛经。

二、诊断要点

1. 既往有经行腹痛史。精神过度紧张，经期、产后冒雨涉水、过食寒凉，或有不洁房事等情况。

2. 腹痛多发生在经行前1～2天，行经第1天达高峰，疼痛多呈阵发性、痉挛性，或呈胀痛或伴下坠感。疼痛常可放射至腰骶部、肛门、阴道及大腿内侧。痛甚者可伴面色苍白，出冷汗，手足发凉，恶心呕吐，甚至昏厥等。也有少数于经血将净或经净后1～2天始觉腹痛或腰腹痛者。

3. 可结合妇科检查、B超、血常规等实验室及辅助检查，有助于诊断子宫内膜异位症、子宫腺肌病、盆腔炎性疾病，排除妊娠、生殖器肿瘤等。

三、辨证论治

一般而言，本病实证居多，虚证较少，亦有证情复杂，实中有虚，虚中有实，虚实夹杂者，需知常达变。临证需结合月经期、量、色、质，伴随症状、舌、脉等综合分析，以明察病位，分清寒热、虚实、在气、在血。以止痛为核心，以调理冲任气血为主，虚者补益精血，或补气，实者理气行滞、活血化瘀。经期重在调血止痛以治标，及时缓解，控制疼痛；平素辨证求因以治本。标本缓急，主次有序，分阶段治疗。

1. 寒凝血瘀证

证候：经前或经期，小腹冷痛拒按，得热痛减，或周期后延，经血量少，色暗有块，畏寒肢冷，面色青白，舌暗，苔白，脉沉紧。

治法：温经散寒，化瘀止痛。

方药：少腹逐瘀汤（《医林改错》）。若小腹冷痛较甚，加艾叶、吴茱萸散寒止痛。

2. **气滞血瘀证**

证候：经前或经期，小腹胀痛拒按，月经量少，经行不畅，色紫暗有块，块下痛减，胸胁、乳房胀痛，舌紫暗，或有瘀点，脉弦涩。

治法：行气活血，化瘀止痛。

方药：膈下逐瘀汤。肝气夹冲气犯胃，痛而恶心呕吐者，加吴茱萸、法半夏、陈皮和胃降逆；郁而化热，心烦口苦，加栀子、郁金清热泻火。

3. **湿热蕴结证**

证候：经前或经期，小腹疼痛或胀痛不适，有灼热感，或痛连腰骶，或平时小腹痛，经前加剧，月经量多或经期长，色暗红，质稠或有血块；平素带下量多，色黄稠臭秽，或伴低热，小便黄赤；舌红，苔黄腻，脉滑数或濡数。

治法：清热除湿，化瘀止痛。

方药：清热调血汤（《古今医鉴》）加车前子、败酱草、薏苡仁。月经过多或经期延长者，酌加槐花、地榆、马齿苋以清热止血；带下量多者，酌加黄柏、樗白皮以清热除湿。

4. **气血虚弱证**

证候：经期或经后，小腹隐痛喜按，月经量少，色淡质稀；神疲乏力，头晕心悸，面色苍白，失眠多梦；舌质淡，苔薄，脉细弱。

治法：益气养血，调经止痛。

方药：圣愈汤（《医宗金鉴·妇科心法要诀》）。失眠多梦，心脾虚者，酌加远志、合欢皮、首乌藤，以养心安神；若伴畏寒肢冷，腰腹冷痛，可加肉桂、小茴香、艾叶散寒止痛。

5. **肝肾亏损证**

证候：经期或经后，小腹绵绵作痛，喜按，伴腰骶酸痛，月经量少，色淡暗，质稀；头晕耳鸣，面色晦暗，失眠健忘，或伴潮热；舌质淡红，苔薄白，脉沉细。

治法：补养肝肾，调经止痛。

方药：益肾调经汤（《中医妇科治疗学》）。

四、其他治疗

1. **中成药**

（1）元胡止痛片　用于气滞血瘀者。每次3片，每日3次。

（2）少腹逐瘀胶囊　用于寒凝血瘀者。每次3粒，每日3次。

（3）八珍益母丸　用于气血虚弱兼有瘀滞证者。每次6g，每日2次。

（4）散结镇痛胶囊　用于血瘀者。每次3粒，每日3次。

2. 外治法

（1）取适量的艾叶，胡椒，陈皮，把它们焙黄为末，然后再加白酒少许，用纱布裹好，在睡前放在关元穴，并在上面压一个热水袋，有温经止痛的作用。

（2）药用益母草、香附、乳香、没药、夏枯草各20g，水煎2000mL足浴，每次15～20分钟，每日1次，连续3～5天，可化瘀止痛。

3. 针灸治疗

（1）实证　毫针泻法，寒邪甚者可用艾灸。主穴：三阴交、中极。配穴：寒凝者加归来、地机；气滞者加太冲；腹胀者加天枢、气海穴；胁痛者加阳陵泉、光明；胸闷者加内关。

（2）虚证　毫针补法，可加用灸法。主穴：三阴交、足三里、气海。配穴：气血亏虚加脾俞、胃俞；肝肾不足加太溪、肝俞、肾俞；头晕耳鸣加悬钟。

五、预防调摄

1. **聚精气，护阳气**　经期注意保暖。

2. **调饮食，慎起居**　经期要注意饮食调理，经前及经期忌食生冷寒凉之品，以免寒凝血瘀而痛经加重。经期不宜食用辛辣香燥之物。

3. **畅情志，调心神**　生活中要保持愉快的心情与积极的生活态度。

第三节　不孕症

女子未避孕，性生活正常，与配偶同居1年而未孕者，称为不孕症。从未妊娠者为原发性不孕，曾经有过妊娠者继而未避孕1年以上未孕者为继发性不孕。记载不孕症最早的古籍为《周易》，其曰："妇三岁不孕。"《备急千金要方》将原发性不孕称为"全不产"，《备急千金要方》将继发性不孕称为"断绪"。西医亦将本病称为不孕症。

一、中医病因病机

不孕症的病因病机较为复杂，但总与肾气不足，冲任气血失调密切相关。肾气亏虚，精不化血，则冲任虚衰，难以受孕；肝郁气滞，疏泄失常，气血失调，冲任失和，胎孕不受；痰湿、瘀血内阻，冲任壅滞，而致不孕。然其理归结到一点，不孕乃肾气不足，精气神功能失调之故。

1. **肾虚**　先天不足，或房劳多产，或久病大病，或年逾五七，肾气亏虚，精不化血，则冲任虚衰，难以受孕；素体阳虚或寒湿伤肾，肾阳不足，胞宫失煦，则冲任虚寒，不能成孕；肾阴素虚，或久病耗损真阴，天癸乏源，胞宫失养，冲任血海空虚，或阴虚内热，热扰冲任，乃致不孕。

2. **肝气郁结** 情志不畅，或盼子心切，肝郁气滞，疏泄失常，气血失调，冲任失和，胎孕不受。

3. **痰湿内阻** 思虑劳倦，或肝木犯脾，伤及脾阳，健运失司，水湿内停，湿聚成痰，冲任壅滞，而致不孕；或素体肥胖，嗜食肥甘，躯脂满溢，痰湿内盛，胞脉受阻，致令不孕。

4. **瘀滞胞宫** 经行产后，摄生不慎，邪入胞宫致瘀，或寒凝血瘀，或热灼血瘀，或气虚运血无力致瘀，瘀滞冲任、胞宫，以致不孕。

二、诊断要点

1. 性生活正常，同居1年或曾孕育后未避孕1年而未孕。

2. 排除因男方因素引起的不孕。

3. 可行卵巢功能检查、输卵管造影、宫腔镜、腹腔镜检查等实验室及辅助检查，以鉴别不同原因引起的不孕症。

三、辨证论治

求子之道，重在调经。调经种子，重在补肾，妙在疏肝，贵在理血，功在疏通。不孕症的治疗主要从补肾着手，兼及心肝脾，以滋养肾精、肾气，调和气血为治疗主要目的，虽强调补肾，但反对滥用燥烈温补，且须调畅情志，择“的候”而合阴阳，以利于受孕。肾虚为主者，治疗以滋肾益气、调补冲任为主；肝气郁结者，治疗当疏肝解郁、调经种子；痰湿、瘀血阻滞者，则需燥湿化痰、活血化瘀。最终达到精充、气畅、神旺，故而有子。

1. 肾气虚证

证候：婚久不孕，月经不调或停闭，量多或少，色淡暗，质稀；腰酸膝软，头晕耳鸣，精神疲倦，小便清长；舌淡，苔薄白，脉沉细，两尺尤甚。

治法：补益肾气，调补冲任。

方药：毓麟珠加减。若心烦少寐者，加柏子仁、首乌藤养心安神；腰酸腿软甚者，加续断、桑寄生补肾强腰。

2. 肾阳虚证

证候：婚久不孕，初潮延迟，月经后期，量少，色淡质稀，甚至停闭，带下量多，清稀如水；腰膝酸冷，性欲淡漠，面色晦暗，大便溏薄，小便清长；舌淡，苔白，脉沉迟。

治法：温肾助阳，调补冲任。

方药：温胞饮加减。性欲淡漠者，加紫石英、肉苁蓉温肾填精。

3. 肾阴虚证

证候：婚久不孕，月经先期，量少，色红质稠，甚或闭经，或带下量少，阴中干涩；腰酸膝软，头晕耳鸣，形体消瘦，五心烦热，失眠多梦；舌淡或舌红，少苔，脉细或细数。

治法：滋肾养血，调补冲任。

方药：养精种玉汤加减。面色萎黄，头晕眼花者，加龟甲、紫河车填精养血；五心烦热，午后潮热者，加地骨皮、牡丹皮、知母滋阴清热。

4. 肝气郁结证

证候：婚久不孕，月经周期先后不定，量或多或少，色暗，有血块，经行腹痛，或经前胸胁、乳房胀痛；情志抑郁，或烦躁易怒；舌淡红，苔薄白，脉弦。

治法：疏肝解郁，理血调经。

方药：开郁种玉汤加减。若痛经较重者，加延胡索、生蒲黄、山楂化瘀止痛。

5. 痰湿内阻证

证候：婚久不孕，月经后期，甚或闭经，带下量多，色白质黏；形体肥胖，胸闷呕恶，心悸头晕；舌淡胖，苔白腻，脉滑。

治法：燥湿化痰，理气调经。

方药：苍附导痰丸加减。月经后期，闭经者，加丹参、泽兰养血活血通经。

6. 瘀滞胞宫证

证候：婚久不孕，月经后期，量或多或少，色紫黑，有血块，可伴痛经；平素小腹或少腹疼痛，或肛门坠胀不适；舌质紫暗，边有瘀点，脉弦涩。

治法：活血化瘀，止痛调经。

方药：少腹逐瘀汤加减。若小腹冷痛者，加吴茱萸、乌药温经散寒。

四、其他治疗

1. 中成药

（1）右归丸　用于肾阳虚者。每次 1 丸，每日 3 次。

（2）逍遥丸　用于肝气郁结者。每次 9g，每日 2 次。

（3）少腹逐瘀丸　用于瘀滞胞宫者。每次 1 丸，每日 2 次。

2. 外治法

（1）中药外敷下腹部，可活血化瘀止痛。

（2）中药熏洗，可温肾助阳。

3. **针灸治疗**

（1）肾虚　选肾俞、关元、气海、命门、太溪，以温肾壮阳。头晕耳鸣，加百会、然谷。

（2）痰瘀阻滞　选肝俞、归来、子宫、丰隆、三阴交，以理气化瘀。胸胁胀痛，加内关、膻中；纳差脘闷，加中脘、足三里。

五、预防调摄

1. **节房事，聚精气**　治疗期间合理性生活。

2. **畅情志，调心神**　心境豁达，精神愉快，并注意劳逸结合，参加适当体育锻炼，以调畅情志，增强体质。

3. **调饮食，慎起居**　增强营养，调适寒温，少食醇酒厚味和甜食，不吸烟不喝酒。

第四节　阴　挺

妇女子宫下脱，甚则脱出阴户之外，或阴道壁膨出，统称阴挺。《诸病源候论·妇人杂病诸候》云："胞络伤损，子脏虚冷，气下冲则令阴挺出，谓之下脱。"认识到本病发生与分娩密切相关。《景岳全书·妇人规》提出"升补元气，固涩真阴"的治疗原则，对临床具有指导意义。西医学将本病归于盆腔脏器脱垂，包括子宫脱垂、阴道前后壁膨出。

一、中医病因病机

本病病机并不复杂，总归气虚下陷，带脉提摄无力，与脾肾密切相关。中气不足，脾气虚弱，中气下陷，固摄无权，故阴挺下脱；先天不足，房劳多产伤肾，致胞络损伤，系胞无力，亦令下脱。然其理归结到一点，阴挺乃脾肾不足，气虚下陷之故。

1. **脾虚**　素体虚弱，中气不足；或分娩损伤，冲任不固；或产后过劳，耗气伤中；或长期咳嗽、便秘，致脾气虚弱，中气下陷，固摄无权，故阴挺下脱。

2. **肾虚**　先天不足，或年老体虚，或房劳多产，致胞络损伤，系胞无力，亦令下脱。

二、诊断要点

1. 多有分娩损伤史；产后过早操劳；产育过多史；慢性疾病，如长期咳嗽、便秘史。

2. 有物自阴道下坠，甚至脱出阴道口外，卧床休息可变小或消失，站立过久或劳累后症状明显。

3. 妇科检查可以判断子宫脱垂的程度、阴道前后壁膨出及会阴撕裂的程度。

三、辨证论治

虚者补之，陷者举之，脱者固之，阴挺治法以益气升提，补肾固脱为主。脾气虚者，治当补中益气，升阳举陷；肾气虚者，治当补肾固脱，益气提升。最终使得气足而能升提，则下垂之脏自能稳固。

1. 脾虚证

证候：子宫下移或脱出于阴道口外，劳则加剧；小腹下坠，少气懒言，四肢乏力，面色少华，小便频数，或带下量多，色白质稀；舌淡苔薄，脉虚细。

治法：补中益气，升阳举陷。

方药：补中益气汤加减。若兼带下量多，色黄质黏腻，有臭气，为湿热下注，加黄柏、败酱草、薏苡仁清热利湿。

2. 肾虚证

证候：子宫下移或脱出于阴道口外，劳则加剧；小腹下坠，腰膝酸软，头晕耳鸣，小便频数，入夜尤甚；舌淡，苔薄，脉沉弱。

治法：补肾固脱，益气提升。

方药：大补元煎。若兼带下量多，色白质稀，为湿浊下注，加海螵蛸、芡实固涩止带。

四、其他治疗

1. 中成药

补中益气丸：用于脾虚者。每次 9g，每日 3 次。

2. 针灸治疗

（1）脾虚　选百会、气海、维道、足三里、三阴交，以补中益气，升阳举陷。

（2）肾虚　选关元、子宫、照海，以调补肾气，固摄胞宫。

3. 康复疗法

盆底功能康复治疗，并配合收缩肛门运动，用力收缩盆底肌肉 3 秒以上后放松，每次 10～15 分钟，每日 2～3 次。

五、预防调摄

1. **调饮食，慎起居，聚中气**　禁食寒凉、利气消积的食物；产后不过早下床活动，特别不能过早地参加重体力劳动，避免长时间站立或蹲下屏气，增加腹压，保持大小便的通畅。

2. **节房事，固肾气** 节制房事，避免多产，固摄肾气。

第五节 绝经前后诸症

绝经前后诸症是指妇女在绝经期前后，出现烘热汗出，烦躁易怒，潮热面红，失眠健忘，精神倦怠，头晕目眩，耳鸣心悸，腰背酸痛，手足心热，或伴月经紊乱等与绝经有关的症状。《金匮要略·妇人杂病脉证并治》指出："妇人脏躁，喜悲伤欲哭，像如神灵所作，数欠伸。"这里描述的症状和绝经前后诸症相似。西医学将本病称为围绝经期综合征，因双侧卵巢切除或放射治疗后卵巢功能衰竭出现围绝经期综合征也可以参照本病。

一、中医病因病机

"七七任脉虚，太冲脉衰少，天癸竭，地道不通，故形坏而无子也。"七七之年，肾气渐衰，天癸渐竭，冲任二脉逐渐亏虚，月经将断而至绝经，在此生理转折时期，受身体内外环境的影响，导致肾阴阳平衡失调而发病。"肾为先天之本"，又"五脏相移，穷必及肾"，故肾之阴阳失调，每易波及其他脏腑。故本病之本在肾，常累及心、肝、脾等脏，致使本病证候复杂。然其理归结到一点，绝经前后诸症乃冲任失调，精气神功能失用之故。

1. **肾阴虚** 肾阴素虚，精亏血少，绝经前后，天癸渐竭，精血衰少；或忧思不解，积念在心，营阴暗耗；或房事多产，精血耗伤，肾阴更虚；真阴亏损，冲任衰少，脏腑失养，遂致绝经前后诸症。

2. **肾阳虚** 素体肾阳虚衰，绝经前后，肾气更虚；或房事不节，损伤肾气；命门火衰，冲任失调，脏腑失于温煦，遂致绝经前后诸症。

3. **肾阴阳两虚** 肾藏元阴而寓元阳，若阴损及阳，或阳损及阴，真阴真阳不足，不能濡养、温煦脏腑，冲任失调，遂致绝经前后诸症。

4. **心肾不交** 绝经前后，肾水不足，不能上济于心，心火独亢，热扰心神，出现心肾不交，遂致绝经前后诸症。

二、诊断要点

1. 本病发病年龄多在 45 ～ 55 岁，有双侧卵巢切除手术或放射治疗史。

2. 排除因精神疾病引起的相关症状。

3. 血清 FSH 和 E2 值测定以了解卵巢功能，或行血清 AMH 检查了解卵巢功能。

三、辨证论治

本病发生以肾虚为本，故治疗时应注重固护肾气，清热不宜过于苦寒，祛寒不宜过于温燥，更不可妄用克伐，以免犯虚虚之戒。肾阴虚者，治疗以滋肾益阴，育阴潜阳为主；肾阳虚者，治疗当温肾壮阳，填精养血；肾阴肾阳俱虚者，则需阴阳双补。最终达到精气充沛，冲任调畅。

1. 肾阴虚证

证候：绝经前后，头晕耳鸣，腰酸腿软，烘热汗出，五心烦热，失眠多梦，口燥咽干，或皮肤瘙痒，月经周期紊乱，量少或多，经色鲜红，舌红，苔少，脉细数。

治法：滋肾益阴，育阴潜阳。

方药：六味地黄丸加减。若肾阴亏，伴情志不遂，以致肝郁化热者，症见头晕目眩，口苦咽干，心胸烦闷，口渴饮冷，便秘溲赤，治宜滋阴疏肝，方用一贯煎。

2. 肾阳虚证

证候：绝经前后，头晕耳鸣，腰痛如折，腹冷阴坠，形寒肢冷，小便频数或失禁，带下量多，月经不调，量多或少，色淡质稀，精神萎靡，面色晦暗，舌淡，苔白滑，脉沉细而迟。

治法：温肾壮阳，填精养血。

方药：右归丸加减。若脾肾阳虚，症见腰膝酸软，食少腹胀，四肢倦怠，或四肢浮肿，大便溏薄，方用健固汤。

3. 肾阴阳俱虚证

证候：绝经前后，乍寒乍热，烘热汗出，月经紊乱，量少或多，头晕耳鸣，健忘，腰背冷痛，舌淡，苔薄，脉沉弱。

治法：阴阳双补。

方药：二仙汤合二至丸。如便溏者，去当归，加茯苓、炒白术以健脾止泻。

4. 心肾不交证

证候：绝经前后，心烦失眠，心悸易惊，甚至情志失常，月经周期紊乱，量少或多，经色鲜红，头晕健忘，腰酸乏力，舌红，苔少，脉细数。

治法：滋阴补血，养心安神。

方药：天王补心丹加减。

四、其他治疗

1. 中成药

（1）六味地黄丸　用于肾阴虚者。每次6g，每日2次。

（2）知柏地黄丸　用于肾阴虚者。每次 6g，每日 2 次。

（3）坤泰胶囊　用于心肾不交者。每次 2g，每日 3 次。

2. 针灸治疗

（1）肾阴虚　取肾俞、心俞、太溪、三阴交、太冲，毫针刺，用补法。

（2）肾阳虚　取关元、肾俞、脾俞、章门、足三里，毫针刺，用补法可灸。

（3）耳针　取内分泌、卵巢、神门、交感、皮质下、心、肝、脾等穴，可用耳穴埋针、埋豆，每次选用 4～5 穴，每周 2～3 次。

五、预防调摄

1. 节房事，存精气　在围绝经期应维持适度的性生活，不可纵欲。

2. 畅情志，调心神　心境豁达，精神愉快，避免情志刺激及精神压力，维持阴阳气血平衡。

3. 调饮食，慎起居　劳逸结合，生活规律，保持充足的睡眠，饮食应避免寒凉、过咸及温燥之品。

第十八章 儿科病证

第一节 泄 泻

泄泻是由于多种原因引起大便稀薄或如水样，便次增多为主要症状的脾胃系统病证。泄泻在儿童尤其多见。早在《内经》中已有关于小儿泄泻的原文描述。《小儿药证直诀》中，明确有“泄泻”命名的记载。本病相当于西医的“小儿腹泻病”。故本篇所论述的范围，主要指除痢疾、伤寒、霍乱等传染病以外的“小儿腹泻病”（婴幼儿腹泻），也包括其他疾病过程中所引起的症状性泄泻。

一、中医病因病机

小儿泄泻的病因，以感受外邪、伤于饮食、脾胃虚弱多见，病位主要在脾胃。病机关键为脾困湿盛而致脾气不足、升降失司，清浊相混而下泄。

1. **感受外邪** 小儿脏腑娇嫩，肌肤薄弱，若调护失宜，易为外邪侵袭。若外感风、寒、暑、热诸邪与湿邪相合而导致泄泻，由于时令季节不同，风寒致泻四季均有，但泄泻以夏秋多见，长夏多湿，故前人有“无湿不成泻”“湿多成五泻”之说，其中又以湿热泻最多见。

2. **伤于饮食** 小儿脾常不足，饮食不知自节，若调护失宜，乳哺、饮食不当，过食生冷及难以消化食物，皆能损伤脾胃，发生伤食泻。

3. **脾胃虚弱** 小儿素体脾虚，脾虚则运化失职，胃弱则腐熟无能，不能化生精微，因而水反为湿，谷反为滞，并走于下，而成脾虚泄泻。亦有泄泻实证，因失治误治，久病迁延导致脾胃虚弱，转成脾虚泄泻者。

4. **脾肾阳虚** 脾虚致泻，病程迁延，先耗脾气，继损脾阳，日久则脾伤及肾，致脾肾阳虚。肾阳不足，脾失温煦，阴寒独盛，水谷不化，并走肠间，形成澄澈清冷、洞泄而下的脾肾阳虚泻。

由于小儿为稚阴稚阳之体，发病“易虚易实，易寒易热”，且小儿脾气本自不足，神气有限，发生泄泻后更易至脾气亏虚，神气受损。重症泄泻由于泻下过度，伤阴耗气，出现气阴两伤，甚则阴伤及阳，导致阴竭阳脱的危重变证；或久泻不止，导致脾虚肝旺而生内风，可成慢惊风；脾虚失运，生化乏源，气血不足以荣养脏腑肌肤，日久则可形成疳证。

二、诊断要点

1. 病史有乳食不节、饮食不洁，或感受外邪病史。

2. 大便次数明显增多，严重者达每日 10 次以上。大便呈淡黄色或清水样，或夹奶块、不消化物，如蛋花汤状，或黄绿稀溏，或色褐而臭，夹少量黏液。同时可伴有恶心、呕吐、纳减、腹痛、发热、口渴等症。重症泄泻可见小便短少，精神烦躁或萎靡，皮肤干瘪，眼窝、囟门凹陷，啼哭无泪等脱水症状，以及口唇樱红，呼吸深长，腹部胀满，四肢逆冷等症。

3. 必要时可行大便检查等。

三、辨证论治

1. 湿热泻

证候：泻下稀薄，水分较多，或如水注，粪色深黄而臭，或见少量黏液，腹部时感疼痛，食欲不振，或伴泛恶，肢体倦怠，发热或不发热，口渴，小便短黄，舌苔黄腻。

治法：清肠祛热，化湿止泻。

方药：葛根黄芩黄连汤加减。腹痛甚者，加白芍、木香理气止痛；呕吐较频者，加半夏、生姜汁以降逆辟秽；若舌苔厚腻，渴不欲饮，湿重于热者，加苍术、厚朴芳香化湿；若高热、烦渴引饮者，加石膏、寒水石清热除烦。

2. 风寒泻

证候：泄泻清稀，中多泡沫，臭气不甚，肠鸣腹痛，或兼恶寒发热，舌苔白滑。

治法：疏风散寒，燥湿止泻。

方药：藿香正气散加减。腹痛甚者，加白芍、木香理气止痛；呕吐较频者，加半夏、生姜汁以降逆辟秽；若舌苔厚腻，渴不欲饮，湿重于热者，加苍术、厚朴芳香化湿；若高热、烦渴引饮者，加石膏、寒水石清热除烦。

3. 伤食泻

证候：脘腹胀满，时见腹痛，痛则欲泻，泻后痛减，粪便酸臭，或如败卵，嗳气腐浊，或欲呕吐，不思乳食，夜卧不安，舌苔厚腻或微黄。

治法：消食化滞，运脾止泻。

方药：保和丸加减。脘腹胀满或腹痛者，加木香、厚朴以理气止痛；呕吐较甚者，加藿香、生姜以和中止呕。婴幼儿可用保赤散，有消食止呕、化积除痰之效；如积滞化热而见舌红苔黄，烦躁口渴者，可加黄连以清热燥湿，除烦止泻；若是婴儿伤乳引起之泄泻，宜选消乳丸加减，重用炒麦芽。

4. 脾虚泻

证候：大便稀溏，多见食后作泻，色淡不臭，时轻时重，面色萎黄，肌肉消瘦，神疲倦怠，舌淡苔白，病程迁延，反复发作。

治法：健脾益气，升提止泻。

方药：参苓白术散加减。时见腹痛者，加木香以理气止痛；久泻不止，而无夹杂积滞者，加诃子、赤石脂以固涩止泻；泻下清稀，或水谷不化者，加炮姜以温中散寒。

5. 脾肾阳虚泻

证候：久泻不止，食入即泻，粪质清稀，完谷不化，或见脱肛，形寒肢冷，面色皖白，精神萎靡，寐时露睛，舌淡苔白，脉象细弱。

治法：温补脾肾，固涩止泻。

方药：附子理中汤合四神丸加减。脱肛者，加炙黄芪、升麻；久泻滑脱不禁者，加诃子、石榴皮、赤石脂。

四、其他治疗

1. 中成药

（1）葛根芩连微丸　每服 1 ～ 2g，每日 3 ～ 4 次。用于湿热泻。

（2）藿香正气液　每服 5 ～ 10mL，每日 3 次。用于风寒泻。

（3）纯阳正气丸　每服 2 ～ 3g，每日 3 ～ 4 次。用于中寒泄泻，腹冷呕吐。

（4）健脾八珍糕　每次 2 块，开水调成糊状吃，每日 2 ～ 3 次。用于脾虚泻。

（5）附子理中丸　每次 2 ～ 3g，每日 3 ～ 4 次。用于脾肾阳虚泻。

2. 外治法

（1）穴位敷贴　吴茱萸 30g，丁香 2g，胡椒 30 粒。共研细末。每次 1 ～ 3g，醋调成糊状，敷贴脐部，每日 1 次。用于风寒泻、脾虚泻。鬼针草 30g，加水适量。煎煮后倒入盆内，先熏蒸、后浸泡双足，每日 2 ～ 4 次，连用 3 ～ 5 日。用于小儿各种泄泻。

（2）推拿　①湿热泻：清补脾土，清大肠，清小肠，退六腑，揉小天心。②风寒泻：揉外劳宫，推三关，摩腹，揉脐，揉龟尾。③伤食泻：推板门，清大肠，补脾土，摩腹，逆运内八卦，点揉天突。④脾虚泻：推三关，补脾土，补大肠，摩腹，推上七节骨，捏脊，重按肺俞、脾俞、胃俞、大肠俞。

3. **针灸治疗**

（1）针刺　取足三里、中脘、天枢、脾俞。发热加曲池，呕吐加内关、上脘，腹胀加下脘，伤食加刺四缝，水样便多加水分。实证用泻法，虚证用补法，每日1～2次。

（2）艾灸　取足三里、中脘、神阙。隔姜灸或艾条温和灸。每日1～2次。用于脾虚泻、脾肾阳虚泻。

五、预防调摄

1. **注意饮食卫生**　食品应新鲜、清洁，不吃变质食品，不要暴饮暴食。饭前、便后要洗手，餐具要卫生。

2. **提倡母乳喂养**　不宜在夏季和小儿患病时断奶，遵守添加辅食的原则，注意科学喂养。

3. **加强户外活动**　注意气候变化，防止感受外邪，避免腹部受凉。

4. **适当控制饮食，减轻脾胃负担**　对吐泻严重及伤食泄泻患儿暂时禁食，以后随着病情好转，逐渐增加饮食量。忌食油腻、生冷及不易消化的食物。

5. **保持皮肤清洁干燥，勤换尿布**　每次大便后用温水清洗臀部，并扑上爽身粉，防止发生红臀。

6. **及时控制病情**　密切观察病情变化，及早发现泄泻变证。

第二节　夜　啼

夜啼是指婴儿入夜啼哭不安，时哭时止，或每夜定时啼哭，甚则通宵达旦，但白天如常的一种病证。多见于新生儿及婴儿。啼哭是新生儿及婴儿的一种正常生理活动，是表达要求或痛苦的方式。如果因为饥饿、惊恐、尿布潮湿、衣被过热或过冷等引起啼哭，而喂以乳食、安抚亲昵、更换潮湿尿布、调节冷暖后，啼哭即可停止者，不属病态。由于发热、口疮、腹痛或其他疾病引起的啼哭，不属本病范围。

一、中医病因病机

本病病因有先天因素和后天因素两个方面。先天因素责之于孕母素体虚寒或孕母性情急躁，遗患于胎儿；后天因素包括腹部受寒，体内积热，暴受惊恐等，总体而言不外乎是心神受伤或其他不适影响患者心神，其病位主要在心、脾。病机为脾寒，寒则痛而啼；心热，热则烦而啼；惊恐，惊则神不安而啼。寒、热、惊为本病之主要病因病机。

1. **脾寒气滞**　由于孕母素体虚寒、恣食生冷，致小儿胎禀不足，脾寒内生，或因护理不当，腹部中寒，或用冷乳哺食，寒伤中阳，凝滞气机，不通则痛，因痛而啼。由于夜间属阴，脾为至阴之脏，阴盛则脾寒愈甚，寒滞气机，故入夜腹中作痛而啼。

2. **心经积热**　若孕母脾气急躁，或平素恣食辛燥炙煿之物，或过服温热药物，蕴蓄之热遗于胎儿；出生后护养过温，受火热之气熏灼，令体内积热，心火上炎，心神不安而啼哭不止，由于心火过亢，阴不能制阳，故夜间不寐而啼哭不宁，彻夜啼哭之后，阳气耗损而日间精神不振，故白天入寐，夜间心火复亢，故入夜又啼。周而复始，循环不已。

3. **惊恐伤神**　心藏神而主惊，小儿神气怯弱，智慧未充，若见异常之物，或闻特异声响，常致惊恐。惊则伤神，恐则伤志，致使心神不宁，神志不安，寐中惊惕，因惊而啼。

总之，本病因寒、因热、因惊所致，病证属性有虚有实，而以实证居多。

二、诊断要点

1. 有腹部受寒、护养过温、暴受惊恐等病史。

2. 多见于新生儿或婴儿，入夜啼哭，不得安睡，时哭时止，或每夜定时啼哭，甚则通宵达旦，而白天如常。

3. 全身一般情况良好，排除因外感发热、口疮、肠套叠、寒疝等疾病引起的啼哭。

4. 各项检查无异常发现。

三、辨证论治

1. 脾寒气滞证

证候：夜间啼哭，时哭时止，哭声低弱，面色无华，口唇色淡，睡喜蜷卧，腹喜摩按，四肢欠温，吮乳无力，大便溏薄，小便清；舌质淡，苔薄白，指纹淡红。

治法：温脾散寒，理气止痛。

方药：匀气散合乌药散加减。大便溏薄者，加党参、白术、茯苓；时有惊惕者，加蝉蜕、钩藤、龙骨；胎禀怯弱，哭声低弱，形体羸瘦者，酌用附子理中汤温补元阳。

2. 心经积热证

证候：夜间啼哭，见灯火尤甚，哭声响亮，面赤唇红，烦躁不安，身腹俱暖，大便干结，小便短赤；舌尖红，苔薄黄，指纹紫滞。

治法：清心导赤，泻火除烦。

方药：导赤散加减。热盛烦躁，腹胀便秘者，加栀子、大黄；乳食积滞，腹部胀满者，加麦芽、莱菔子、鸡内金。

3. 暴受惊恐证

证候：夜间突然啼哭，哭声尖锐，如见异物，表情恐惧，紧偎母怀，面色乍青乍白，哭声时高时低，时急时缓，时作惊惕，指纹青紫。

治法：定惊安神，补气养心。

方药：远志丸加减。睡中时时惊惕者，加钩藤、蝉蜕、菊花；喉有痰鸣者，加僵蚕、郁金；腹痛便溏者，加白芍、木香。

四、其他治疗

1. 中成药

（1）宝宝乐　每服 5～10g，视年龄酌减，每日 2～3 次。用于脾寒气滞证。

（2）保赤丹　小儿六个月至一岁每次 0.09g，二岁至四岁每次 0.18g。用于心经积热证。

（3）琥珀抱龙丸　每次 1 丸，每日 2 次。婴儿每次 1/3 丸。用于暴受惊恐证。

2. 外治法

（1）推拿　①分手阴阳，运八卦，平肝木，揉百会、安眠（翳风与风池连线之中点）。寒啼加补脾土，摩腹，揉足三里、关元；热啼加掐总筋，揉小天心，泻小肠；惊啼加掐神门，揉印堂、太冲。②按摩百会、四神聪、脑门、风池（双），由轻到重，交替进行。患儿惊哭停止后，继续按摩 2～3 分钟。用于惊恐伤神夜啼。

（2）穴位敷贴　干姜粉、艾叶适量，炒热布包，熨小腹，从上至下，反复多次。用于脾虚中寒证；丁香、肉桂、吴茱萸等量，研细末，置于普通膏药上，贴于脐部。用于脾寒气滞证。新生儿及婴儿用醋调或水调直接敷于脐部，避免膏药损伤皮肤。

3. 针灸治疗

（1）针刺　取中冲、百会。热啼加大陵、少商；惊啼加神门、行间。用泻法，不留针，中冲浅刺出血。

（2）艾灸　将艾条燃着后在神阙周围温灸，不能触到皮肤，以皮肤潮红为度。每日 1 次，连灸 7 日。用于脾虚中寒证。

五、预防调摄

1. 孕妇及乳母不宜过食寒凉与辛辣热性食物，孕期适当补充钙剂。

2. 新生儿注意保暖而不过热，腹部保暖。

3. 保持环境安静，睡眠时光线适度。

4. 乳儿喂食以满足需要而不过量为原则。

5. 不要将婴儿抱在怀中睡眠，不通宵开启灯具，逐渐减少夜间哺乳次数，养成良好的睡眠习惯。

6. 啼哭不止时，注意寻找啼哭原因，如饥饿、过饱、闷热、寒冷、虫咬、尿布浸渍、衣被刺激等，并予解决。

第三节　遗　尿

一、中医病因病机

遗尿的病因责之先天禀赋不足，后天久病失调；肺、脾、肾功能不足；心肾不交、肝经湿热下注。其中尤以肾气不固、下元虚寒所致的遗尿最为多见。遗尿的病位主要在膀胱，与肾、脾、肺密切相关。

1. **下元虚寒**　肾为先天之本，司二便；膀胱主藏溺，与肾相为表里。膀胱气化有赖于肾的气化功能来调节。若先天禀赋不足，后天发育迟滞，肾气不足，肾精不充，则易致下元虚寒，闭藏失司，不能约束水道则致遗尿。

2. **肺脾气虚**　肺通调水道，下输膀胱；脾主运化水湿，喜燥恶湿而能制水。若肺虚治节不行，脾虚失于健运，气虚下陷，不能固摄，则肺脾宣散、转输功能失调，决渎失司，膀胱失约，津液不藏而成遗尿，所谓“上虚不能制下”。

3. **心肾失交**　心主神明，内寄君火，肾主水液，内藏相火，水火既济则心有所主，肾有所藏。若外感热病或情志郁结化火，心火独亢，或久病失调，伤及肾阴，致水火不济，心火亢于上，肾水亏于下，膀胱失约，见梦中遗尿。

4. **肝经湿热**　肝主疏泄，调畅气机，通利三焦，疏通水道，肝之经脉循阴器抵少腹。若肝经湿热，肝失疏泄，三焦水道通利失司，或湿热循经下迫膀胱，则膀胱约束不利而致遗尿。此外，尚有自幼缺乏教育，没有养成良好的夜间主动起床排尿习惯，任其自遗形成者。精神刺激、环境改变、紧张焦虑等心理因素也会导致遗尿的发生。

二、诊断要点

1. 年龄5周岁以上，睡眠状态下不自主排尿≥2次/周，持续6个月以上，并排除由神经系统损害或药物引起的小儿可诊断为遗尿症。

2. 小儿睡中遗尿，多见于夜间熟睡之时，也可见于白天睡眠之中，常呼之不醒，或梦中而遗。轻者，数日一次；重者，每夜必遗，或一夜数次。可持续数日，也可持续数月后消失，而后又反复出现。病程长者，可达数年或十几年。

3. 患儿常兼见神疲乏力，面色苍白，肢冷不温，食欲不振，大便溏薄或正常，常自汗出，梦呓龂齿，蛲虫肛痒等症。

三、辨证论治

1. 下元虚寒证

证候：睡中经常遗尿，量多、次频，多则一夜数遗，醒后方觉，神疲乏力，面色苍白，肢凉怕冷，下肢无力，腰腿酸软，平时小便清长；舌淡苔白，脉象沉细或沉迟。

治法：温补肾阳，固涩止遗。

方药：菟丝子散加减。若伴有痰浊内蕴，困睡不醒者，加胆南星、石菖蒲、远志、郁金之类，以化痰开窍，清心醒神；若伴纳差、便溏者，加党参、白术、茯苓、山楂，以健脾和中。病证较轻者可选缩泉丸。

2. 脾肺气虚证

证候：睡中遗尿，量不多但次数较频，神疲乏力，少气懒言，面色苍黄，食欲不振，大便溏稀，常自汗出；舌质淡或胖嫩，舌苔薄，脉弱。

治法：健脾益气，升阳固摄。

方药：补中益气汤合缩泉丸加减。若困睡不醒者，加石菖蒲、远志清心醒神，兼化痰湿；若大便溏泻者，加炮姜，以温脾祛寒止泻。

3. 肝经湿热证

证候：睡中遗尿，尿量不多，次数亦较少，但尿味腥臊难闻，尿色黄，平时性情急躁，易怒易烦，或夜间梦呓龂齿，夜卧易惊；唇红舌红，苔黄或黄腻，脉滑数有力。

治法：泻肝清热，利湿止遗。

方药：龙胆泻肝汤加减。若夜卧不宁，龂齿梦呓，夜惊等症状较显著者加黄连、连翘、木通、朱茯苓以清心安神，泻热导赤；若睡困不醒者加石菖蒲、远志、木通、琥珀以醒神开窍，疏通热郁。

四、其他治疗

1. 中成药

（1）五子衍宗丸　每服 6g，每日 2 次。用于肾气不足证。

（2）缩泉丸　每服 6g，每日 2 次。用于脾肾不足证。

2. 外治法

（1）按摩　每日下午揉丹田 200 次，摩腹 20 分钟，揉龟尾 30 次。较大儿童可用擦法，即横擦肾俞、八髎，以热为度。7 日为 1 疗程；补脾土 800 次，补肾水 800 次，推三关 300 次，揉丹田 20 分钟，按百会 50 次，每日下午进行，7 日为 1 疗程。

（2）拔罐　中极、关元、肾俞。

3. **针灸治疗**

（1）针刺　针刺夜尿点（此穴在掌面小指第二指关节横纹中点处），主治遗尿及夜间尿频。每次需留针 15 分钟，隔日 1 次，7 次为 1 疗程。另取百会、关元、中极、三阴交，针后加灸，每日下午 1 次。

（2）耳针　肾、膀胱、尿道、皮质下、交感、肾上腺、神门。

五、预防调摄

1. 自幼儿期开始，培养按时排尿的良好习惯及合理的生活卫生习惯。

2. 白天不使小孩游玩过度，以免疲劳贪睡；夜间睡眠，保持侧卧位。

3. 每日晚餐及晚餐后，注意控制饮水量，少给流质饮食，少喝水，汤药也应安排在白天服完，以减少晚间水分的摄入。

4. 临睡前令小孩排空小便，入睡后注意患儿的遗尿时间，按时唤醒排尿，逐渐养成自行排尿的习惯。

5. 对遗尿患儿，要耐心教育，鼓励患儿消除怕羞和紧张情绪，建立起战胜疾病的信心。

6. 积极治疗各种原发疾病，加强锻炼，增强体质。

第四节　五迟、五软

五迟，是指立迟、行迟、发迟、齿迟、语迟而言。五软，是指头项软、口软、手软、足软、肌肉软而言。五迟以发育迟缓为特征，五软以痿软无力为主症，两者既可单独出现，也常并见。五迟、五软含有迟缓和痿软之义，在宋代以前多并论，迄至明代鲁伯嗣才将迟、软明确分论，提出五软名称。明代徐春甫在《古今医统·五软五硬》中云："五软证名曰胎怯，良由父精不足，母血气衰而得"，强调了其先天病因。本证包括西医学的脑性瘫痪、先天性遗传性神经肌肉疾病、缺血缺氧性脑病、脑发育不全、生长发育迟缓等。

一、中医病因病机

五迟、五软的病因病机，可概括为正虚和邪实两个方面。正虚是五脏不足，气血虚弱，精髓不充；邪实为痰瘀阻滞心经脑络，心脑神明失主所致。

1. **先天禀赋不足**　父母精血虚损，或孕期调摄失宜。由于孕母精神、起居、饮食、用药不慎等致病因素损伤胎元之气，或高龄产妇，或堕胎不成而成胎，或早产儿其先天精气未充，髓脑未满，脏气虚弱，筋骨肌肉失养。先天精元失充主要影响肝肾脾。肾主骨，肝主筋，脾主四肢肌肉，人能站立行走，需要筋骨肌肉协调运动。若肝肾脾不足，则筋骨肌肉失养，可现立迟、行迟；头项软而无力，不能抬举；手软无力而下垂，不能握举；足软无力，难于行走。齿为骨之余，若肾精不足，可见牙齿迟出；发为血之余、肾之苗，若肾气不充，血虚失养，可见发迟或发稀而枯。心主血脉，开窍于舌，言为心声，脑为髓海，语言是智慧的一种表现，若心气不足，肾精不充，脑髓不足，则语言迟缓，智力不聪。脾开窍于口，又主肌肉，若脾气不足，则可见口软乏力，吮乳、咀嚼困难，肌肉软弱，松弛无力。头为诸阳之会，骨为肾所主，肾中元阳精气不能营注，则天柱软弱，囟门迟闭，头项软弱倾斜，不能抬举，囟门宽大。肝肾亏虚，不能荣于头面、筋骨而致神倦乏力，疲惫多卧，目无神采，反应迟钝肾精不足。面色不华，形体瘦弱，舌淡苔少，脉沉细无力，指纹淡为气血俱虚之象。

2. **后天调摄失宜** 分娩时难产、产伤，颅内出血，或胎盘早期剥离、脐带绕颈；生后护理不当，发生窒息、缺氧、中毒；或温热病后因高热惊厥、昏迷造成脑髓受损；或乳食不足喂养失调，使脾胃亏损，气血虚弱，精髓不充，皆可导致生长发育障碍。此外心主神明，如后天失养，调摄失宜亦可致心气虚弱，脑髓未充，则神气不足。心之声为言，心气不足，神窍不利，故不能言语，或虽语言而不清晰。脾气虚弱，气血生化不足致食欲不振，四肢痿软，肌肉松弛。唇口属脾，脾开窍于口，脾虚则口唇软薄，吮吸、咀嚼无力致口角流涎，吮吸、咀嚼无力。心血不足，发为血之余，血不足则不能充养，故发稀疏而萎黄，同时亦可致舌淡苔少，指纹色淡，脉细无力。此外多病久病亦可致痰湿内盛、蒙蔽清窍，出现失聪失语，反应迟钝，意识不清，口流痰涎，喉间痰鸣。痰瘀交阻脑府，气血运行不畅，脑失所养、肝风内动可致癫痫发作。

二、诊断要点

1. 孕期有先兆流产史、妊娠恶阻、药物损伤，产伤、窒息、早产，以及喂养不当史，或有家族遗传病史，父母为近亲结婚者。

2. 小儿 2～3 岁还不能站立、行走，为立迟、行迟；初生无发或少发，随年龄增长，仍稀疏难长为发迟；12 个月时尚未出牙以及牙齿萌出过慢为齿迟；1～2 岁还不会说话为语迟。

3. 小儿半岁左右头颈仍软弱下垂为头项软；吮乳、咀嚼无力，时流清涎为口软；手臂不能抓握上举，为手软；2 岁尚不能站立、行走为足软；皮肉松弛无力为肌肉软。

4. 临床上五迟、五软主症不一定全部具备，只要有一、二症者即可作出相应诊断。要注意从婴儿起细心观察小儿生长发育状况，结合正常儿童的生长发育规律，早期发现疑似病例，进行智能发育筛选检查，作出诊断。

三、辨证论治

1. 肝肾亏损证

证候：坐、立、行的发育明显迟于正常同龄儿，甚至四五岁还不能行走，或者伴有发和齿的异常。头项痿软，天柱骨倒，头颅方大，目无神采，反应迟钝，囟门宽大，夜卧不安，平素活动甚少，容易疲倦，肢体无力，睡眠不实，面色不华，形体瘦弱；舌淡苔少，脉沉细无力，指纹淡。

治法：补肾填髓，养肝强筋。

方药：加味六味地黄丸加减。齿迟者，加紫河车、何首乌、龙骨、牡蛎补肾生齿；立迟、行迟者，加牛膝、杜仲、桑寄生补肾强筋壮骨；头项软者，加锁阳、枸杞子、菟丝子、巴戟天补养肝肾；易惊、夜卧不安者，加丹参、远志养心安神；头颅方大、下肢弯曲者，加珍珠母、龙骨壮骨强筋。

2. 心脾两虚证

证候：语言发育迟缓，精神呆滞，智力低下，常伴有立、行、发等迟缓症状，四肢痿软，肌肉松弛，疲乏无力，口角流涎，吮吸、咀嚼无力，或见弄舌，食欲不振，大便多秘结；舌淡胖，苔薄少，脉细缓无力，指纹色淡。

治法：健脾养心，补益气血。

方药：调元散加减。语迟失聪者加远志、郁金化痰解郁开窍；发迟难长者加肉苁蓉养血益肾生发；四肢痿软加桂枝温通经络；口角流涎加益智仁温脾益肾固摄；气虚阳衰加肉桂、附子温壮元阳；脉弱无力加五味子、麦冬养阴生脉。

3. 痰瘀阻滞证

证候：失聪失语，反应迟钝，意识不清，动作不由自主，或口流痰涎，喉间痰鸣，或关节强硬，肌肉软弱，或有癫痫发作；舌体胖有瘀斑瘀点，苔腻，脉沉涩或滑，指纹滞。

治法：涤痰开窍，活血通络。

方药：通窍活血汤合二陈汤加减。心肝火旺有惊叫、抽搐者，加黄连、龙胆草清心平肝；躁动者加龟甲、天麻、生牡蛎潜阳息风；大便干结者加生大黄通腑涤痰。

四、其他治疗

1. 中成药

（1）杞菊地黄丸　每服 3g，每日 3 次。用于肝肾亏损证。

（2）河车大造丸　每服 3g，每日 3 次。用于精血不足，髓海空虚者。

（3）孔圣枕中丹　每服 3g，每日 3 次。用于阴虚火旺，痰浊蒙窍者。

（4）十全大补丸　每服2～4g，每日3次。用于心脾两虚，气血不足者。

2. 外治法

上肢部取大椎、肩井、肩髃、曲池、阳池、合谷；下肢部取肾俞、命门、腰阳关、居髎、环跳、殷门、委中、承山、昆仑、解溪、足三里、阳陵泉等。用推、拿、按、揉、搓、擦等方法。每日1次，连做6日，休息1日，3个月为1疗程。用于运动发育迟缓者。

3. 针灸治疗

（1）针刺　取大椎、百会、足三里、肾俞、关元。智力低下加四神聪、印堂；下肢瘫痪加环跳、秩边、阳陵泉；腕下垂加外关、阳池；足内翻加悬钟、昆仑；足外翻加三阴交、太溪。每次选主穴2～3个，配穴4～5个，用补法或平补平泻法，不留针。每日3次，3个月为1疗程。

（2）艾灸　艾灸足两踝，每次3壮，每天1次。用于心脾两虚证。艾灸心俞，每次3壮，每日1次。用于语迟。

（3）耳针　取心、肾、肝、脾、皮质下、脑干，隔日1次。用于各证。

4. 功能训练

脑性瘫痪所致的五迟、五软应配合矫形器械进行功能训练，包括躯体、技能训练，同时作语言的训练。可采用机械的、物理的手段，针对脑瘫所致的各种运动障碍及姿势异常进行一系列训练，从而改善残存的运动功能，抑制不正常的姿势反射，诱导正常的运动发育，提高日常生活能力。

五、预防调摄

1. 避免近亲结婚，婚前进行健康检查，以避免先天性遗传性疾病的发生。对有家族遗传病史的夫妇必须采用DNA分析或羊水分析对胎儿进行监测，发现异常及早终止妊娠。

2. 怀孕后要求孕母保持精神舒畅，营养丰富，多晒太阳，慎用对胎儿有害的药物，以避免损伤胎元之气。

3. 婴儿出生后应加强调护，提倡母乳喂养，及时添加辅食，保证营养均衡。并适当进行体格锻炼。

4. 五迟、五软属虚弱之病，患病后首先要加强饮食调理，以富有营养和容易消化的食物为主。

5. 脑性瘫痪的康复是一个长期的过程，家长必须重视功能锻炼，加强智力培训。

6. 用推拿疗法按摩痿软肢体，防止肌肉萎缩。

第十九章
男科病证

第一节　阳　痿

阳痿是指成年男子阴茎不举，或举而不坚，或坚而不久，不能完成性交过程的一种病证。本病的临床特点是成年男性虽有性的要求，但临房阴茎痿软，或举而不坚，或坚而不久，不能保持足够的勃起时间，不能进入阴道完成性交。记载阳痿最早的中医文献为《马王堆医书·养生方》，称之为“不起”。《景岳全书·阳痿》正式以“阳痿”为病名，并认为“凡男子阳痿不起，多由命门火衰，精气虚冷，或以七情劳倦，耗伤心神，多致此证；亦有湿热炽盛，以致宗筋弛缓，而为痿弱者。”西医学将本病称为勃起功能障碍。

一、中医病因病机

阳痿的病因病机较为复杂，但总与肝、肾、心、脾功能失调密切相关。年龄较小或体质强壮者，其病多与心肝相关，是神失所养与情志之变；年龄较大，或体质衰弱者，又多与脾肾联系，多由命门火衰，肝肾亏虚，精血不足所致。然其理归结到一点，阳痿乃阳道不兴，精气神功能失用之故。

1. **肝肾亏虚，命门火衰**　多由房劳过度，或少年误犯手淫，恣情纵欲无度，或早婚，戕伐太过，或发育不全，先天不足等，导致精气耗损。肝肾不足，精不化阳，则命门火衰，精气清冷，致使宗筋失于温养，作强不能，阳事不振，渐成阳痿。

2. **惊恐伤肾，肾气不足**　恐则伤肾，惊则气乱。恐为肾志，卒受惊恐或持久恐惧，太过伤肾，肾气不足，则作强不能；清气不升，浊气滞留，阳事不振，遂发阳痿。

3. **思虑过度，心脾两伤**　思虑过多，或幻想连连，以致劳伤心脾，心脾虚弱，气血不旺。心虚神不守舍，阳不下煦外肾；脾虚不运，精微不能下养于茎，故而阳事不举。

4. **肝气郁结，肝失条达** 情志不疏，郁怒伤肝，或郁郁寡欢，所愿不遂，致使肝气郁结，精气不能濡养宗筋，失其条达之性，宗筋失用发为阳痿。

5. **脾胃不足，精气失养** 大病久病失去调养，或饥饱失调损伤脾胃，致脾胃虚弱、运化无力，气血生化不足，不能输布精微以养宗筋，则宗筋不举而痿软。

6. **湿热下注，宗筋弛纵** 饮食不节，脾胃受损，运化失职，积湿成热，湿热积聚，下注肝经，或感受湿热之邪，内阻中焦，蕴蒸肝胆，伤及宗筋，肾中精气，无以下达阴器，致使宗筋弛纵不收，引起阳痿。

7. **相火偏盛，阴虚火旺** 多素体阴虚，或相火偏盛，恣情纵欲，房事过频，致肾精匮乏，阴虚火旺，终致阳痿。

二、诊断要点

1. 成年男性，在性生活时阴茎不能勃起，或勃而不坚，或坚而不久，不能进行正常性生活。可伴有头晕、心悸、精神不振、夜寐不安、心烦等精气神失养等症状。

2. 青少年期多犯手淫史。常伴有神倦乏力，腰酸膝软，畏寒肢冷，或小便不畅，滴沥不尽等症。

3. 排除性器官发育不全，或药物引起的阳痿。

4. 必要时，可做夜间勃起功能测定检测、性激素水平测定、阴茎海绵体注射血管活性药物试验、阴茎彩色血管多普勒彩色超声检查、神经系统检查、心理学检查等实验室及辅助检查，以鉴别功能性和器质性阳痿。

三、辨证论治

阳痿的治疗主要从肝肾着手，兼及心脾，以聚精、养气、存神为治疗主要目的，反对滥用燥烈温补。年轻而体壮者，病多在心肝，实证占多数，治疗以调和心肝，养气调神为主；年老而体弱者，病多在脾肾，虚证或虚实夹杂证占多数，治以调补脾肾、填精益髓为先。

1. **命门火衰证**

证候：多见于房事不节或年老体虚者。症见阳事不举，精薄清冷，头晕耳鸣，面色㿠白，精神萎靡，腰膝酸软，畏寒肢冷；舌淡苔白，脉沉细。

治法：填精益髓，温肾壮阳。

方药：赞育丹加减。阳虚滑精者，加补骨脂；腹痛不止者，加吴茱萸。

2. **心肾惊恐证**

证候：多见于行房时受惊吓者。症见阳痿不振，举而不刚，胆怯多疑，心悸遗精，夜寐不安；舌质淡，苔薄腻，脉弦细。

治法：安神宁志，益肾起痿。

方药：定志丸合大补元煎加减。恐则气下者，加升麻、柴胡；夜寐不宁者，加黄连心；督脉空虚而腰膝酸软者，加狗脊、续断。

3. 心脾两虚证

证候：多见于脑力劳动者。症见阳事不举，精神不振，夜寐不安，胃纳不佳，面色不华；舌质淡，苔薄腻，脉细。

治法：养心安神，益气养血。

方药：归脾汤加减。腹胀者，去黄芪，加炒槟榔；脾虚便溏者，加莲子、山药；气虚下陷者，加升麻、柴胡。

4. 肝气郁结证

证候：多见于性格内向或心理类型不稳定者。症见阳痿不举，情绪抑郁，或烦躁易怒，胸脘不适，胁肋胀闷；舌红，苔薄或薄黄，脉弦。

治法：疏肝解郁。

方药：逍遥散加减。肝郁化火，口干口苦者，加牡丹皮、栀子；化火伤阴，眼干目涩者，加枸杞子、黄精。

5. 脾虚胃弱证

证候：多见于肥胖而体质较虚者或久病体虚者。症见阴茎痿软，勃起无力，甚至不能勃起，神疲乏力，少气懒言，纳少腹胀，大便溏薄，小便清；舌淡胖或有齿痕，苔薄白，脉沉弱。

治法：健脾益胃，补气振阳。

方药：参苓白术散加减。纳差者，加焦山楂、炒麦芽；大便稀溏者，加焦神曲。

6. 湿热下注证

证候：多见于嗜食醇甘肥腻或伴有泌尿生殖系统感染者。症见阴茎痿软，阴囊潮湿，下肢酸困疲乏，小便黄赤；舌红，苔黄腻，脉濡数。

治法：清化湿热，益肾助阳。

方药：龙胆泻肝汤加减。阴部瘙痒者，加地肤子、苦参；阴部潮湿重者，加土茯苓、薏苡仁。

7. 阴虚火旺证

证候：多见于青壮年患者。症见阴茎有勃起，但举而不坚，夜寐不安，多梦滑精，五心烦热，腰膝酸软，潮热盗汗，头晕耳鸣，口渴喜饮；舌红少苔或苔薄黄，脉细数。

治法：滋阴降火，益肾填精。

方药：大补阴丸加减。失眠多梦者，加丹参、酸枣仁；滑精者，加沙苑子、莲须；

肝火盛者，加栀子、生牡蛎。

四、其他治疗

1. 中成药

（1）金匮肾气丸　用于肾阳亏虚者。每次9g，每日2次。

（2）复方玄驹胶囊　用于肾阳亏虚者。每次3粒，每日3次。

（3）六味地黄丸　用于肾阴亏虚者。每次9g，每日2次。

（4）龟龄集　用于肾精亏虚者。每次0.6g，每日1次。

（5）五子衍宗丸　用于肾精亏虚者。每次6g，每日2次。

（6）古汉养生精口服液　用于气阴亏虚、肾精不足者。每次10mL，每日2次。

（7）疏肝益阳胶囊　用于肝气郁结者。每次4粒，每日3次。

（8）归脾丸　用于心脾两虚者。每次6g，每日3次。

2. 外治法

（1）露蜂房适量烧灰，于临卧时用水涂敷于阴茎上，有固精之功。

（2）肾虚者，用蛇床子、韭菜子、淫羊藿、蜂房各等量，煎水后温热时浸泡阴茎，每晚1次，每次10～15分钟，可补肾纳气固精。

3. 针灸治疗

（1）肾阴虚　选肾俞、京门、后溪、阴郄、关元、翳风以滋阴补肾；腰酸痛者，加委中、腰阳关、志室以补肾壮腰。

（2）肾阳虚　选肾俞、关元、命门、太溪、阳痿（肾俞上2.5寸，督脉旁开1寸处）以温肾壮阳；腰膝酸软，加委中、腰阳关以温肾壮腰；肢冷，加气海、关元以温肾通经。

（3）心肾不交　选肠俞、肾俞、心俞、内关、三阴交，以交通心肾；潮热盗汗加后溪、阴郄以养阴清热；虚烦不眠，加神门以育阴潜阳、安神定志。

五、预防调摄

1. 节房事，聚精气　治疗期间戒除手淫并节制性生活。

2. 畅情志，调心神　清心寡欲，心境豁达，精神愉快，并注意劳逸结合，参加适当体育锻炼和气功导引锻炼，以调畅情志，增强体质。

3. 调饮食，慎起居　增强营养，调适寒温，少食醇酒厚味和甜食，不吸烟。

4. 多体谅，重沟通　重视夫妻沟通，女方应与男方多沟通，多鼓励帮助男方重树信心，消除焦虑和不安情绪，以利康复。

第二节 遗 精

遗精是指非性生活活动时精液自行泻出的一种症状。未婚健康青壮年，或婚后夫妇两地分居的男子，1个月内出现1～2次遗精，而无明显身体不适者，属正常生理现象。据统计，有80%～90%的成年男子都有这种现象。精液在体内贮存了一定时间后，往往借助梦中的性活动或在性欲冲动时不自觉地排出体外，与俗话说的“精满则溢”的道理相同。但也有许多男子极少出现遗精，是精液在体内被吸收了的缘故，亦属于正常现象。只有在遗精过于频繁，或清醒时精液自流，或在色相思维与异性一接触时出现遗精，并伴有头昏、精神萎靡、腰膝酸软、失眠等症时，才属于病理现象，称为病理性遗精。病理性遗精有梦遗与滑精之分，其中有梦而遗精谓之“梦遗”；无梦而遗，或者清醒状态下无性活动而精液流出则称“滑精”。本病属于中医学“遗精”“滑精”“失精”“精时自下”等病范畴。

一、中医病因病机

遗精以精关失固为病理表现，但病因有虚实之别，亦有五脏归属之不同。遗精初起、年轻体壮者，多为心火、肝火及湿热扰动之实证、热证或阴虚火旺，扰动精室；久病体衰，滑脱不禁伴有各种虚衰表现者，则常为脾肾虚寒，精关不固。本病病位主要在心、肝、肾。

1. **情志所伤** 如心有所慕，欲念不遂，心火亢盛，扰动精室；或情志抑郁，肝气不疏；或暴怒伤肝，肝失条达，气郁化火，扰动精室；或忧思太过，损伤心脾，心伤则神不摄肾精，脾伤则气不摄精，精关不固而致遗精。

2. **饮食所伤** 恣食辛辣肥甘厚腻、酗酒，则酿湿生热，湿热蕴结久而化火，并流注于下，内扰相火，相火妄动，扰动精室而致遗精。

3. **房事所伤** 恣情纵欲，房劳无度，或年少频繁手淫，损伤精血，肾精亏虚，阴虚火旺，扰动精室而致遗精；或损伤肾气，肾阳亏虚，无力固摄，精关失约而发。

4. **先天禀赋不足** 因禀赋不足，下元虚衰，肾气无力固摄，精关失约而致遗精；或肾阴素亏，肾水不足，不能上济于心，心肾不能交通，则水火不能互济，水亏火旺，扰动精室而致遗精。

5. **湿热蕴结** 或外感湿热之邪；或包皮过长，积垢蕴结，蕴生湿热；或交合不洁，湿热循精上扰，扰动精室而致遗精。

6. **痰火内蕴，瘀血阻滞** 湿聚生痰，郁久化火，扰动精室而发，或痰湿久蕴，或败精积郁，致血行不畅，则瘀血阻滞，精室失养而精液自溢。

二、诊断要点

1. 非性交或非手淫时精液外溢，每周两次以上，严重者一夜2～3次或连续数日遗精。

2. 或清醒状态下精液自流，或有所思慕而精液自流，或见色而精液自流，或与异性一般接触时，精液自流，同时伴有头晕耳鸣，腰膝酸软，神疲乏力，心悸，失眠，记忆力减退等虚弱证候。

3. 或伴随尿频尿急、阴囊潮湿、少腹会阴疼痛不适等局部不适症状。

4. 部分患者思虑过度、多疑善感，精神压力过大，有的患者可伴有性功能减退，如阳痿、早泄等。

5. 通过病史采集选择与SE相关的检查，如完善尿常规、前列腺液常规、精液常规明确是否存在感染。必要时行脑电图检查，排除由于大脑皮质持续存在兴奋灶诱发遗精。

三、辨证论治

辨证时应分清阴阳虚实，审查部位。初病多以心肾不交，阴虚火旺虚实互见，治以滋阴降火，交通心肾为先。久则肾气虚损，精关不固转为虚证，治则以补益肾气，涩精止遗为主。若湿热下注，痰火内蕴，瘀血阻滞，又当清热利湿，豁痰活血，化瘀止遗。总的原则是：上以清心安神；中以畅调脾胃，升举阳气；下以益肾固精，清泄相火。

1. 阴虚火旺证

证候：梦中遗精，阴茎易举，头晕耳鸣，腰腿酸软，尤以遗精后次日明显，五心烦热，颧红口干，形瘦神疲；舌红，少苔，脉细数。

治法：滋阴降火，收涩固精。

方药：知柏地黄汤加减。失眠多梦者，加酸枣仁、茯神、柏子仁；头晕目眩甚者，加菊花、沙苑子、制何首乌；腰膝酸软甚者，加枸杞子、川续断、桑寄生、川牛膝。

2. 心肾不交证

证候：遗精频繁，五心烦热，夜休多梦，性欲亢奋，阳具易举，眩晕耳鸣，腰膝酸软，健忘不宁；舌红，苔薄黄，脉细数。

治法：清心安神，滋阴补肾。

方药：三才封髓丹合交泰丸加减。

3. 心脾两虚证

证候：遗精频繁，劳累后发作，甚至白日精液滑泄，伴纳差便溏、乏力困倦、少气懒言、面色萎黄；舌质淡，苔白，脉细弱。

治法：益气健脾，养心固精。

方药：归脾汤加减。

4. 湿热下注证

证候：梦遗频作，精液黄稠臭秽，阴囊潮湿湿痒，包皮垢黄白量多，伴小便频赤热、淋漓不尽，或尿中加精液，大便黏滞不爽；舌红，苔黄腻，脉弦滑数或濡滑数。

治法：清热利湿。

方药：程氏萆薢分清饮加减。

5. 肝火亢盛证

证候：梦遗滑泄，兼见烦躁易怒，面红目赤，头晕目眩，咽干口苦，性欲亢进；舌红，苔黄，脉弦数。

治法：清肝泻火。

方药：龙胆泻肝汤加减。

6. 痰火扰精证

证候：遗精滑泄，兼见阴部作胀，胸胁痞胀，烦躁不寐，头晕目眩，口苦咽干，恶心欲吐，纳呆，脘痞；舌红，苔黄腻，脉滑数。

治法：化痰泻火。

方药：黄连温胆汤加减。若湿热、痰火内蕴，日久不去，则可致瘀血停滞，而见遗精、血精，会阴部胀痛，舌紫暗或有瘀斑时，治当活血化瘀，方拟血府逐瘀汤加减。

7. 肾气不固证

证候：多无梦而遗，或滑泄不禁，常伴性欲淡漠，阳痿早泄，腰膝酸软，畏寒肢冷。面色㿠白，阴部发凉萎缩，精液清冷，夜尿清长，头晕眼花，齿摇发脱；舌质淡胖，苔白，脉沉细。

治法：温肾固精。

方药：右归丸合金锁固精丸加减。

8. 脾虚失精证

证候：滑精频作，遇劳尤甚，乏力短气。伴纳食不甘，脘腹胀满，大便溏软；舌质淡边有齿痕，舌苔白，脉沉缓。

治法：健脾益气，固摄止遗。

方药：补中益气汤。

四、其他治疗

1. 中成药

（1）金锁固精丸　用于肾气不固者。每次6g，每日2次。

（2）龙胆泻肝丸　用于湿热下注者。每次6g，每日2次。

（3）伊木萨克片　用于肾气不固者。每次2～3片，每日1次。

（4）知柏地黄丸　用于阴虚火旺者。每次6g，每日2次。

（5）补中益气丸　用于脾虚失精者。每次9g，每日2～3次。

2. 外治法

（1）阴虚火动梦遗者，常用知柏四物膏（酒炒黄柏、蜜炒知母、生地黄、白芍、川芎、当归、麦冬、姜黄连、栀子、炮姜、酒萸肉、煅牡蛎各等份，麻油熬，黄丹收）贴肾俞穴。

（2）湿热下注而遗精者，常用川楝子肉、龙骨、牡蛎等份，共研细末，每用取3g掺灸疮膏（川芎、当归、赤芍、白芷各60g，细辛、人头发各30g，麻油熬，铅粉收）上贴脐下1寸3分以治。

（3）五倍子10份，白芷5份研粉末，蜂蜜或醋水混合物适量，混合成团后外敷肚脐，睡前贴敷，起床后去掉。每日1次。

3. 针灸治疗

治法：调冲固精。取任脉六及肾的背俞穴、原穴为主。

主穴：关元、肾命、太溪、志室、三阴交。

配穴：肾气不固配复溜、气海；心脾两虚配心俞、脾俞；阴虚火旺配神门、然谷；湿热下注配中极、阴陵泉。

操作：毫针常规刺。肾气不固和心脾两虚者，可加灸。

五、预防调摄

1. 遗精后不可受凉，更不可用冷水洗澡，以防寒邪乘虚而入，也不可用烫水洗澡。

2. 节制性生活，戒除手淫。

3. 睡时宜采取屈膝卧位。

4. 被褥不得过厚、过软，内裤不宜过紧。

5. 在遗精时不可中途忍精，或用手按住阴茎，不使精液继续外流，以免败精流注致生他变。

6. 消除恐惧心理，坦然处之，不要把遗精看成不治之症，也不要把“精”看得过度神秘玄乎，甚至成为沉重的思想包袱。不看色情书画、影片等，以免过度兴奋，日思夜想而引起遗精。

第三节　早　泄

早泄是指男性性交时未交先泄，或乍交即泄，难以控制射精导致较短时间内射精，不能正常性生活的一种病证。中医学称之为“鸡精”“溢精”。早在《素女经》中即有“溢精者，心意贪爱，阴阳未合而用之，精中道溢”的论述。《辨证录》中则更为形象描述早泄症状表现“男子有精滑之故，一到妇女之门，即便泄精，欲勉强图欢不得，且泄精甚薄”。

一、中医病因病机

早泄源于精气神失衡导致精室不固，通过肝、心、脾、肾等脏腑表现出来。自古以来中医将本病发生责于心肾，肾主一身之精，心主君主神明，后世论之，亦多循此，间有言肝、脾者。现代中医则在秉承传统心肾论治的基础上，更加注重肝、脾在早泄发病中的地位，肝主一身之气疏泄调达，脾主化生固摄精气，故肾精不足、气运无力、神机失用三者互相影响，可导致精关不利，临房则精关开，射精于外，精关开合失调，最终引起早泄。

1. **湿热下注，扰动精关**　湿热外侵或脾虚胃热，导致气机滞塞，扰动精关，碍其开合，妨其约束，遂成早泄。

2. **肝气郁结，疏泄失常**　工作紧张或性格急躁，肝火易亢，均可影响肝的正常疏泄功能，肝失条达，气郁不行，精关开合不调，失于约束，故而早泄。

3. **肾气不固，固摄无权**　房事不节或先天禀赋不足，肾精亏虚则气化不足，失于封藏，固摄无权，精关易开，精液外溢发为早泄。

4. **肾阳虚衰，精失温固**　房事过频或久病体衰，久则肾阳不足，气运不足，难以温固，精道难闭，故而早泄。

5. **肝郁肾虚，藏泄失调**　易受惊吓、先天不足，导致肝气疏泄失司，肾精亏虚则精气亏虚，进而神机失用则精关不固。

6. **心气亏虚，脾失固摄**　思虑过度则耗散心气，伤及脾胃，心气涣散加之脾胃固摄能力下降，神气失衡发为早泄。

7. **心神妄动，肾水不足**　恣情纵欲，或频繁手淫，戕伐真精，使阴精暗耗，相火妄动，精室受灼，精动不安，临房早泄。

8. **脾肾亏虚，固摄失司**　素体本虚，先后天之本不足，精气亏虚导致精关失于固摄，发为过早泄精。

二、诊断要点

1. 通过测定阴茎插入阴道到射精开始的时间平均值（IELT），成年男性从初次性生活开始，射精往往或总是在插入阴道前或插入阴道后大约1分钟以内发生（原发性早泄）。

2. 或阴道内射精潜伏期显著缩短，通常小于3分钟（继发性早泄）。

3. 总是或几乎不能控制和延迟射精，伴苦恼、忧虑、沮丧、避免性接触等消极身心影响。

4. 通过早泄诊断工具（PEDT）、中国早泄指数（CIPE）等量表评估，为早泄的诊断和鉴别诊断提供了可靠的标准化评价手段。

5. 通过病史采集选择与早泄相关的检查，如完善尿常规、前列腺液常规、夜间勃起功能测定，判断患者是否合并早泄和勃起功能障碍等问题。必要时，可以进行阴茎震动感觉阈值检查、阴茎神经电生理测定等检查辅助诊断及治疗。

三、辨证论治

中医对本病治疗多从心、肾、脾、肝着手，通过补益精气、调达气机、宁心安神，使精、气、神三者制衡，精神内守，精气疏泄有度，具体因其病机，各施补泻。

1. 湿热下注证

证候：多见于嗜食醇甘肥腻或伴有泌尿生殖系统感染者。泄精过早，阳事易举，会阴部胀痛，阴囊潮湿，瘙痒坠胀，口干口苦，小便短赤；舌质红，苔黄腻，脉滑数。

治法：清热利湿，祛浊止泄。

方药：龙胆泻肝汤加减。阴部潮湿重者，加土茯苓、薏苡仁；尿频尿急、小便灼热者，加败酱草、白花蛇舌草；阴部瘙痒者，加地肤子、苦参。

2. 肝气郁结证

证候：多见于性格内向或精神紧张抑郁者。过早泄精，伴心情忧郁，胸闷，胁肋胀满，善太息，每于情绪不佳后加重，食欲不振；舌淡红，苔薄白，脉弦。

治法：疏肝解郁，行气止泄。

方药：柴胡疏肝散加减。肝郁化火，口干口苦者，加牡丹皮、栀子；化火伤阴，眼干目涩者，加白芍、枸杞子、黄精；食欲不振者，加神曲、枳实。

3. 肾气不固证

证候：房劳过度或手淫频繁者。过早泄精，性欲淡漠，头晕健忘，神疲乏力，腰膝酸软，劳累后加重，小便频数、清长，或伴勃起功能障碍；舌质淡，苔薄白，脉弱。

治法：补肾益气，固本止泄。

方药：肾气丸加减。失眠多梦者，加丹参、酸枣仁；滑精者，加沙苑子、莲须；肝火盛者，加栀子、生牡蛎。

4. 肾阳虚衰证

证候：多见于房事不节或年老体虚者。泄精过快，性欲淡漠，腰酸，下肢无力，畏寒肢凉，常伴阳物举而不坚，小便清长，夜尿频多；舌淡，苔薄白，脉沉细。

治法：补肾壮阳，培元固本。

方药：右归丸加减。阳虚滑精者，加补骨脂、锁阳；腹痛不止者，加白芍、吴茱萸。

5. 肝郁肾虚证

证候：多见于易受惊吓、先天不足者。过早泄精，胸胁胀痛，急躁易怒，耳鸣目眩，腰膝酸软，小便频数，情绪波动后加重；舌红，苔薄白，脉弦细。

治法：疏肝解郁，补肾固精。

方药：逍遥散合六味地黄丸加减。遗精频繁者，加五味子、金樱子、覆盆子；口干口苦者，加柴胡、黄芩。

6. 心脾两虚证

证候：多见于脑力劳动、思虑过度者。射精快而无力，性欲减退，失眠多梦，倦怠乏力，面色无华，心悸怔忡，头昏健忘，食少纳呆，腹胀便溏，或形体肥胖；舌质淡，舌体胖大，边有齿痕，苔薄白，脉细弱。

治法：健脾养心，益气固精。

方药：归脾汤加减。腹胀者，加枳实、厚朴；脾虚便溏者，加茯苓、山药；气虚下陷者，加升麻、柴胡。

7. 心肾不交证

证候：多见于焦虑抑郁者。过早泄精，阳事易举，伴失眠多梦，梦则遗精，腰酸腿软，心中烦热，面色红赤；舌红少苔，脉细数。

治法：交通心肾，藏精止泄。

方药：交泰丸加减。阴虚火旺者，加黄柏、砂仁；夜寐不宁者，加茯神、酸枣仁；腰膝酸软者，加狗脊、续断。

8. 脾肾亏虚证

证候：多见于肥胖而体质较虚者或久病体虚者。过早泄精，食欲不振，性欲减退，腰膝酸软，疲倦乏力，夜尿频多；舌淡，脉细弱。

治法：温肾补脾，益气固精。

方药：薯蓣丸加减。纳差者，加焦山楂、炒麦芽；大便稀溏者，加苍术、厚朴。

四、其他治疗

1. **中成药**

（1）四妙丸　用于湿热下注者。每次6g，每日2次。

（2）逍遥丸　用于肝气郁结者。每次1丸，每日2次。

（3）伊木萨克片　用于肾气不固者。每次2～3片，每日1次。

（4）六味地黄丸　用于肾精亏虚者。每次5g，每日2次。

（5）归脾丸　用于心脾不足者。每次3g，每日3次。

（6）还少胶囊　用于脾肾亏虚者。每次4粒，每日3次。

2. **外治法**

（1）五倍子、五味子、乌梅各20g，煎汤熏洗龟头及阴茎，每日1～2次。

（2）丁香、细辛、桉叶、五倍子各20g，浸入95%的乙醇中静置半个月，每次性交前10分钟，将此药液涂于龟头部位。

3. **针灸治疗**

（1）主穴　关元、气海、三阴交、肾俞、志室、内关。

（2）随证配穴　肝经湿热者，加阴陵泉、太冲；阴虚火旺者，加太溪、神门；肾气不固者，加命门、足三里；心脾两虚者，加心俞、脾俞。

五、预防调摄

1. 尽量保持规律适当的性生活。戒除手淫和不良性行为，分居和缺乏亲密感情不利于治疗。克服和改变吸烟、饮酒、熬夜等不良生活习惯。

2. 调畅情志，精神愉快。正确面对性生活可能存在的挫败感，消除心理压力，建立自信心。以积极的放松训练、情感集中训练等行为治疗，减轻和消除情境性焦虑。

3. 形成并保持良好的生活起居规律，保证充分睡眠休息，积极参加体育锻炼、鼓励参加集体活动、社交活动，培养健康的兴趣爱好。

4. 男女双方应学习相关性知识及性爱技巧，充分交流性生活中的体验，如营造舒适、温馨的气氛，戴避孕套、采用女上位等方法。

第四节　不 育 症

男子不育症，中医属于“不男”“无嗣”“男子艰嗣”等范畴。中医对男子不育记载始于《山海经》，如“鹿蜀佩之宜子孙”“圆叶而白附，赤华而黑理，其实如枳，食之宜子孙”等治疗男子不育和增强男子生育能力的药物。《素问·上古天真论》曰：“七八，肝气衰，筋不能动，天癸竭，精少，肾藏衰，形体皆极”，认为肾气的盛衰直接决定着男子的生殖能力。《千金翼方》记载专治男子不育的方剂“七子散”和“庆云散”。《广嗣纪要》“人有五不男：天、犍、漏、怯、变也”；《辨证录》“一精寒、二气衰、三痰多，四相火盛，五精稀少，六气郁”，总结了男性不育的中医病机特点。

一、中医病因病机

男性不育症的病因较为复杂，既有先天因素，肾藏先天之精，肾为天癸之源，天癸是生殖功能成熟的物质，使人体具有生殖能力；又有后天因素，脾为后天之本，气血生化之源，先天之精有赖于脾后天的补养；外伤、饮食、情志等因素可以损耗精气，导致精之生殖功能失常。本病的病位主要在肾、肝、脾三脏，其中肾精最为重要，精可化气，气可化精，精气生神，精气养神，神统驭精气则生育功能正常。总体而言，男性不育症的病机以脏腑虚损为本、湿热瘀滞为标。

1. **先天薄弱，化精不足**　先天禀赋不足，生殖之精难以化生，故致不育；生长之精不足则生殖器畸形，致交合困难。

2. **感受外邪，邪气内侵**　感受湿热、寒湿等外邪，阻滞气运，下注蕴结精室，耗散精气，使得生殖之精化生不足。

3. **饮食不节，脾胃损伤**　嗜烟酗酒，或嗜食辛辣厚味，每易损伤脾胃功能，则气血生化无权，因精由气化，精气相关，脾虚则精气生化不足而不育。

4. **劳逸过度，暗耗气血**　过劳耗伤气血，无以充养肾精，肾精亏虚而致不育；过度安逸，气血运行不畅，气滞血瘀，阻滞精道而致不育。

5. **房劳过度，精气亏虚**　房事频繁，或过度手淫，耗精伤气，日久则肾气亏损，命门火衰，致使精室、精气失于温煦，致肾精不足而致不育。

6. **毒邪侵袭，秽浊内蕴**　外阴不洁，或不洁性交，邪毒内侵；或感受疫毒之气，疫毒下注精室，可致精液异常而致不育。

7. **外伤损伤，瘀血变生**　男子久病入络或跌仆损伤均可引起瘀血之变，若留滞肾府阻滞气化精生，可使精的生成受阻或排泄失司致不育。

二、诊断要点

1. 有规律性生活且未采取避孕措施，由男方因素导致女方在一年内未能自然受孕。可分为原发性和继发性不育，前者是指男性从未使女方受孕，后者是指男性曾经使女性伴侣怀孕或生育。

2. 采集患者病史及体格检查，问询患者婚育史、既往病史、服药史、外伤史、手术史、生育检查及治疗等情况。

3. 完善精液分析、生殖激素测定相关检查，必要时完善尿常规、精子DNA碎片、泌尿系统超声检查及睾丸活检。

三、辨证论治

本病的治疗原则是辨病与辨证相结合，标本兼治，治本当补益精气神为主，治标当消除外邪。治疗尤其当注重调理肾之阴阳，补充肾之精气，疏导肾之精道，使得肾精充沛、气运正常、神机在位。

1. 肾精亏损证

证候：以精子数量少为主症。伴见头晕、健忘、耳鸣、腰膝酸软、神疲乏力等；舌淡红，苔薄白，脉沉细。

治法：益肾填精。

方药：生精育麟丹加减。偏于肾气虚者，可加黄芪、党参，精亏滑脱者，可加芡实、金樱子。

2. 肾阴亏损证

证候：以精液量少、精液黏稠、液化时间延长或不液化为主症。伴头晕、耳鸣、健忘、失眠多梦、五心烦热、盗汗、腰膝酸软，或性欲亢盛、时有遗精；舌红，少苔，脉细数。

治法：滋阴降火。

方药：滋阴降火汤加减。骨蒸潮热者，加龟甲胶；腰膝酸软者，加杜仲、黄精、熟地黄；耳鸣遗精者，加煅龙骨、煅牡蛎。

3. 气血两虚证

证候：以精液量少为主症。伴神疲无力、面白无华、形体消瘦、头晕、心悸、气短等症；舌淡，苔白，脉细弱。

治法：补气养血、益肾填精。

方药：八珍汤合五子衍宗丸加减。腰膝酸软者，加杜仲、黄精；气虚疲惫者，加黄芪、桂枝、大枣；心悸气短者，加炙甘草、柏子仁、百合。

4. 肾阳虚衰证

证候：以精液清冷稀薄为主症。伴形寒肢冷、腰膝酸软、阳痿、早泄、夜尿频多、小便清长；舌质淡、苔薄白、脉沉细无力。

治法：温肾助阳。

方药：金匮肾气丸加减。腰冷畏寒者，加附子、干姜；夜尿频多者，加金樱子、桑螵蛸；五更泄泻者，加益智仁、肉豆蔻。

5. 湿热下注证

证候：以精液量少、色黄、黏稠为主症，伴尿频、尿急、尿痛、尿短赤；舌红，苔黄腻，脉弦数。

治法：清肝泄热利湿。

方药：龙胆泻肝汤加减。失眠重者，加酸枣仁、茯神；胁肋胀痛者，加川楝子、延胡索。

6. 气滞血瘀证

证候：以精液量少或无精液，精液黏稠或不液化为主症，伴少腹不适或疼痛，睾丸坠胀疼痛，附睾可触及结节等症；舌质暗红，舌边有瘀斑，脉弦涩。

治法：活血行气，疏通精窍。

方药：少腹逐瘀汤加减。血瘀严重者，可加红景天、当归、丹参；偏于阳虚者，可加仙茅、杜仲。

四、其他治疗

1. 中成药

（1）六味地黄丸　用于肾阴虚者。每次 9g，每日 2 次。

（2）生精胶囊　用于肾阳虚者。每次 1.6g，每日 3 次。

（3）龟龄集　用于肾阳虚者。每次 0.6g，每日 2 次。

（4）麒麟丸　用于肾精亏虚者。每次 6g，每日 3 次。

（5）宁必泰胶囊　用于湿热下注者。每次 3g，每日 3 次。

（6）黄精赞育胶囊　用于肾虚湿热者。每次 1.24g，每日 3 次。

2. 针灸治疗

（1）针刺　关元、气海、三阴交、命门、肾俞、太溪。湿热蕴结者，取中极、阴陵泉、三阴交，用泻法；瘀血阻滞者，取曲骨、秩边、肝俞、中极，用泻法；阴虚火旺者，取太溪、中极、曲骨，用平补平泻法；肾阳不足者，取肾俞、关元、气海、曲骨，用补法。

（2）耳针　取外生殖器、睾丸、内分泌、皮质下、神门，每日 1 次。

（3）艾灸　肾俞、关元、中极、精宫等。隔姜灸，每次 15～30 分钟，每周 2～3 次，1 个月为 1 个疗程。

五、预防调摄

1. 健康宣教　增强人们的防护意识，学习生殖健康，优生优育的科普知识，针对心理问题患者，可通过专业心理辅导消除心理压力。

2. 饮食　少食煎炒油炸、辛辣之品，禁食棉籽油，避免泡沫塑料容器和聚氯乙二烯包装食品，少食用含添加剂的食物。多食用富含氨基酸、锌元素和硒元素的食物，提倡膳食平衡，粗细搭配，均衡营养，要荤素搭配，不可偏嗜。

3. 生活习惯　禁止洗桑拿浴、吸烟、酗酒等，不穿紧身裤，少泡热水澡，避免蒸桑拿，忌过度手淫，应进行适当的体育锻炼，养成良好的生活习惯。

4. 工作　改善工作环境，注意高温作业的防护，远离污染源，注意放射线和微波危害的防护。

第二十章
皮肤疮疡病证

第一节　气　瘿

气瘿是指以颈前漫肿，边缘不清，皮色如常，按之柔软，可随喜怒而消长为主要表现的一种病证。本病的临床特点是颈部结块弥漫性肿大，但无结节，柔软无痛，可随吞咽动作上下移动，重度肿大患者可以出现咳嗽、气促、吞咽困难、声音嘶哑等压迫症状。《诸病源候论》中有关于该病的描述："瘿者，由忧恚气结所生，亦曰饮沙水，沙随气入于脉，搏颈下而成之。"《济生方·瘿瘤论治》说："夫瘿瘤者，多由喜怒不节，忧思过度，而成斯疾焉。"本病相当于西医的单纯性甲状腺肿。

一、中医病因病机

气瘿发生的主要原因是情志不畅、饮食不当及水土失宜，但也与人体素质关系密切。中医认为本病在气、在血范畴，气滞痰凝壅结于颈前为基本病机。少年儿童正处于生长时期，正气尚未充足，妇女的经、孕、产、乳等生理特点与肝经气血关系密切，若遇情志不畅，神失所养，使肝气失于条达，气机郁滞，不布津液，凝聚成痰，痰气交阻而成瘿病；或因饮食及水土失宜，脾伤气结，不运水湿，聚而生痰，痰气交阻，导致瘿病。从脏腑而论，其病位以肝、心为主，涉及脾、肾两脏。

1. **肝郁气滞**　情志不畅，肝性喜条达而恶抑郁，肝郁气滞，气机不畅，经脉不利，肝失调达，气不行津，痰湿内聚，痰气互凝，结于颈前，故颈粗瘿肿。气本无形，怒则气上，喜则气消，故肿胀质软呈弥漫性而边界不清。

2. **肝郁脾虚**　多因情志不遂，郁怒伤肝，木郁克土；或思虑伤脾，劳倦过度，脾失健运，反侮肝木，气结痰凝，痰随气逆，循经上行，痰气搏结于肝胆经脉，发为气瘿。痰为阴邪，气虽结而未化火，故皮色如常。

3. **肝郁肾虚** 因妇女经期、妊娠产后，肾气受损，正气不足，水为木之母，母病及子或久病耗伤正气，肝郁气机不畅，上累肾水，疏泄失司，气血受阻，发为气瘿。

4. **痰气瘀结** 气行则血行，气滞则血瘀，肝气郁结，经络阻滞，瘀血、痰凝布结于喉下气血互结，瘀久化毒，发为气瘿。压迫气管、声带而出现胸闷气短、声音嘶哑。

5. **心肝阴虚** 因病程日久，痰气郁结化热，耗伤肝阴，累及心阴，导致心肝阴虚，发为气瘿。

二、诊断要点

1. 初期颈部两侧或一侧呈弥漫性肿大，边缘不清，光滑而软，皮色如常，无压痛，能随吞咽动作而上下移动。日久肿物渐大，可垂于颈下胸骨前，出现喉部紧缩感，胸胁胀痛，喜太息等肝气郁结的症状。

2. 多见于青春期少年及妊娠、哺乳期女性，绝经期发生或加重。在流行地区多见于学龄前儿童。

3. 必要时可完善甲状腺功能、甲状腺相关抗体、血浆蛋白结合碘、甲状腺吸碘率、尿碘排泄率、甲状腺及浅表淋巴结彩超、颈部 CT、颈部核磁共振等实验室及辅助检查，以排除其他原因引起甲状腺肿大的疾病如：甲亢、甲低、甲状腺癌等。

三、辨证论治

气瘿的治疗"疏肝理气"贯彻始终，结合病变在气、在血之不同，痰凝、血瘀之轻重，肾、脾、心之偏颇以及体质不同，随症加减。本病辨证当分清虚实，少年儿童正处生长时期，正气尚未充足，多为实证，属气郁痰凝；产后妇女及老年人，气血亏虚或气病及血，多为虚中夹实之证。

1. 肝郁气滞证

证候：甲状腺肿大，情志忧郁，善太息，或烦躁易怒，胁肋胀闷，月经不调，经前乳痛；舌质淡红，苔薄白，脉弦细。

治法：疏肝解郁，理气消瘿。

方药：四海舒郁丸加减。若胸闷、胁痛明显者加柴胡、郁金、香附理气解郁。

2. 肝郁脾虚证

证候：情志抑郁，善太息，颈部弥漫性肿大皮紧而内软，皮色正常，或按之有囊性感或如结核，伴四肢困乏、气短、纳呆体瘦，苔薄白而腻，脉弱无力。

治法：疏肝理气，化痰散结。

方药：逍遥散合四海舒郁丸加减。肝郁化火者加珍珠母、钩藤、石决明以平肝潜阳。

3. 肝郁肾虚证

证候：情志抑郁，善太息，颈部肿块皮宽质软，伴有神情呆滞、倦怠畏寒、行动迟缓、肢冷、性欲下降，舌淡，脉沉细。

治法：疏肝补肾，调摄冲任。

方药：四海舒郁丸合右归丸加减。孕期或哺乳期加菟丝子、龟甲以益肾固精。

4. 痰气瘀结证

证候：甲状腺明显肿大，按之较硬或赤脉显露，胸闷气短，或声音嘶哑，舌质暗，苔薄黄，脉沉涩。

治法：理气活血，化痰消瘿。

方药：海藻玉壶汤加减。有结节或赤脉明显扩张者加三棱、莪术、露蜂房、赤芍、炮甲珠、丹参以活血软坚、消瘿散结；胸闷不舒者加香附、枳壳以行气宽胸。

5. 心肝阴虚证

证候：颈部弥漫性肿大，质软，皮色如常，起病较缓，心悸不宁，心烦少寐，易出汗，眼干，目眩，神疲乏力，舌红少苔，脉细弱。

治法：滋阴清火，化痰软坚。

方药：一贯煎加减合天王补心丹加减。手指及舌体颤抖加钩藤、白芍、白蒺藜育阴息风；久病乏力消瘦，男子见阳痿，妇女见月经量少、经闭者，加黄芪、熟地黄、枸杞子、制首乌、山茱萸等补气扶正，养血填精。

四、其他治疗

1. 中成药

（1）消瘿丸　适用于肝郁气结者。用法：每次3g，每日3次，小儿酌减。

（2）柴胡疏肝丸　适用于肝郁脾虚者。用法：每次10g，每日2次。

（3）五海瘿瘤丸　适用于痰气互结者。用法：每次10g，每日2次。

（4）消瘿五海丸　适用于痰气瘀结者。用法：每次10g，每日2次，小儿酌减；孕妇忌服，忌与甘草同服。

（5）龙珠平亢片　适用于心肝阴虚者。用法：每次4g，每日3次。

（6）杞菊地黄丸　适用于肝郁肾虚者。用法：每次4g，每日3次。

（7）夏枯草胶囊　适用于痰气郁结者。用法：每次9g，每日2次。

2. 外治法

（1）外用仙人掌捣成泥浆调米醋外涂甲状腺肿区，7天为1疗程，一般2～3个疗程。

（2）生半夏、黄药子、乳香各等分，将药物混合捣烂，以凡士林调匀，外敷患部，2日换药1次，1个月为1疗程，一般1～2个疗程。

3. 针灸治疗

（1）肝郁脾虚　选气瘿穴消瘿散结；曲池、合谷、足三里、丰隆以健脾理气、化痰散结。

（2）肝郁肾虚　选气瘿穴消瘿散结；肾俞、太溪以调理先天，疏通经络。

（3）痰气瘀结　选天突、水突、扶突、人迎宣通局部气血以散结；太冲调理气机；气舍、肩髃穴通经络、行气血消瘿。

五、预防调摄

1. 保持精神愉快，豁达开朗，避免情绪激动等精神刺激，减少郁怒，畅达气机，防止情志内伤，恬淡虚无，养生摄神。

2. 针对水土因素，若居住在山区、高原等地方性甲状腺肿好发的地区，应经常食用含碘食盐及含碘丰富的海产品，如海带、海藻等，以保证每人每日摄入100～200μg的碘为宜。

3. 同时注意自己的饮食习惯，忌烟酒，少食辛辣之品及发物，尽量做到多种蔬菜混食，做到营养均衡。

4. 应在适宜的环境中休息，注意劳逸结合，病情重者应卧床休息，稍作体力活动，不受寒冷、感染和创伤。

第二节　斑　秃

斑秃是指头部突然出现一个或数个边界清楚的圆形、椭圆形或不规则形的局限性脱发的一种病证。若整个头皮毛发全部脱落，称全秃；若全身所有毛发均脱落者，称普秃。本病的临床特点是骤然发生，一般无自觉症状，常于无意中发现或被他人发现有脱发，脱发区局部头皮正常光滑，无鳞屑和炎症反应，且有复发倾向。中医学无斑秃之病名，依据其临床主证，多归属到“油风”范畴。油风病名首见于《外科正宗》，道：“油风，乃血虚不能随气荣养肌肤，故毛发根空，脱落成片，皮肤光亮，痒如虫行，此皆风热乘虚攻注而然。”西医亦称本病为斑秃。

一、中医病因病机

中医学认为“肾其华在发”“发为血之余”，因此斑秃的病位在肾、肝两脏，与精血、情志密切相关。病程长者多因精血亏虚，不能随气上荣肌肤，风邪乘袭，头皮毛窍张开，导致毛发成片状脱落。病程短者多因情志抑郁，思虑过度，气机郁结，心脾失养，气血生化无源，毛发失濡养；或因气滞血瘀，阻滞经络，毛窍瘀堵，出现毛发失养而成片脱落。本病的发生发展总归于精、气、神三者失调所致。

1. **肝肾不足，精血亏虚**　头发的生机，根源于肾，肾生髓，通脑，主骨，其华在发；肝藏血，发为血之余。肝肾亏虚，则毛发无生化之源，肾气充沛，精血养发，则头发光泽而不落，反之则毛孔疏松，发失所养，头发枯落。

2. **气血两虚，风邪乘袭**　久病致气血不足，血不养发，肌腠失温，发无生长之源，毛根空虚而发落成片。此外，头发的营养来源于血，脾胃为气血化生之源，脾胃功能的盛衰，亦影响到头发的光泽荣枯、生长与脱落。

3. **肝郁气滞，气血失调**　肝主疏泄，调畅气机，情志抑郁，忧愁恼怒，损伤肝气，气机不畅，因气为血之帅，血为气之母，气行则血行，气滞则血瘀，故出现气机逆乱，气血失调，形成气滞血瘀证，血瘀毛根发窍，血不养发则脱发。

4. **血瘀阻络，毛窍失养**　由于跌仆损伤，瘀血阻络，血不畅达，清窍失养，发脱不生；或肝气郁结，气滞血瘀，瘀血不祛，新血不生，导致血虚，血不能随气营养肌肤，发失濡养。

5. **血热内蕴，热盛生风**　由于过食辛辣炙煿、醇甘厚味，或情志抑郁化火，损阴耗血，血热生风，风热上窜颠顶，毛发失于阴血濡养而突然脱落。

二、诊断要点

1. 头部呈斑状局限性脱发，头皮正常，折断的短发近端比远端细，呈“感叹号样毛发”，稍微用力就能拔出。可伴有爪甲色白粗糙、凹陷硬脆，腰膝酸软，头晕耳鸣等精血不足的表现。

2. 起病突然，多无自觉症状，偶有皮损轻度麻、痒感，部分可自行恢复，且反复发作，可有斑秃家族史。发病时可伴心情抑郁、急躁易怒、胁肋胀痛不适等气滞症状。

3. 必要时可完善毛发镜检查、头皮活检、真菌直接镜检或培养、狼疮血液学检查、梅毒筛查等实验室及辅助检查，以鉴别其他疾病引起的脱发。

三、辨证论治

斑秃的证型交错兼杂，要擅于分清证候的主次，但治疗总以肾肝为主，兼治心脾，以“益精养血、舒气澄神、畅情志”为治法总则，忌讳猛填峻补，只补不泻。病程长者，病性以虚或虚实夹杂居多，治在肾，兼心脾，以补肾健脾，养心调神为治法；病程短者，病性以实证居多，治在肝，以疏肝理气，活血通窍为治法。

1. 肝肾不足证

证候：病程日久，平素头发焦黄或花白，发病时呈大片均匀脱落，甚或全秃或普秃，所长之发纤细柔软，伴头晕，耳鸣，目眩，腰腿酸痛；舌淡苔剥，脉细。

治法：补益肝肾。

方药：七宝美髯丹加减。偏血虚者加当归、阿胶、熟地黄等补血之品，偏阴虚者加知母、玉竹、石斛；偏阳虚者加桂枝、杜仲。

2. 气血两虚证

证候：多在大病、久病或产后发病，头发呈斑块状脱落，范围由小而大，渐进性加重，毛发稀疏枯槁，触摸易脱，伴头晕眼花，面色苍白，唇白，心悸，气短懒言，倦怠乏力；舌淡，脉细弱。

治法：益气补血。

方药：八珍汤加减。兼有脾虚者加芡实、山药、白术。

3. 肝郁气滞证

证候：头发呈斑片状脱落，头晕头胀，失眠，心烦，胸胁苦满，口苦咽干，食欲不振；舌红，舌苔薄黄，脉弦紧。

治法：疏肝理气，活血通窍。

方药：柴胡疏肝散加减。热象者加牡丹皮、丹参；兼有心悸失眠者，加酸枣仁、柏子仁。

4. 血瘀阻络证

证候：脱发日久，头皮脱发处光滑光亮，毛孔不清，或伴头皮时有刺痛，面色晦暗；舌有瘀斑，或舌下紫暗，脉涩滞；或脱发多年，久治不生，无明显症状可辨者。

治法：活血化瘀，通经活络。

方药：通窍活血汤加减。麝香为贵重稀少药材，可代之以白芷、升麻、路路通等药，以通经络与引药上行。

5. 血热生风证

证候：病情发展迅速，头发突然成片脱落，多数脱发前头皮忽觉烘热或瘙痒，或伴心情烦躁，情绪不安，晚间失眠多梦，唇色鲜红；舌红，苔薄，脉数或弦。

治法：凉血散风，滋养肝肾。

方药：神应养真丹加减。瘙痒甚者，加蝉蜕、防风、白蒺藜祛风清热；兼瘀血者，加益母草、桃仁、红花活血生新。

四、其他治疗

1. 中成药

（1）归脾丸　用于气血两虚者。每次 6g，每日 3 次。

（2）丹栀逍遥丸　用于肝郁气滞者。每次 6g，每日 3 次。

（3）斑秃丸　用于血热生风者。每次 5g，每日 3 次。

（4）活血胶囊　用于血瘀阻络者。每次 3 粒，每日 3 次。

（5）养血生发胶囊　用于肝肾亏虚者。每次 2g，每日 2 次。

（6）天麻首乌胶囊　用于肝肾不足者。每次 3 粒，每日 3 次。

2. 外治法

（1）用补骨脂粉 30g，加 75% 乙醇 100mL，浸泡 5 ～ 7 天后外涂使用，亦有加入地榆、红花、侧柏叶等，并配合按摩等手法，促进局部扩张毛细血管，增加药物吸收以生发。

（2）取蛇床子 30g，地肤子 20g，木贼 20g，艾叶 50g，吴茱萸 20g，川椒 20g，苦参 20g，马齿苋 30g，以水煎后滤过药渣，取药汁于头皮处先熏后洗。

3. 针灸治疗

（1）肝肾不足　选肝俞、太冲、三阴交以补肝养血；肾俞、气海、关元、太溪以补肾益精；阿是穴（脱发区）直达病所。

（2）血瘀阻络　选肝俞、膈俞、血海、太冲、蠡沟以活血化瘀；四神聪、阿是穴（脱发区）以开窍醒脑，直达病处。

（3）气血不足　选气海、关元、足三里、脾俞以补气；选中脘、血海、三阴交、足三里以养血；选百会、阿是穴（脱发区）以升阳举陷，使气血上行头部。

五、预防调摄

1. 保持心情舒畅，可及时进行心理疏导或采用中医五行音乐疗法。

2. 注意清淡饮食，少食油腻、辛辣刺激类食物。

3. 积极锻炼身体，重视劳逸结合，坚持早睡，保证充足睡眠时间和提高睡眠质量。

4. 注意头发及头皮卫生，适当进行头部按摩，改善头部血液循环。

第三节　瘾　疹

瘾疹是指皮肤出现大小不等的风团伴瘙痒，或伴有血管性水肿为特征的一种病证。本病的临床特点是发作时皮肤瘙痒，发无定处，发无定时，搔抓后即出现隆起、形态大小不等的水肿性风团，骤起骤退，可伴有发热、呕吐、腹泻等不适，严重者可有喉头水肿甚至休克。皮损反复发作超过六周，且每周发作至少两次者称为慢性荨麻疹。有关本病最早的记载见于《素问·四时刺逆从论》：“少阴有余，病皮痹瘾疹。”《诸病源候论》曰：“夫人阳气外虚则多汗，汗出当风，风气搏于肌肉，与热气并，则生㾦瘰。”西医学将本病称为荨麻疹。

一、中医病因病机

瘾疹的病因病机复杂，其发病与先天禀赋不耐，肾精不足；或七情内伤，神失所养；或气血虚弱，复感外感病邪有关。其中，风邪是本病重要的致病因素。急性发作时多与肺、脾、胃联系，因气虚卫表不固，风寒湿热搏结于皮肤肌肉所致；慢性反复时多与心、肝、肾联系，因心神受损，肝郁气结，肾精不足，气血亏虚所致。总而言之，瘾疹的发病是精气神功能失调，气血不和，肌肤失养所致。

1. **风寒束表，营卫不和** 风寒外袭，寒性收引，蕴于皮毛腠理之间，营卫不和，气血凝滞于局部，发为风团。

2. **风热犯表，肺失宣降** 因外感风热之邪，邪客于肌肤，肺气宣发和肃降的功能失司，使得腠理开合不利，汗孔闭塞，郁热不能宣散，外不得透达，郁于肌表而成风团。

3. **胃肠湿热，气血壅滞** 因饮食不节，喜食肥甘、鱼腥发物，致使湿热内生，食滞胃肠，中焦气机升降失调，湿热不得排出体外，或复感风邪，内不得疏，外不得泻，湿热蕴于肌肤，为风团瘙痒。

4. **肺脾两虚，腠理不密** 脾为后天之本，其水谷精气慓疾滑利者化生为卫气，脾气不足，肺卫虚弱，抵御邪气的功能减弱，风邪乘袭，风热相搏或寒闭腠理，内热怫郁，湿蕴风动，发为风团。

5. **心肝火旺，内风扰动** 平素情志不遂，肝气郁结不疏，日久气郁化火，内生风热；或肝火伤阴，扰及心神；或心火亢盛，虚风内动，心神不宁，气血不和，皮表腠理失于濡润，进而发生斑疹、风团、瘙痒无度等。

6. **心肾阴虚，虚火灼肤** 病程日久，心血暗耗，神无所依，肌肤失养，或病久连及先天之肾精，进而导致肾阴液不足，肾水难以上滋养心阴，心神受损，心火相对偏亢，虚火灼肤，导致风团瘙痒反复发作。

7. **血虚风燥，肌肤失养** 因体质虚弱，阴血化生不足或病程日久，损耗阴血，导致阴血虚而生内热，血虚而生内风，致瘙痒、风团。

二、诊断要点

1. 突然发作，皮肤出现大小不等、形状不一的风团，边界清楚，剧烈瘙痒。皮疹时起时落，发无定处，褪后不留痕迹。

2. 皮疹经过3个月以上不愈或反复间断发作者为慢性隐疹。

3. 部分可伴有腹痛腹泻，或有发热、关节痛症状。严重者可有呼吸困难，甚至引起窒息。

4. 皮肤划痕试验阳性。必要时可完善血常规、变应原筛查、食物激发试验、自体血清皮肤试验、甲状腺功能、血沉、抗核抗体、血清补体测定、冷球蛋白、冷纤维蛋白原，冷溶血素、抗核抗体等检查，与寒冷性荨麻疹、自身免疫性荨麻疹、风湿病引起的荨麻疹做鉴别。

三、辨证论治

1. 风寒束表证

证候：风团色白，遇风寒加重，得暖则减，口不渴，或有腹泻；舌质淡，苔白，脉浮紧。

治法：固卫和营，疏风散寒。

方药：桂枝汤或麻黄桂枝各半汤加减。瘙痒明显者加荆芥以疏风止痒。

2. 风热犯表证

证候：风团鲜红，灼热剧痒，遇热则皮损加重，伴发热恶寒，咽喉肿痛；舌质红，苔薄白或薄黄，脉浮数。

治法：辛凉透表，疏风清热。

方药：消风散加减。湿热甚者加白鲜皮、土茯苓以清热燥湿止痒；风热甚者加浮萍、薄荷以疏风清热。

3. 胃肠湿热证

证候：皮疹时起时落，发无定处，风团色泽鲜红或淡红，伴瘙痒，消退后不留痕迹，伴腹痛或腹泻，呕吐或胃脘胀满，口中异味或口中黏腻；舌红，苔黄或黄腻，脉滑。

治法：通腑泄热，宣化湿浊。

方药：防风通圣散加减。虫积腹痛者加乌梅、槟榔以驱虫，行气止痛；食积加山楂、麦芽、神曲以消食化积。

4. 肺脾两虚证

证候：风团色淡不鲜，晨起或遇风加重，四肢困倦，面色无华；舌淡边有齿印，苔薄白，脉细弱。

治法：益气健脾，固表祛风。

方药：玉屏风散加减。兼有纳差便溏者加茯苓、藿香、砂仁化湿和中。

5. 心肝火旺证

证候：急性转为慢性之初，症见风团色红，起势较快，消退亦快，瘙痒较剧，情志不畅或恼怒时而加重，伴胁肋胀痛，心胸烦热，头晕目赤，口干欲饮；舌绛苔黄或色红苔微黄，脉弦细而数。

治法：清心疏肝，安神止痒。

方药：龙胆泻肝汤合导赤散加减。频繁发作，症状较重者加生龙骨、生牡蛎平肝潜阳，镇惊安神。

6. **心肾阴虚证**

证候：风团瘙痒以夜间多发或遇热即发，风团色红，起势快，消退快，瘙痒时发时止，来去皆快，伴见虚烦少眠，惊悸健忘，腰膝酸软，耳鸣头晕，多梦遗精，潮热盗汗，口干舌燥，便秘尿黄；舌红少苔，脉细数。

治法：滋阴息风，养心安神。

方药：天王补心丹合右归饮加减。失眠较重者加龙齿、首乌藤镇养心神。

7. **血虚风燥证**

证候：风团反复，瘙痒，病程迁延，可伴心烦易怒，口干，手足心热；舌红少津、脉沉细。

治法：养血息风，润燥止痒。

方药：当归饮子加减。风甚者加刺蒺藜、乌梢蛇走表入络，搜风止痒。

四、其他治疗

1. **中成药**

（1）荨麻疹丸　适用于风湿热证者。用法：口服，每次10g，每日2次。

（2）防风通圣丸　适用于胃肠湿热者。用法：口服，每次6g，每日2次。

（3）玉屏风颗粒　适用于肺脾气虚者。用法：口服，每次5g，每日3次。

（4）润燥止痒胶囊　适用于血虚风燥者。用法：口服，每次2g，每日3次。

（5）荆肤止痒颗粒　适用于风热犯表者。用法：口服，每次3g，每日3次。

（6）消风止痒颗粒　适用于风热犯表者。用法：口服，每次6g，每日2次。

（7）乌蛇止痒丸　适用于血虚风燥者。用法：口服，每次2.5g，每日3次。

（8）皮敏消胶囊　适用于风热犯表者。用法：口服，每次1.6g，每日3次。

2. **外治法**

（1）可选用1%薄荷三黄洗剂、炉甘石洗剂、百部酒外擦，具有祛风止痒功效。

（2）可选用浮萍、荆芥、地肤子、白鲜皮、楮桃叶、蛇床子、苦参、生姜皮等中药煎水外洗。

3. **针灸治疗**

（1）按发病部位选穴　发于上半身者，取曲池、内关；发于下半身者，取血海、足三里、三阴交；发于全身者，配风市、风池、大肠俞等。

（2）风热者 选曲池、大椎、合谷、列缺、风池、三阴交、足三里、天枢、承山、内关、上巨虚以疏风清热。

（3）风寒者 选大椎、曲池、足三里、合谷、风池、委中、风市以发散风寒。

（4）反复发作者 选肺俞、脾俞、肾俞、血海以益气固表，养血息风。

五、预防调摄

1. 保持心情愉悦，避免情绪波动，克服焦虑、抑郁等不良情绪，调养心神。

2. 注意防风保暖，汗出后及时擦干，避免风邪内侵，稽留皮肤。

3. 加强营养，治宜锻炼身体，增强体质，提高机体抵抗力，通过改善人体内环境，降低对外界敏感性，达到“正气存内，邪不可干”。

4. 饮食宜清淡，禁食辛辣、牛羊肉、海鲜等发物。

5. 细致观察，留心生活，尽可能找出诱发因素，并避免接触。

第四节 白 驳 风

白驳风是指因皮肤色素脱失而发生局限性白色斑片的一种病证。本病的临床特点是白斑边界清楚，皮肤光滑，可发生于任何部位、任何年龄，可局限亦可泛发。慢性过程，常无自觉症状，病情进展时可有短时瘙痒。有关白驳风最早的记载见于战国时期的《五十二病方》，称为“白毋奏”“白处”。至晋代的《补辑肘后方》才正式提出“白癜风”的病名。《诸病源候论·白癜候》云：“白癜者，面用颈项身体皮肉色变白，与肉色不同，亦不痒痛，谓之白癜。亦是风邪搏于皮肤，血气不和所生也。”西医学将本病称为白癜风。

一、中医病因病机

中医认为白驳风发病的关键病机是“因虚感邪，入于皮肤络脉，络脉瘀滞，气血失和”。本病发病的主要脏腑为肝、脾、肾，外感六淫与风、寒、湿邪最为密切。“虚”责之于肝肾精血不足，肌肤失荣或脾气虚弱，化生无源，水谷精微不得充养周身。“邪”归之于六淫或痰瘀郁于肌肤，阻滞局部气血运行，导致肌肤气血失和，肌肤不荣。白驳风为局部皮肤色素脱失，各种内外因素皆可引起，但不外乎精血不足，气血失和所致。

1. **风湿热郁，气血失和** 因四时气候变化，春主风，长夏主湿，春夏季节之时，风湿之邪搏于肌肤，郁久化热，致使肌肤经脉不通，气血运行不畅，日久则气血失和，血不荣肤，肌肤失养，而发为白斑。

2. **肝郁气结，气血逆乱** 由于七情内伤，情志不遂，过度忧思悲恐等精神刺激，导致肝气郁结，气机紊乱，气血失和，风邪乘虚而入，滞留于皮肤腠理，阻滞经脉，肤失所养，而生白斑。

3. **肝肾亏虚，精血不充** 素体肝肾虚弱，或亡精失血，伤及肝肾，肝肾同源，精血互生，血不化精，肾无精藏，致使精血不能充养肌肤，酿生白斑。

4. **气血两虚，肌肤失养** 因后天脾胃失养，水谷精微不能化生充足，或先天肾气不足，阴精亏乏，气血生化无源，气虚血亏，久则虚而生风，搏结于肌表，化生白斑。

5. **气滞血瘀，气血壅滞** 因跌打损伤，化学灼伤，皮肤破损，伤及血脉，瘀血阻滞或暴怒伤肝，局部气血阻滞，经脉不通，血运受阻，脏腑经络功能活动失调，或久病失治，瘀血阻络，新血不生，不能循经濡养肌肤，均可导致局部皮肤失养，酿成白斑。

二、诊断要点

1. 皮肤出现白色或瓷白色斑点或斑片，逐渐扩大，边界清楚，周边色素反见增加，患处毛发也可变白。

2. 白斑大小不等，形态各异，往往融合成片，可对称或单侧分布，甚至沿神经走行呈带状分布。

3. 无皮肤萎缩、硬化及增厚等表现，有的皮损中心可出现色素岛状褐色斑点。

4. 必要时完善伍德灯、同形反应、反射式共聚焦激光扫描显微镜、皮肤镜、皮肤组织病理、微量元素、血常规、真菌检查用以鉴别获得性色素减退症、无色素性痣、花斑癣等疾病。

三、辨证论治

1. 风湿郁热证

证候：白斑初发为粉红色白斑，患处有痒感，多见于面颈等暴露部位，起病急，伴夏秋进展快，冬春不扩大的现象，经日晒或遇热，肤痒尤重，伴口渴不欲饮，口苦，舌质红，苔白或黄腻，脉浮或滑。

治法：疏风活血，清热除湿。

方药：胡麻丸加减。

2. 肝郁气滞证

证候：白斑散在，无固定好发部位，数目不定，常随情感变化而加剧，多见于女性，伴心烦易怒，胸胁胀痛，夜寐不安，女子月经不调及乳中结块，舌质正常或淡红，苔薄，脉弦。

治法：疏肝理气，活血祛风。

方药：逍遥散加减。泛发伴瘙痒者加蝉蜕；心烦易怒者加牡丹皮、栀子；月经不调者加益母草；发于头面者加蔓荆子、菊花；发于下肢者加木瓜、牛膝。

3. 肝肾亏虚证

证候：白斑脱色明显，局限或泛发，边界清楚，脱色斑内毛发变白，多见于体虚或有家族史者，病史较长，发展缓慢，伴头晕耳鸣，失眠健忘，腰膝酸软，皮肤干燥，舌质红，少苔，脉细弱。

治法：滋补肝肾，养血祛风。

方药：六味地黄汤加减。神疲乏力者加党参、白术；真阴亏损者加阿胶；睡眠不佳者，加酸枣仁、柏子仁。

4. 气血两虚证

证候：白斑颜色较淡，边缘模糊不清，好发于头面、颈及四肢或泛发全身，常扩散为一片，皮损无自觉症状或微痒，伴自汗，乏力，面色皖白，少言懒语，手足不温，发病时期长短不一，多在半年至3年左右，舌苔薄白，舌质淡红，脉象细滑。

治法：补益气血，消风通络。

方药：归脾汤合四物汤加减。怕冷明显者加桂枝、附子温阳生火。

5. 气滞血瘀证

证候：多有外伤或其他皮肤损伤后，病程长，白斑局限或泛发，斑色偏暗，部位较固定，多为不对称性，边界清楚，局部可有刺痛，病情进展缓慢，可伴面色发暗，肌肤甲错，舌质紫暗或有瘀斑、瘀点，苔薄白，脉涩。

治法：活血化瘀，祛风通络。

方药：通窍活血汤加减。跌打损伤后而发者加乳香、没药；局部有刺痛者加白芷；发于下肢者加木瓜、牛膝；病久者加苏木、刺蒺藜、补骨脂。

四、其他治疗

1. 中成药

（1）白驳丸　适用于风寒束表，肾虚血瘀者。用法：口服，每次6g，每日2次。

（2）白蚀丸　适用于肝肾亏虚者。用法：口服，每次2.5g，每日3次；10岁以下小儿服量减半，每日3次。

（3）白灵片　适用于气滞血瘀者。用法：口服，每次4片，每日3次。

（4）驱白巴布期片　适用于气滞血瘀者。用法：口服，每次3～5片，每日3次。

（5）杞菊地黄丸　用于肝肾亏虚者。用法：每次9g，每日2次。

（6）当归丸　用于气血两虚者。用法：每次 9g，每日 2 次。

（7）归脾丸　用于气血两虚者。用法：每次 6g，每日 3 次。

2. 外治法

（1）补骨脂、菟丝子、山栀子、白芷、乌梅、潼蒺藜等，任选一种，取 30～50g，用 75% 乙醇或白酒浸泡，1～2 周后取液外擦，每天 1～2 次。

（2）远志肉 12g，蜜糖 30g。放瓷碗内，并用皮纸密封，放在蒸锅内蒸后取用，日搽 2～3 次。

3. 针灸治疗

（1）风湿热郁　选风门、风池、大椎疏散风邪；合谷、足三里、天枢、丰隆、地机清热除湿。

（2）肝郁气滞　选期门、膻中、太冲、肺俞、阿是穴疏肝行气。

（3）肝肾亏虚　选肝俞、太冲、太溪滋阴行气；肾俞、脾俞、太溪、三阴交滋补肾阴。

（4）气滞血瘀　选血海、膈俞、膻中、阿是穴行气活血化瘀。

五、预防调摄

1. 坚持治疗，树立信心，保持心情舒畅，养心安神。

2. 可进行适当的日光浴及理疗，注意光照的强度和时间，并在正常皮肤上搽避光剂和盖遮挡物，以免晒伤。

3. 避免滥用外擦药物，尤其是刺激性强的药物，以防损伤肌肤，愈后巩固治疗，防止复发。

4. 少吃含维生素 C 高的蔬菜、水果，多吃豆类制品。

第二十一章
骨伤科病证

第一节 项 痹

项痹，是指项部（颈部）经常疼痛麻木，连及头、肩、上肢，并可伴有眩晕等为主要表现的疾病。常因长期低头工作，年老正虚，经气不利，正虚劳损，筋脉失养，或风寒湿热等邪气闭阻经络，影响气血运行所致。《素问·缪刺论》曰："邪客于足太阳之络，令人头项肩痛"；《类证治裁》中有"肩背痛，不可回顾，此手太阳气郁而不行，以风药散之"等。在《金匮要略》中张仲景提及"人年五六十，其病脉大者，痹侠背行……皆为劳得之"。根据该病的临床表现特点，在西医学中称为神经根型颈椎病。

一、中医病因病机

项痹的发生主要与正虚劳损，感受外邪有关。正气虚弱，气血不足，筋脉失养，故不荣则痛；长期伏案，劳损过度，伤及筋脉，项部气血瘀滞，或感受风寒湿等外邪，经络痹阻，气血不通，故不通则痛。

1. **年老体衰，经络脏腑失养** 《素问·上古天真论》曰："年四十而阴气自半。"医圣张仲景就已经认识到"痹证"的发病与年龄有很大的相关性，在其著作《金匮要略》中就提出随着人年龄增大，到了半百后患此病时脉象表现为大而无根，颈背两侧筋肉麻木无觉，腹中肠鸣加强，伴有腹泻、累患恶疮的可能性增高，这一切原因就是"劳"，正气亏虚，易受外邪侵袭。程杏轩认为痹病的病因，"病在肾，则病肩、背、颈项痛"，强调了痹病的病因本在肾，肝肾同源，肝主筋、肾主骨，精血同源，若肝肾亏虚则筋骨失荣，不荣则痛。

2. **久坐耗气，劳损筋肉** 《素问·举痛论》曰："劳则气耗。"《素问·宣明五气》

曰："久立伤骨，久行伤筋。"《理伤续断秘方》曰："劳损筋骨，肩背疼痛。"长期低头，颈部肌肉受牵拉，气血不荣，容易劳损，由此可见长期低头很容易造成颈椎筋骨劳损。生活作息会对痹病造成影响。《医碥》中也提出：颈项强痛多因外感邪气侵袭人体三阳经，阻滞气机，气血不通，筋骨不荣，又因闪搓跌仆、外伤劳损而引起项痹。因此先人早已认识到良好的生活习惯是预防颈椎病的良好方法，运用运动导引进行预防保健。

3. **感受外邪，客于经脉** 外邪主要指的是风、寒、湿邪。《素问·至真要大论》曰："诸痉项强，皆属于湿。"沈金鳌《杂病源流犀烛》指出，颈项肩背肌肉强痛的治疗要从肝经、肾经、膀胱经这三条经络去考虑。肝主筋，肾主骨，膀胱经循行经过棘旁两侧，因此外邪侵袭这三条经络时，颈项部气血不畅，筋骨失荣。风、寒、湿邪气客于人体而致痹病，而人体正气亏虚、卫外不固是导致邪气客于颈部经络的内在原因，气血不足，失于荣养筋骨，故见相应症状，而外邪侵袭人体，流窜经络，阻塞气机，气血运行不畅，或不通或不荣，而发为病证。三邪中，湿性重着黏腻，阻遏气机，气行不畅，气血不荣头面，故患湿邪使人头身困重，颈肩酸痛，麻木不仁；寒邪收引，经气郁积，气血不通，故疼痛较甚；风行善走，游窜经络，故疼痛无定处。

4. **外伤劳损，气血失和** 《内经》云："正气存内，邪不可干。"是以疾病的发生病邪之易感，皆因人体正气不足，病邪乘虚而入所致。是以跌伤劳损后，人体正气亏虚，从而易感外邪伤害。从对颈部筋骨影响上看，外邪侵犯人体，留滞足太阳经，阻滞气机，致经气不利，筋骨或不荣或不通，导致肩背肌肉僵硬，舒缩功能不利，发为疼痛、颈椎活动不利等症状。

二、诊断要点

1. 多数无明显外伤史。大多患者逐渐感到颈部单侧局限性疼痛，颈根部呈电击样向肩、上臂、前臂乃至手指放射疼痛，且有麻木感，或以疼痛为主，或以麻木为主。疼痛呈酸痛、灼痛或电击样痛，颈部后伸、咳嗽，甚至增加腹压时疼痛可加重。上肢沉重，酸软无力，持物易坠落。部分患者可有头晕、耳鸣、耳痛、握力减弱及肌肉萎缩症状，此类患者的颈部常无疼痛感觉。

2. 颈部活动受限、僵硬，颈椎横突尖前侧有放射性压痛，患侧肩胛骨内上部也常有压痛点，部分患者可摸到条索状硬结，受压神经根皮肤节段分布区感觉减退，腱反射异常，肌力减弱。颈 5～6 椎间病变时，刺激颈 6 神经根引起患侧拇指或拇、示指感觉减退；颈 6～7 椎间病变时，则刺激颈 7 神经根而引起示、中指感觉减退。臂丛神经牵拉试验阳性，颈椎间孔挤压试验阳性。

3. 颈椎正侧位、双侧斜位或侧位过伸、过屈位 X 线摄片检查，可显示椎体增生，钩椎关节增生，椎间隙变窄，颈椎生理曲度减小、消失或反弓，轻度滑脱，颈项韧带钙化和椎间孔变小等改变。

4. 神经根型颈椎病应与尺神经炎、胸廓出口综合征、腕管综合征等疾病作鉴别。

三、辨证论治

项痹属于痹病范畴，项痹是因正气不足，邪气侵袭，影响气血运行、痹阻经络而引起的以颈项部强硬疼痛，上肢疼痛、重着、麻木乏力等为主要表现的疾病。治疗原则为扶正祛邪，标本兼治，针药并施，内外同治。

1. 风寒痹阻证

证候：颈、肩、上肢窜痛麻木，以痛为主，头有沉重感，颈部僵硬，活动不利，恶寒畏风。舌淡红，苔薄白，脉弦紧。

治法：行气活血，通络止痛。

方药：羌活胜湿汤加减。

2. 痰湿阻络证

证候：头晕目眩，头重如裹，四肢麻木，纳呆。舌暗红，苔厚腻，脉弦滑。

治法：祛湿化痰，通络止痛。

方药：半夏白术天麻汤加减。

3. 血瘀气滞证

证候：颈肩部、上肢刺痛，痛处固定，伴有肢体麻木。舌质暗，脉弦。

治法：行气活血，通络止痛。

方药：桃红四物汤加减。

4. 气虚血瘀证

证候：颈部刺痛，痛处固定，上肢麻木乏力，头晕目眩，面色晦暗。舌质淡暗有瘀斑，苔少，脉细涩。

治法：益气活血，化瘀通络。

方药：补阳还五汤加减。

5. 气血亏虚证

证候：头晕目眩，面色苍白，心悸气短，四肢麻木，倦怠乏力。舌淡苔少，脉细弱。

治法：益气温经，活血通痹。

方药：黄芪桂枝五物汤加减。

6. 肝肾不足证

证候：眩晕头痛，耳鸣耳聋，失眠多梦，肢体麻木，面红目赤。舌红少苔，脉弦。

治法：补益肝肾，通络止痛。

方药：肾气丸加减。

四、其他治疗

1. 中成药

（1）盘龙七片　用于活血化瘀。每次3～4片，每日3次。

（2）壮骨伸筋胶囊　用于通络止痛。每次6粒，每日3次。

（3）颈痛颗粒　用于行气止痛。每次20g，每日3次。

（4）仙灵骨葆胶囊　用于补肾壮骨。每次3粒，每日2次。

（5）珍牡肾骨胶囊　用于强筋壮骨。每次1粒，每日3次。

（6）云南白药胶囊　用于化瘀止血。每次1～2粒片，每日4次。

（7）大活络丸　用于祛风止痛。每次1丸，每日1～2次。

（8）小活络丹　用于祛风散寒。每次1丸，每日2次。

2. 外治法

（1）松解类手法　基本手法：头颈部一指禅推法、点按法、滚法、拿法、揉法、推法、叩击法等。其他手法：通调督脉法、牵引揉捻法、拔伸推按法。

（2）整复类手法　基本手法：旋提手法、定位旋转报法、旋转法。其他手法：冯氏脊柱复位法、龙式手法、达摩堂犀牛望月手法等。

（3）牵引疗法　通常用枕颌布带牵引法。

（4）其他外治法　中药贴敷、熏蒸、刮痧、拔罐、针刀疗法、穴位埋线、穴位注射、中频电、微波针、磁热疗法等。

3. 针灸治疗

（1）血瘀气滞证　颈夹脊、天柱、玉枕、风池、大杼、肩井、肩髃、曲池、外关、合谷、后溪、膈俞。艾灸取穴：大杼、膈俞。

（2）风寒痹阻证　颈夹脊、天柱、玉枕、风池、大杼、肩井、肩髃、曲池、外关、合谷、后溪、至阳。艾灸取穴：大椎、至阳。

（3）痰湿阻络证　颈夹脊、天柱、玉枕、风池、大杼、肩井、肩髃、曲池、外关、合谷、后溪、脾俞。艾灸取穴：肩井、脾俞。

（4）肝肾亏虚证　颈夹脊、天柱、玉枕、风池、大杼、肩井、肩髃、曲池、外关、合谷、后溪、脾俞、肾俞、百会。艾灸取穴：肾俞、脾俞。

（5）气血亏虚证　颈夹脊、天柱、玉枕、风池、大杼、肩井、肩髃、曲池、外关、合谷、后溪、膈俞、脾俞、百会。艾灸取穴：膈俞、脾俞。

（6）气虚血瘀证　颈夹脊、天柱、玉枕、风池、大杼、肩井、肩髃、曲池、养老、合谷、后溪、膈俞、脾俞。艾灸取穴：大杼、膈俞。

五、预防调摄

1. 合理用枕，选择合适高度与硬度的枕头，保持良好的睡眠体位。

2. 长期伏案工作者，要经常做颈项部的功能活动，以免颈项部长时间处于低头姿势而发生慢性劳损。

3. 避免风寒湿邪的侵袭，防治意外伤害损伤。急性发作期应注意休息，制动，可以用颈托固定颈项部。

第二节　肩　痹

肩痹是以肩关节及其周围的肌肉筋骨疼痛、酸沉和功能障碍等为主要表现的痹病。肩痹为肢体痹之一，是风湿病的三级痹病。历代医家对本病的论治较为丰富。早在《黄帝内经》中就论有“肩痛”。晋代皇甫谧《针灸甲乙经》首次专篇描述了肩部疼痛的症状，如“肩痛不能自举，汗不出”。宋代陈自明《妇人大全良方》提出“肩背痛不可回顾，此手太阳气郁而不行”。王执中《针灸资生经》首次提出了“肩痹”之名。明代孙一奎《赤水玄珠》描述肩背痛不可回顾、脊痛项强等临床症状。明代周慎斋《周慎斋遗书》、龚廷贤《寿世保元》、清代张珞《张氏医通》等，多认为本病由肝肾亏虚，风寒湿邪客于肩臂，气血不得周养而致。清代高秉钧《疡科心得集》明确提出“漏肩风”之病名。王清任《医林改错》明确把肩痛归为痹病。《中国风湿病学》首次完善“肩痹”理法方药。根据西医的临床特点，将本病称之为肩周炎。

一、中医病因病机

本病早期多由感受风寒湿外邪，或跌仆外伤、闪挫等而致；日久病及脏腑，或年老体衰，肝肾亏虚，筋骨失养而致。肝主筋，肾主骨，肝肾亏虚，则筋骨失荣而退变，此乃本病之根本。

1. **感受外邪**　平素调护不慎，如睡时露肩，或空调久吹肩部，或体虚感邪，风寒、湿热等邪乘虚而侵，留连肩部筋骨、血脉，气血不通，而致肩痹，由于寒为阴邪，主收引，湿性黏滞，故肩痛夜间尤甚且缠绵不愈。

2. **正气亏虚**　肺气不足，腠理空疏，易感外邪；先天禀赋不足，或年老体虚，肝肾亏虚，或久病体弱，气血亏虚，筋骨失于濡养，筋脉不舒，肩痛难举，而为肩痹。

3. **痰瘀气滞**　情志不畅，过怒伤肝，肝气失于疏泄则气滞，久则血瘀不行，经络阻塞，肩背疼痛，而为肩痹；或脾失健运，运化失司，水湿内停，聚而生痰，流注肩背而疼痛；或肩部外伤，或慢性劳损，气血运行不畅，痰瘀互结于肩，痹阻不通，加之筋脉关节失于濡养，故而疼痛受限，而为痹。

二、诊断要点

1. 本病多发于50岁以上的中老年，女性患者较多。

2. 临床表现为肩部疼痛，初起疼痛较轻，继则疼痛渐增，昼轻夜重，反复发作，病程数月至1年以上。

3. 肩关节外展、内旋、后伸等功能受限，甚者不能穿衣、梳头、洗脸。肩部无明显红肿，但有明显压痛。病重日久者，可见肩臂筋肉萎缩。可涉及颈、背、臂等部位。

三、辨证论治

本病由年老体弱，肝肾亏虚，风寒湿邪侵袭肌体，痹阻经络，气血运行不畅所致，治疗当分清虚实，辨证治疗，实证要分清风寒、寒凝、痰浊、瘀血，治宜祛风散寒、化痰通络、活血化瘀；虚证则以肝肾亏虚为主，治宜滋补肝肾。总的治则应是扶正兼祛邪，通络止痛。此外，肩痹可伴发肩部经筋痹，应兼顾治疗。

1. 营卫两虚，外感风寒证

证候：素状虚弱，易患感冒，肩部冷痛兼紧缩感，活动功能受限，遇寒痛增，局部按摩或热敷后则痛减。伴见头痛恶寒，舌淡红、苔白、脉浮紧细或浮虚。

治法：祛风散寒，通络止痛。

方药：黄芪桂枝五物汤合蠲痹汤加减。

2. 寒湿凝滞，络道受阻证

证候：肩部困重疼痛，关节活动功能受限，神倦面白，每遇阴雨天而症情加剧，病程缠绵，舌淡，苔白厚腻，脉沉细或濡细。

治法：散寒祛湿，温经通络。

方药：当归四逆汤合乌头汤加减。

3. 精血不足，筋失濡润证

证候：肩部酸痛，活动功能受限，头目眩晕，并伴腰酸腿软，失眠多梦，健忘唇淡，面色无华，舌淡白，脉细无力，甚者肩部肌肉萎缩。

治法：益精润筋，养血通络。

方药：左归丸合补肝丸加减。

4. 气滞血瘀，筋络失舒证

证候：肩部刺痛，掣痛，压痛点明显，每逢寒冷天气而痛剧，舌暗红，苔白或薄白而腻，舌边可见瘀斑，脉弦涩。

治法：行气活血，舒筋活络。

方药：活络效灵丹合舒筋汤加减。

四、其他治疗

1. 中成药

（1）伸筋丹　用于疏经通络，活血化瘀。每次5粒，每日3次。

（2）昆明山海棠片　用于祛风除湿，舒筋活络。每次2片，每日3次。

（3）风湿寒痛片　用于祛风散寒，除湿活络。每次6～8片，每日2次。

（4）风痛安胶囊　用于清热利湿，活血通络。每次3～5粒，每日3次。

2. 外治法

（1）推拿　肩关节广泛粘连，活动功能障碍的患者可以运用扳动手法松解肩部粘连。

（2）外用膏药　肩贴灵、肩凝膏、消散膏、五枝膏。

（3）外用药敷　肩周散、川乌散、吴萸盐散。

（4）拔罐　选穴：阿是、局部经穴。操作：闪罐常规操作，闪至局部微微发红后留罐5分钟。频率：每周3次。

3. 针灸治疗

（1）针刺　选肩髃、肩前、肩贞、阿是穴、阳陵泉、中平穴（足三里下1寸）。证属太阴经者加尺泽、阴陵泉；证属阳明、少阳经者加手三里、外关；证属太阳经者加后溪、大杼、昆仑；痛在阳明、太阳配条口透承山。

（2）火针　选穴：阿是穴。操作：火针常规操作。频率：急性疼痛每日1次，慢性疼痛每周2次。注意：火针治疗后24小时内针孔避水。

（3）温针灸　应用于活动受限及肌肉萎缩的肩痹患者。选穴：局部经穴。操作：局部腧穴针刺得气后，将适量艾绒置于针柄，自下点燃艾绒，每穴3壮。频率：每周3次。

（4）耳针　选穴：颈/颈椎、肩、锁骨、肝、肾。操作：耳穴压豆疗法常规操作。频率：每周3次。

五、预防调摄

1. 避免风、寒、湿等邪侵袭，夜睡时避免肩部暴露于外，夏天不宜冷风直吹肩部，注意肩部保暖。

2. 适当锻炼，增强体质，防止肩部外伤及劳损。

3. 积极配合治疗，同时坚持功能活动，改善功能，可做局部按摩。

4. 树立战胜疾病的信心，保持心情舒畅。

5. 饮食有节，加强营养，勿过度劳累。

第三节 腰 痛

腰痛又称“腰脊痛”，是指因外感、内伤或闪挫导致腰部气血运行不畅，或失于濡养，引起腰脊或脊旁部位疼痛为主要症状的一种病证。腰痛一证在古代文献中早有论述。《素问·脉要精微论》载：“腰者，肾之府，转摇不能，肾将急矣”，首先提出了肾与腰部疾病的密切关系。《素问·刺腰痛论》根据经络循行，阐述了足三阴、足三阳以及奇经八脉为病所出现的腰痛病证，并介绍了相应的针灸治疗。《金匮要略·五脏风寒积聚病脉证并治》言：“肾著之病，其人身体重，腰中冷，如坐水中……腰以下冷痛，腹重如带五千钱，甘姜苓术汤主之。”论述了寒湿腰痛的发病、症状与治法。《诸病源候论·腰背病诸候》认为，腰痛是由于“肾经虚，风冷乘之”“劳损于肾，动伤经络，又为风冷所侵，血气击搏，故腰痛也”。在发病方面强调肾虚，风寒留着，劳役伤肾，坠堕伤腰及寝卧湿地等因素。《丹溪心法·腰痛》谓：“腰痛主湿热，肾虚，瘀血，挫闪，有痰积。”《七松岩集·腰痛》指出：“然痛有虚实之分，所谓虚者，是两肾之精神气血虚也，凡言虚证，皆两肾自病耳。所谓实者，非肾家自实，是两腰经络血脉之中，为风寒湿之所侵，闪肭挫气之所碍，腰内空腔之中为湿痰瘀血凝滞，不通而为痛，当依据脉证辨悉而分治之。”对腰痛常见的病因和虚实作了概括。西医学的腰肌纤维组织炎、强直性脊柱炎、腰椎骨质增生、腰椎间盘病变、腰肌劳损等腰部病变及某些内脏疾病，凡以腰痛为主要症状者，可参考本节辨证论治。如因外科、妇科疾患引起的腰痛，不属本节讨论范围。

一、中医病因病机

腰痛病因为内伤、外感与跌仆挫伤，基本病机为筋脉痹阻，腰府失养。内伤多责之禀赋不足，肾亏腰府失养；外感为风、寒、湿、热诸邪痹阻经脉，或劳力扭伤，气滞血瘀，经脉不通而致腰痛。

1. **外邪侵袭** 多由居处潮湿，或劳作汗出当风，衣着单薄，或冒雨着凉，或暑夏贪凉，腰府失护，风、寒、湿、热之邪乘虚侵入，阻滞经脉，气血运行不畅而发腰痛。湿性黏滞，所以感受外邪多离不开湿邪为患。

2. **体虚年衰** 先天禀赋不足，加之劳役负重，或久病体虚，或年老体衰，或房事不节，以致肾之精气虚亏，腰府失养。诚如《景岳全书·腰痛论治》言："腰痛之虚证十居八九，但察其既无表邪，又无湿热，而或以年衰，或以劳苦，或以酒色斫丧，或七情忧郁所致者，则悉属真阴虚证。"

3. **跌仆闪挫**　举重抬异，暴力扭转，坠堕跌打，或体位不正，用力不当，屏气闪挫，导致腰部经络气血运行不畅，气血阻滞不通，瘀血留着而发生疼痛。

二、诊断要点

1. 急性腰痛，病程较短，轻微活动即可引起一侧或两侧腰部疼痛加重，脊柱两旁常有明显的按压痛。

2. 慢性腰痛，病程较长，缠绵难愈，腰部多隐痛或酸痛。常因体位不当，劳累过度，天气变化等因素而加重。

3. 本病常有居处潮湿阴冷、涉水冒雨、跌仆挫闪或劳损等相关病史。

三、辨证论治

腰痛治疗当分标本虚实。感受外邪属实，治宜祛邪通络，根据寒湿、湿热的不同，分别予以温散或清利；外伤腰痛属实，治宜活血祛瘀，通络止痛为主；内伤致病多属虚，治宜补肾固本为主，兼顾肝脾；虚实兼见者，宜辨主次轻重，标本兼顾。

1. **寒湿腰痛**

证候：腰部冷痛重着，转侧不利，逐渐加重，静卧病痛不减，寒冷和阴雨天则加重。舌质淡，苔白腻，脉沉而迟缓。

治法：温经散寒，祛湿除痹。

方药：甘姜苓术汤加减。若寒邪偏胜，腰部冷痛，拘急不舒则加熟附片、细辛以温经散寒；若湿邪偏胜，腰痛重着，舌苔厚腻，则加苍术、薏苡仁以燥湿散邪；年高体弱或久病不愈，肝肾虚损，气血亏虚，而兼见腰膝酸软无力，脉沉弱等症，宜独活寄生汤加减。

2. **湿热腰痛**

证候：腰部疼痛，重着而热，暑湿阴雨天气症状加重，活动后或可减轻，身体困重，小便短赤。苔黄腻，脉濡数或弦数。

治法：清热利湿，舒经止痛。

方药：四妙丸加减。热象偏重，口渴、烦热，则加栀子、萆薢、泽泻以清利湿热；湿热之邪，蕴蓄日久，或热邪偏胜，耗阴伤津，腰痛伴咽干、手足心热，治当清热利湿为主，佐以滋补肾阴，酌加女贞子、墨旱莲。

3. **瘀血腰痛**

证候：腰痛如刺，痛有定处，痛处拒按，日轻夜重，轻者俯仰不便，重则不能转侧。舌质暗紫，或有瘀斑，脉涩。部分患者有跌仆闪挫病史。

治法：活血化瘀，通络止痛。

方药：身痛逐瘀汤加减。若兼有风湿者，肢体困重，阴雨天加重，加独活、秦艽、狗脊；腰痛日久肾虚者，兼见腰膝酸软无力，眩晕，耳鸣，小便频数，加桑寄生、杜仲、续断、熟地黄；腰痛引胁，胸胁胀痛不适，加柴胡、郁金；有跌仆、扭伤、挫闪病史，加乳香、青皮，行气活血止痛；瘀血明显，腰痛入夜更甚，加全蝎、蜈蚣、白花蛇等虫类药以通络止痛。

4. **肾虚腰痛**

（1）肾阴虚

证候：腰部隐隐作痛，酸软无力，缠绵不愈，心烦少寐，口燥咽干，面色潮红，手足心热。舌红少苔，脉弦细数。

治法：滋补肾阴，濡养筋脉。

方药：左归丸加减。若肾阴不足，相火偏亢，可酌情选用知母、黄柏组成知柏地黄丸滋阴降火，若阴虚太过，则用大补阴丸大补肾阴。

（2）肾阳虚

证候：腰部隐隐作痛，酸软无力，缠绵不愈，局部发凉，喜温喜按，遇劳更甚，卧则减轻，常反复发作，少腹拘急，面色㿠白，肢冷畏寒。舌质淡，脉沉细无力。

治法：补肾壮阳，温煦经脉。

方药：右归丸加减。若肾虚及脾，脾气亏虚，症见腰痛乏力，食少便溏，甚或脏器下垂，应补肾为主，佐以健脾益气，升举清阳，加黄芪、党参、升麻、柴胡、白术；无明显阴阳偏胜者，可服用青蛾丸，补肾壮腰。

四、其他治疗

1. **中成药**

（1）祛风止痛丸　用于祛风止痛。每次 2.2g，每日 2 次。

（2）痹祺胶囊　用于气血不足，风湿瘀阻。每次 4 粒，每日 3 次。

（3）骨疏康颗粒　用于补肾益气，活血壮骨。每次 10g，每日 2 次。

（4）金天格胶囊　用于骨质疏松引起的腰腿疼痛。每次 1.2g，每日 3 次。

（5）骨康胶囊　用于滋补肝肾，强筋壮骨，通络止痛。每次 3～4 粒，每日 3 次。

（6）大活络丸　用于祛风散寒，通络止痛。每次 1 袋，每日 2 次。

（7）六味地黄丸　用于滋阴补肾。每次 6g，每日 2 次。

（8）疏风止痛丸　用于祛风散寒，活血止痛。每次1丸，每日2次。

（9）虎力散　用于祛风除湿，舒筋活络。每次0.3，每日2次。

（10）盘龙七片　用于活血化瘀，祛风除湿，消肿止痛。每次3片，每日3次。

（11）仙灵骨葆胶囊　用于滋补肝肾，活血通络，强筋壮骨。每次3粒，每日2次。

2. 外治法

（1）拔罐　通常以疼痛部位为核心，上下左右拔罐一圈，可以起到一定的缓解效果。出现腰疼，临床常用的拔罐穴位是命门、肾俞、大肠俞、腰阳关、委中、承山。

（2）推拿　通过松筋、理筋、通筋三步，达到行气活血、散寒除湿、舒筋通络的目的。

（3）膏药贴敷　天和骨通、风湿镇痛膏、伤湿止痛膏等外贴患处，每日1次，适用于风寒湿阻络，经脉痹阻者。

（4）点眼　急性腰扭伤，疼痛不能动弹者，可用硼砂研极细末，以玻璃棒蘸硼砂粉少许点于眼内眦，流泪片刻即解，左侧腰痛点右眼内眦，右侧腰痛点左眼内眦。

3. 针灸治疗

（1）针刺　以肾俞、委中、夹脊和阿是穴为主穴，寒湿腰痛则加风府、腰阳关；腰肌劳损则加膈俞、次髎；肾虚加命门、志室、太溪；瘀血腰痛加膈俞活血化瘀。

（2）穴位注射　选当归注射液，双侧委中穴注射，每穴注入0.5～0.8mL，每日1次，可起到温经活血止痛的作用。

4. 其他

气功锻炼：五禽戏、八段锦、易筋经、太极拳、六字诀等都是我国传统的运动医疗气功。

五、预防调摄

1. 预防腰痛，应注意在日常生活中要保持正确的坐、卧、行体位，劳逸适度，不可强力负重，避免腰部跌仆闪挫。

2. 避免坐卧湿地，暑季湿热郁蒸时，亦应避免夜宿室外，贪冷喜凉。

3. 涉水冒雨或身汗出后即应换衣擦身，或服用生姜红糖茶，以发散风寒湿邪。

4. 急性腰痛应及时治疗，愈后注意休息调养，以巩固疗效。

5. 慢性腰痛除药物治疗外，应注意腰部保暖，或加用腰托固护，避免腰部损伤。

6. 避免劳欲太过，防止感受外邪，经常活动腰部，或进行腰部自我按摩、打太极拳等医疗体育活动，有助于腰痛的康复。

第二十二章
五官科病证

第一节　近　视

近视是指视近物清晰，视远物模糊的眼病。临床表现为近视力良好，望远处目标则模糊不清，眼球较为突出，近视力显著减退，为了视物清晰，常眯目视物。古称“能近怯远症”，至《目经大成》始称近视。《证治准绳》中说“能近视不能远视者，阳气不足，阴气有余，乃气虚而血盛也。血盛者，阴火有余也；气虚者，元气虚弱也……盖阳不足，阴有余，病于火者，故光华不能发越于外而偎敛近视耳。治之在胆肾，胆肾足则神膏厚，神膏厚则经络润泽，经络润泽则神气和畅而阳光盛矣。”其中，由先天生成，近视程度较高者，又有“近觑”之称，俗名“觑觑眼”。相当于西医学的近视眼。

一、中医病因病机

近视常由青少年学习、工作时不善使用目力，劳瞻竭视，或禀赋不足，先天遗传所致。病机多系心阳衰弱，神光不得发越于远处；或为肝肾两虚，精血不足，以致神光衰微，光华不能远及。在轻中度单纯性近视中，气虚、精血不足为主要病机；高度近视及其黄斑病变，是由于肝肾精血不足，脾气虚弱为主要病机。

1. **心阳不足**　过用目力，久视伤血，血伤气损，致心阳衰微，火在目为神光，心阳不足，目失温煦，以致目中神光不能发越于远处。

2. **气血不足**　久视伤血或后天饮食不节，脾胃受损，气血生化之源不足，升降运化失职，目不得血，失于濡养，神光不能视远。

3. **肝肾两虚**　禀赋不足或劳瞻竭视，久视伤血，肝血耗伤，因肝血亏虚，不能濡养于目，脉络瘀阻，以致气滞血瘀，目络受阻，精血不能上荣于目，气血两虚，目中经络干涩，脉络纤细，气血不足而形成近视。

二、诊断要点

1. 视远模糊，视近一般清晰；或有视疲劳症状。

2. 高度近视者眼前常有黑影飘动，眼球突出。

3. 呈近视眼眼底改变：视乳头颞侧弧形斑、豹纹状眼底等。

4. 验光检影为近视。

三、辨证论治

近视治疗以补气升血为主，辅以活血化瘀、开窍明目之法，使气血调和，目受血而能视。在进展为高度近视及其黄斑病变之前，治疗以化水湿、清痰通络为先。

1. 心阳不足证

证候：视近清楚，视远模糊。全身无明显不适，或面色㿠白，心悸神疲，舌淡，脉弱。

治法：补心益气，安神定志。

方药：定志丸加减。阳气虚甚者，可酌情选加黄芪、炙甘草、肉桂、当归等药物以益气养血温阳。

2. 气血不足证

证候：视近清楚，视远模糊，眼底或可见视网膜呈豹纹状改变；或兼见面色不华，神疲乏力，不耐久视，舌淡，苔薄白，脉细弱。

治法：补血益气。

方药：当归补血汤。眼胀涩者，加首乌藤、木瓜以养血活络。

3. 肝肾两虚证

证候：视近怯远，眼前黑花渐生。全身可有头晕耳鸣，失眠多梦，腰膝酸软，舌红，脉细。

治法：滋补肝肾，益精养血。

方药：杞菊地黄丸或加减驻景丸加减。偏肝肾阴虚者，宜用前方滋养肝肾，益精明目；属精血亏甚者，则宜后方补益肝肾，填精补血。若兼气不足者，可加党参；脾不健运者，酌加麦芽、陈皮。

四、其他治疗

1. 中成药

（1）安神复明丸　具有养心安神，补肝明目功效。每次 3g，每日 3 次。

（2）增光片　具有滋养肝肾、健脾益气、补血活血功效。每次 6 片，每日 3 次。

（3）增视片　具有益气养血、升阳明目功效。每次 3 片，每日 3 次。

（4）近视复明片　用于近视者。每次 2～3 片，每日 3 次。

2. **外治法**

中药超声雾化熏眼：伴视疲劳者可用内服药渣再次煎水过滤，超声雾化熏眼，每次 10～15 分钟，每日 2～3 次。

3. **针灸治疗**

（1）针刺　常用下列四组穴位：承泣、翳明；四白、肩中俞；头维、球后；睛明、光明。每天针刺 1 组，轮换取穴，10 次为 1 疗程。

（2）耳针　将王不留行籽用胶布固定于耳部的心、肝、肾、眼、内分泌等穴处，每日按压 2～5 次，每周为 1 疗程。

（3）梅花针　主穴：正光穴（攒竹穴与鱼腰穴连线中点，眶上缘下方）；配穴：风池、大椎、内关。于穴位 0.8～1.2cm 直径范围内打 20～50 下。一般只用主穴，如效果不佳再酌情加用配穴。隔日 1 次，15 次为 1 疗程，以中等度刺激为宜。方法是：用梅花针叩打后颈部及眼区（眼眶周围），于颈椎两侧各打 3 行，于眼眶上缘及下缘密 3～4 圈，同时在睛明、攒竹、鱼腰、四白、太阳、风池等穴各几下。也可打背部俞穴。

4. **配镜矫正视力**

上述疗法无效的患者，应散瞳检影验光，配戴合适的眼镜。

5. **屈光手术**

可行角膜屈光手术、晶状体屈光手术。

五、预防调摄

近视虽有上述疗法，但是效果不理想，故医治后天形成的近视，还应注意消除造成近视的因素，纠正不良卫生习惯。至于先天性近视，治之尤难。对青少年要做好眼卫生的宣传教育工作。

1. 学习和工作环境照明要适度，光线不可太暗。

2. 阅读和书写时保持端正的姿势，眼与书本应保持 30cm 左右的距离。切勿在卧床、走路或乘车时看书。

3. 加强身体锻炼，多做户外活动，注意均衡营养，增强体质。

4. 对青少年定期检查视力。发现视力下降者，及早查明原因，尽可能给予治疗。

第二节　耳鸣、耳聋

耳鸣是患者自觉耳内或颅内鸣响，而周围环境中并无相应声源的一种病症，可作为全身疾病在耳部的症状出现，也可单独作为一种疾病而发生。《黄帝内经》中说“髓海不足，则脑转耳鸣”“上气不足……耳为之苦鸣”。《景岳全书》中说“肾气充足，则耳目聪明，若多劳伤血气，精脱肾惫，必致聋聩”。耳聋指不同程度的听力障碍，轻者听力下降，重者全然不闻外声。西医学的突发性聋、噪声性聋、药物中毒性聋、老年性聋及原因不明的感音神经性聋、混合性聋、耳鸣等疾病可参考本病辨证施治。

耳鸣在历代文献中有聊啾、蝉鸣、暴鸣、渐鸣等名称。耳聋亦有暴聋、卒聋、猝聋、厥聋、久聋、渐聋、劳聋、虚聋、风聋、火聋、毒聋、气聋、阳聋、阴聋等名称。由于耳鸣与耳聋常合并出现，且多发于中老年人，两者病因病机及辨证治疗基本相似，故合并论述。

一、中医病因病机

耳鸣、耳聋这种疾病的病因病机较为复杂，除先天性耳窍失养外，多因外邪侵袭，致邪热蒙窍，或因痰火、肝热上扰，及体虚久病、气血不能上濡清窍所致。外有风热上受，客邪蒙窍；内有痰火，肝热，蒸动浊气上壅；或因久病肝肾亏虚，精气不足；或脾胃气弱，清阳不升，不能上奉清窍，病因颇为复杂。但病因无论内外，多与精气不足有关，与脾、肾、肝、胆关系较为密切。

1. **外邪侵犯**　起居不慎或气候突变之时，风热外邪乘机侵犯，或风寒化热，侵及耳窍，清空之窍遭受蒙蔽，失去“清能感音，空可纳音”的功能，致耳鸣、耳聋之症，此谓风聋之候。

2. **肝火上扰**　耳为肝胆经脉之所辖。情志不调，忧郁不舒，气机郁结，气郁化火，上扰清窍，或暴怒伤肝，逆气上冲，循经上扰清窍，可致耳鸣、耳聋。

3. **痰火壅结**　饮食不节，或思虑劳倦，脾胃受伤，运化无权，水湿内停，聚而为痰，痰郁化火，痰火上壅，以致清窍蒙蔽，出现耳鸣、耳聋，即谓“痰为火之标，火为痰之本”，痰火往往互结而为病。

4. **气滞血瘀**　病久不愈，情志抑郁，肝气郁结，气机不畅，气滞血瘀；或因打斗、跌仆、爆震等伤及筋脉，致瘀血内停；或久病入络，致耳窍经脉瘀阻，清窍闭塞。此外，若起居失宜，突受惊吓，气血乖乱，致气血运行不畅，窍络瘀阻，亦可发为耳鸣、耳聋。

5. **肾精亏损**　素体不足或病后精气失充，恣情纵欲等，均可导致肾精伤耗；或老年肾精渐亏，髓海空虚，耳窍失养，而发本病。

6. **脾胃虚弱**　饮食不节、劳倦过度或思虑忧郁等，损伤脾胃，使脾胃虚弱，脾气不健，气血生化之源不足，经脉空虚，清气不升，故致耳窍失养，发生耳鸣、耳聋。

二、诊断要点

1. 病史可有耳外伤史、噪声接触史、耳毒性药物使用史、胀耳病史等。

2. 耳鸣患者以耳鸣为主要症状，可为单侧亦可为双侧，部分患者可有听力下降；耳聋患者以听力下降为主要症状。若两者兼有，则为耳鸣耳聋。

3. 听力检查、耳内镜检查、颈骨及头 CT、MRI 有助于诊断。

三、辨证论治

耳鸣、耳聋因其病位、病变脏腑、病因病机均相同，故治疗原则也相同。一般实证通常采用疏风清热、清肝泻火、化痰降火、通窍活血等治法；虚证则采用补肾填精、健脾益气等治法；若属虚实夹杂，则虚实并治。

1. 外邪侵犯证

证候：起病较急，症状较轻，耳内憋闷作胀或阻塞感较明显，自声增强，可伴有发热、恶寒、头痛；苔薄白，脉浮数。

治法：疏风散邪，宣肺通窍。

方药：银翘散加减。可加入蝉蜕、石菖蒲以疏风通窍；鼻塞、流涕者，加辛夷、白芷；头痛者，加蔓荆子；风寒侵袭者，可用荆防败毒散加减。

2. 肝火上扰证

证候：突然发作，耳鸣如闻潮声，常在郁怒之后发生或加重，可伴头痛、眩晕、面红目赤、夜寐不安、烦躁不宁、急躁易怒、胁肋胀痛等；舌红，苔黄，脉弦数有力。

治法：清肝泻火，开郁通窍。

方药：龙胆泻肝汤加减。可加石菖蒲以通窍；肝气郁结之象较明显而火热之象尚轻者，可用丹栀逍遥散加减。

3. 痰火膚结证

证候：耳内鸣响，如闻“呼呼”之声，听力下降，头昏沉重，耳内闭塞憋闷感明显，伴有胸闷脘满、咳嗽痰黏；舌红，苔黄腻，脉弦滑。

治法：清火化痰，和胃降浊。

方药：二陈汤加减。可加杏仁、胆南星、瓜蒌仁、黄芩、黄连等，也可用清气化痰丸。

4. 气滞血瘀证

主证：耳鸣耳聋，病程长短不一，新病者多突发，久病者多逐渐加重，全身可无明显其他症状，或有外伤史；舌暗红或有瘀点，脉细涩。

治法：行气化瘀，通络开窍。

方药：通窍活血汤加减。可加丹参、地龙、石菖蒲。

5. 肾精亏损证

主证：耳内常闻蝉鸣之声，夜间较甚，听力逐渐下降，兼头昏目眩，腰膝酸软；舌红，苔少，脉细弱或细数。

治法：补肾益精，滋阴潜阳。

方药：耳聋左慈丸加减。肾阳亏损者，可用金匮肾气丸。

6. 脾胃虚弱证

证候：劳则更甚，或在下蹲站起时较甚，耳内有突然空虚或发凉之感，兼有倦怠乏力，纳呆，食后腹胀，大便时溏，面色萎黄；唇舌淡红，苔薄白，脉虚缓。

治法：健脾益气，升阳通窍。

方药：补中益气汤加减。手足不温者，加干姜、桂枝，也可选用归脾汤或益气聪明汤。

四、其他治疗

1. 中成药

（1）耳聋左慈丸　用于肝肾阴虚者。每次 6g，每日 3 次。

（2）益气聪明丸　用于脾虚中阳不升者。每次 6g，每日 2 次。

（3）通窍耳聋丸　用于肝火上冲者。每次 6g，每日 2 次。

（4）磁朱丸　用于虚阳浮动者。每次 9g，每日 2 次。

（5）杞菊地黄丸　用于肝肾阴虚者。每次 6g，每日 3 次。

2. 外治法

（1）滴鼻　兼有鼻塞者可用宣通鼻窍药物滴鼻。

（2）咽鼓管自行吹张　调整好呼吸，闭唇合齿，用拇示二指捏紧双鼻孔，然后用力鼓气，使气体经咽鼓管进入中耳内。伴耳闭者可用此法，有鼻塞流涕症状时此法不宜使用。

（3）鸣天鼓　调整好呼吸，用两手掌心紧贴两外耳道口，两手示、中、无名、小指对称横按在后枕部，再将两食指翘起放在中指上，然后将示指从中指上用力滑下，重重叩击脑后枕部，此时可闻及洪亮清晰之声，响如击鼓。先左手 24 次，再右手 24 次，最后双手同时叩击 48 次。

（4）鼓膜按摩　示指或中指插入外耳道口，使其塞紧外耳道，轻轻按压 1～2 秒，再放开，一按一放，重复多次。也可用示指或中指按压耳屏，盖住外耳道，操作如前。

（5）穴位敷贴　用吴茱萸、乌头尖、大黄三味为末，温水调和，敷贴于涌泉穴，或单用吴茱萸末，用醋调和，敷贴于涌泉穴。

3. **针灸治疗**

（1）针刺　采用局部取穴与远端取穴相结合的原则。耳周穴位取听宫、听会、耳门、翳风等，每次选用2～3穴。远端穴位可辨证选取，外邪侵袭加外关、合谷、曲池；肝火上扰加太冲、丘墟、中渚；痰火郁结加丰隆、大椎；气滞血瘀加膈俞、血海；肾精亏损加肾俞、关元；脾胃虚弱加足三里、气海、脾俞。

（2）耳针　取内耳、脾、肝、肾、神门、皮质下、内分泌等穴，中等刺激。

（3）穴位注射　选听宫、翳风、完骨、瘈脉等穴。药物可选用当归注射液、丹参注射液等。

五、预防调摄

1. **避邪气，慎用药**　避免使用耳毒性药物。

2. **畅情志，调心神**　注意精神调理，心境豁达，精神愉快，避免过度忧郁与发怒。

3. **调饮食，慎起居**　注意饮食调理，调适寒温，忌食辛辣炙煿、肥甘厚味之物；睡前忌饮浓茶、咖啡、酒等，不吸烟。注意养息，尤忌房劳过度。睡前可用中药浴足，或以手用力揉擦两足底涌泉穴，引火归原，减轻耳鸣，促进睡眠。

第三节　鼻　鼽

鼻鼽是指突然和反复发作的鼻痒、喷嚏、流清涕为主要特征的鼻病。鼻鼽又名鼽嚏、鼽水。本病为临床常见病和多发病，可以常年发作，也可为季节性发作。随着生活环境的变化，本病发病率逐年增高，以青壮年为主，且有低龄化倾向。西医学的变应性鼻炎、血管运动性鼻炎、嗜酸细胞增多性非变应性鼻炎可参考本病辨证论治。本病最早记载于《礼记·月令》，书中亦称鼽嚏："季秋行夏令，则其国大水，冬藏殃败，民多鼽嚏。"指出了气候反常是本病的病因之一。《杂病源流犀烛·鼻病源流》："又有鼻鼽者，鼻流清涕不止，由肺经受寒而成也。"指出了本病的病因。《秘传证治要诀及类方》："鼻塞流涕不止，有冷热不同，清涕者，脑冷肺寒所致，宜细辛，乌附、干姜之属。"丰富了本病的辨证论治。

一、中医病因病机

内因多为脏腑亏损，正气不足，卫表不固；外因多为感受风邪、寒邪或异气之邪不能宣降而致。发病和肺、脾、肾三脏密相关，多为本虚标实之证。

1. **肺气虚寒**　肺主宣发，外合皮毛，肺气虚弱，卫表不固，风寒乘虚而入，邪气停聚鼻窍，肺失清肃，肺气不宣，鼻窍不利而为鼻鼽。

2. **脾气虚弱**　脾胃为气血生化之源，脾气虚弱，化生不足，鼻窍失养，抗邪无力，外邪犯鼻窍，发为鼻鼽。

3. **肾阳不足**　肺司呼吸，为气之主，肾主纳气，为气之根，肾阳不足，温煦失职，鼻窍失于温养，外邪易侵犯鼻窍，发为鼻鼽，亦可由于肾阳不足、寒水上泛鼻窍发为本病。

4. **肺经蕴热**　肺经素有郁热，或感受风热，肺失肃降，邪热上犯鼻窍，发为鼻鼽。

二、诊断要点

1. 本病具有阵发性发作和反复发作的特点。发作时以鼻痒、打喷嚏、流清涕为主要症状，常伴有鼻塞，部分患者伴有嗅觉减退、耳痒、眼痒、咽痒、哮喘等症状。在间歇期以上特征不明显。

2. 鼻黏膜颜色淡白、苍白、淡紫，部分患者亦可充血色红，双下鼻甲水肿，鼻腔有较多清水样分泌物。

3. 可有个人或家族过敏性疾病史。

三、辨证论治

1. 肺气虚寒证

证候：鼻痒，喷嚏频频，清涕如水，鼻塞，嗅觉减退，鼻黏膜淡白或灰白，下鼻甲肿大光滑。畏风怕冷，自汗，气短懒言，语声低怯，面色苍白，或咳嗽痰稀。舌质淡，舌苔薄白，脉虚弱。

治法：温肺散寒，益气固表。

方药：温肺止流丹加减。本方既能益气温肺，又能发散外邪。鼻痒甚，可酌加僵蚕、蝉蜕；若畏风怕冷、清涕如水者，可酌加桂枝、干姜、大枣等。临床上亦可用玉屏风散合桂枝汤加减。

2. 脾气虚弱证

证候：鼻痒，喷嚏突发，清涕连连，鼻塞，鼻黏膜淡白，下鼻甲肿胀。面色萎黄无华，消瘦，食少纳呆，腹胀便溏，倦怠乏力，少气懒言。舌淡胖，边有齿痕，苔薄白，脉弱。

治法：益气健脾，升阳通窍。

方药：补中益气汤加减。方中人参、黄芪、白术、炙甘草健脾益气；陈皮理气健脾，使补而不滞；当归养血；升麻、柴胡升举中阳。若腹胀便溏、清涕如水、点滴而下者，可酌加山药、干姜、砂仁等；若畏风怕冷，遇寒则喷嚏频频者，可酌加防风、桂枝等。

3. **肾阳不足证**

证候：清涕长流，鼻痒，喷嚏频频，鼻塞，鼻黏膜苍白、肿胀。面色苍白，形寒肢冷，腰膝酸软，小便清长，或见遗精早泄。舌质淡，苔白，脉沉细。

治法：温补肾阳，化气行水。

方药：真武汤加减。方中附子温肾助阳，以化气行水；茯苓、白术健脾利水；生姜温散水气；白芍酸敛止嚏。若喷嚏多、清涕长流不止者，可酌加乌梅、五味子；若遇风冷即打喷嚏、流清涕者，可加黄芪、防风、白术，兼腹胀、便溏者，可酌加黄芪、人参、砂仁。

4. **肺经蕴热证**

证候：鼻痒，喷嚏，流清涕，鼻塞，常在闷热天气发作，鼻黏膜色红或暗红，鼻甲肿胀，或见咳嗽，咽痒，口干烦热。舌质红，苔白或黄，脉数。

治法：清宣肺气，通利鼻窍。

方药：辛夷清肺饮加减。方中黄芩、栀子、石膏、知母清肺热；辛夷、枇杷叶、升麻清宣肺气，通利鼻窍；百合、麦冬养阴润肺；甘草健脾和中。合而用之，有清肺热、通鼻窍之功。

四、其他治疗

1. **外治法**

（1）按摩　通过按摩以疏通经络，使气血流通，祛邪外出，宣通鼻窍。患者先自行将双手大鱼际摩擦至发热，再贴于鼻梁两侧，自鼻根至迎香穴往返摩擦，至局部有热感为度；或以两手中指于鼻梁两边按摩 20～30 次，令表里俱热，早晚各 1 次；再由攒竹向太阳穴推按至热，每日 2 次，患者亦可用手掌心按摩面部及颈后、枕部皮肤，每次 10～20 分钟；或可于每晚睡觉前，自行按摩足底涌泉穴至发热，并辅以按摩两侧足三里、三阴交等。

（2）滴鼻法　可选用芳香通窍的中药滴鼻剂滴鼻。

（3）嗅法　可用白芷、川芎、细辛、辛夷共研细末，置瓶内，时时嗅之。

（4）吹鼻法　可用碧云散吹鼻，亦可用皂角研极细末吹鼻。

（5）塞鼻法　细辛膏，棉裹塞鼻。

（6）穴位敷贴　可用斑蝥打粉，取少许撒于胶布，敷贴于内关或印堂穴，12～24 小时后取下（亦可视皮肤反应程度而定）。若有水疱可待其自然吸收，或用注射器抽吸。

2. **针灸治疗**

（1）针刺　选迎香、印堂、风池、风府、合谷等为主穴，以上星、足三里、禾髎、肺俞、脾俞、肾俞、三阴交等为配穴。每次主穴、配穴各选 1～2 穴，用补法，留针 20 分钟。

（2）艾灸　选足三里、命门、百会、气海、三阴交、涌泉、神阙、上星等穴，悬灸或隔姜灸，每次 2～3 穴，每穴 20 分钟。

（3）耳针　选神门、内分泌、内鼻、肺、脾、肾等穴，以王不留行籽贴压以上穴位，两耳交替。

（4）穴位注射　可选迎香、合谷、风池等穴，药物可选当归注射液、丹参注射液，或维生素 B_1、维丁胶性钙等，每次 1 穴（双侧），每穴 0.5～1mL。

五、预防调摄

1. 养成良好的起居习惯，增强体质，以提高机体对环境变化的适应能力。
2. 注意饮食有节，避免过食生冷寒凉及高蛋白食物。

第二十三章 疾病康复

第一节 心肺康复

心肺康复是通过全面、规范的评定，采取综合医疗干预手段，包括药物、运动、营养、教育、心理等手段，提高患者循环系统和呼吸系统功能，改善患者生活质量，促进其回归家庭和社会生活。中医心肺康复主要是在中医理论指导下，采用各种中医康复治疗技术和方法，改善和预防心肺功能障碍，增强自立能力，使其重返社会，提高生存质量。

一、中医病因病机

心肺康复患者的病因病机较为复杂，以下主要从心肺两脏论述。心系病证的病因主要有情志失调、饮食劳倦、年老体虚、外邪侵袭等，病机主要有虚、实两方面，虚证为气血阴阳的亏损，实证为瘀、痰、饮、火、寒等。正虚邪扰、血脉不畅，心神不宁，则为心悸；寒、痰、瘀等邪痹阻心脉，胸阳不展，则为胸痹；气虚至竭，血瘀日甚，瘀血化水，则为心衰；阳盛阴衰，阴阳失调，心肾不交，则为不寐。心病与其他脏腑疾病关系密切。如心悸、胸痹日久，心之阳气进一步耗伤，阳虚水泛，可致咳嗽、喘证、痰饮、鼓胀、水肿等病证，甚至阴盛格阳，出现心阳虚衰之喘脱。他脏之病日久亦可导致心系病证。如咳嗽、哮病、肺胀日久伤及正气，心肺气虚而致心悸；眩晕、头痛等病久则肝肾阴精损伤，心肾不交而成不寐；消渴日久，阴虚燥热，痰瘀阻络而致胸痹。

肺开窍于鼻，外合皮毛，且其位最高，风、寒、暑、湿、燥、火（热）等外感六淫之邪易从口鼻或皮毛而入，首先犯肺。肺为清虚之脏，清轻肃静，不容纤芥，不耐邪气之侵，故无论外感、内伤，或其他脏腑病变，皆可病及于肺，主要病理变化为肺气宣降失常。肺主一身之气，宗气由肺吸入的自然界清气，与脾胃运化的水谷之精所化生的谷气相结合而生成，能贯注心脉以助心推动血液运行，还可沿三焦下行脐下丹田以资先天元气。肺为水之上源，具有通调水道的功能，与大肠相表里，肺失宣发肃降，可致水液不能下输其他脏腑，浊液不能下行至肾或膀胱；肺气行水功能失常，可引起脾气转输到肺的水液不能正常布散，聚而为痰饮水湿。肝肺气机升降相因，肺肾金水相生。

二、诊断要点

1. **病史** 应详细了解患者心脏病发病经过、诊治经过及目前状况。

（1）现病史 了解有无咳、痰、喘、胸痛、呼吸困难及其他疾病。

（2）既往史 特殊的心脏、呼吸疾病史和手术史。

（3）个人史 吸烟史、过敏史、职业史、生活习惯（酗酒、熬夜）、生活环境。

2. **体格检查** 在全面检查的基础上重点对心血管系统、呼吸系统进行检查。

（1）心血管系统评估 如有无颈静脉怒张、肺部啰音、心脏扩大、奔马律、心脏杂音等。

（2）呼吸系统评估 ①视诊：呼吸的频率（成人＞24次/分钟或＜12次/分钟为异常）、节律、无呼吸困难。如果有呼吸困难，还应辨别是吸气性呼吸困难还是呼气性呼吸困难，辅助呼吸肌是否参与呼吸；胸廓有无畸形；口唇是否发绀等。②触诊：胸腹部的活动度、胸廓的扩张性、气管的位置等。③叩诊：肺部叩诊是清音、过清音，还是实音、浊音、鼓音。④听诊：呼吸音是否正常，有无啰音（干啰音、湿啰音）及胸膜摩擦音。

三、辨证论治

心肺康复主要从心肺着手，心肺系病证可涉及多个脏腑，而其他脏腑病变也可引起心肺系病变。心系疾病如心悸、胸痹日久，心之阳气进一步耗伤，阳虚水泛，可致咳嗽、喘证、痰饮、鼓胀、水肿等病证，甚至阴盛格阳，出现心阳虚衰之喘脱。他脏之病日久亦可导致心系病证。如咳嗽、哮病、肺胀日久伤及正气，心肺气虚而致心悸；眩晕、头痛等病久则肝肾阴精损伤，心肾不交而成不寐；消渴日久，阴虚燥热，痰瘀阻络而致胸痹。临床应将心系病证与他系病证互参，审证求机，详辨主次，灵活运用。心系病证的辨治当分清虚实、标本、缓急。治疗心之虚证有益气、养血、滋阴、温阳诸法，治疗心之实证有理气、化瘀、祛痰、利水、清热、散寒诸法。本虚标实者又当虚实并治。

肺系疾病的治疗当分外感内伤、虚实寒热、在表在里，进行辨证论治。如外感实证多应宣肺祛邪，偏于寒者宜温宣，偏于热者当清肃。虚者当补益，阴虚者当滋阴养肺，气虚者当补益肺气。本虚标实者当虚实并治。

（一）心系

1. 心虚胆怯证

证候：心悸不宁，善惊易恐，坐卧不安，不寐多梦，易惊醒，恶闻声响，食少纳呆，苔薄白，脉细略数或细弦。

治法：镇惊定志，养心安神。

方药：安神定志丸。心气虚损明显者，重用人参；兼见心阳不振者，加肉桂、炮附子；兼心血不足者，加阿胶、制何首乌、龙眼肉；兼心气郁结，心悸烦闷，精神抑郁者，加柴胡、郁金、合欢皮、绿萼梅；气虚夹湿者，加泽泻，重用白术、茯苓；气虚夹瘀者，加丹参、川芎、红花、郁金。

2. 心血不足证

证候：心悸气短，头晕目眩，失眠健忘，面色无华，倦怠乏力，纳呆食少，舌淡红，脉细弱。

治法：补血养心，益气安神。

方药：归脾汤。若气阴两虚者，用炙甘草汤；兼阳虚而汗出肢冷者，加炮附子、黄芪、煅龙骨、煅牡蛎；兼阴虚者，重用麦冬、生地黄、阿胶，加北沙参、玉竹、石斛；纳呆腹胀者，加陈皮、谷芽、麦芽、神曲、山楂、鸡内金、枳壳；失眠多梦者，加合欢皮、首乌藤、五味子、柏子仁、莲子心等；若热病后期损及心阴而心悸者，可用生脉散。

3. 阴虚火旺证

证候：心悸易惊，心烦失眠，五心烦热，口干，盗汗，思虑劳心则症状加重，伴耳鸣腰酸，头晕目眩，急躁易怒，舌红少津，苔少或无，脉象细数。

治法：滋阴清火，养心安神。

方药：天王补心丹合朱砂安神丸。前方滋阴养血，补心安神；后方清心降火，重镇安神。肾阴亏虚，虚火妄动，遗精腰酸者，加龟甲、熟地黄、知母、黄柏，或加服知柏地黄丸；若阴虚而火热不明显者，可单用天王补心丹；若阴虚兼有瘀热者，加赤芍、牡丹皮、桃仁、红花、郁金等。

4. 心阳不振证

证候：心悸不安，胸闷气短，动则尤甚，面色苍白，形寒肢冷，舌淡苔白，脉象虚弱或沉细无力。

治法：温补心阳，安神定悸。

方药：桂枝甘草龙骨牡蛎汤合参附汤。前方温补心阳，安神定悸；后方益心气，温心阳。形寒肢冷者，重用人参、黄芪、炮附子、肉桂；大汗出者，重用人参、黄芪、煅龙骨、煅牡蛎、山萸肉，或用独参汤；兼水饮内停者，加葶苈子、五加皮、车前子、泽泻等；夹瘀血者，加丹参、赤芍、川芎、桃仁、红花；兼阴伤者，加麦冬、枸杞子、玉竹、五味子；若心阳不振，以致心动过缓者，酌加蜜麻黄、补骨脂，重用桂枝。

5. 瘀阻心脉证

证候：心悸不安，心胸疼痛，胸闷不舒，心痛时作，痛如针刺，可因暴怒、劳累加重，唇甲青紫，舌质紫暗或有瘀斑，脉涩或结或代。

治法：活血化瘀，理气通络。

方药：桃仁红花煎。气滞血瘀者，加用柴胡、枳壳；兼气虚者，加黄芪、党参、黄精；兼血虚者，加制何首乌、枸杞子、熟地黄；兼阴虚者，加麦冬、玉竹、女贞子；兼阳虚者，加炮附子、肉桂、淫羊藿；络脉痹阻，胸部窒闷者，加沉香、檀香、降香；夹痰浊者，加瓜蒌、薤白、半夏、陈皮；胸痛甚者，加乳香、没药、五灵脂、蒲黄、三七粉等。

6. 痰火扰心证

证候：心悸时发时止，受惊易作，胸闷烦躁，失眠多梦，口干苦，大便秘结，小便短赤。舌红，苔黄或黄腻，脉数或滑数。

治法：清热化痰，宁心安神。

方药：黄连温胆汤。痰热互结，大便秘结者，加生大黄；心悸重者，加珍珠母、石决明、磁石；火郁伤阴者，加麦冬、玉竹、天冬、生地黄；兼脾虚者，加党参、白术、谷芽、麦芽、砂仁。

7. 气滞心胸证

证候：心胸满闷，隐痛阵发，痛有定处，时欲太息，遇情志不遂时容易诱发或加重，或兼有胃脘胀闷，得嗳气或矢气则舒，苔薄或薄腻，脉细弦。

治法：疏肝理气，活血通络。

方药：柴胡疏肝散。胸闷心痛明显者，可合用失笑散；气郁化热者，用加味逍遥散。

8. 痰浊闭阻证

证候：胸闷重而心痛微，痰多气短，肢体沉重，肢体肥胖，遇阴雨天而易发作或加重，伴有倦怠乏力，纳呆便溏，咯吐痰涎，舌体胖大且边有齿痕，苔浊腻或白滑，脉滑。

治法：温阳行气，豁痰开窍。

方药：瓜蒌薤白半夏汤合涤痰汤。前方偏于通阳行气；后方偏于健脾益气，豁痰开窍。痰浊郁而化热者，用黄连温胆汤加郁金；如痰热兼有郁火者，加海浮石、海蛤壳、栀子、天竺黄、竹沥；大便干结者，加桃仁、大黄；痰浊与瘀血往往同时并见，因此通阳豁痰和活血化瘀法亦经常并用。

（二）肺系

1. 风寒壅肺证

证候：喘息咳逆，呼吸急促，胸部胀闷，痰多稀薄而带泡沫，色白质黏，常有头痛，恶寒或有发热，口不渴，无汗，苔薄白而滑，脉浮紧。

治法：解表散寒，宣肺止咳。

方药：麻黄汤合华盖散。前方宣肺平喘，解表散寒力强，适用于咳喘，寒热身痛者；后方宣肺化痰，降气化痰功著，适用于喘咳胸闷，痰气不利者。若寒痰较重，痰白清稀，量多起沫者，加细辛、生姜；若咳喘重，胸满气逆者，加射干、前胡、厚朴、紫菀。

2. 表寒肺热证

证候：喘逆上气，胸胀或痛，息粗，鼻煽，咳而不爽，吐痰黏稠，伴形寒，身热，烦闷，身痛，有汗或无汗，口渴，苔薄白或黄，舌边红，脉浮数或滑。

治法：解表清里，化痰平喘。

方药：麻杏石甘汤。表寒重者，加桂枝；痰黄黏稠量多者，加瓜蒌、贝母；痰鸣息涌者，加葶苈子、射干。

3. 痰浊壅肺证

证候：胸膺满闷，短气喘息，稍劳即著，咳嗽痰多，色白黏腻或呈泡沫，畏风易汗，脘痞纳少，倦怠乏力，舌暗，苔薄腻或浊腻，脉滑。

治法：祛痰降逆，宣肺平喘。

方药：二陈汤合三子养亲汤。两方同治痰湿，前方重点在胃，痰多脘痞者较宜；后方重点在肺，痰涌气急者较宜。痰湿较重，舌苔厚腻者，可加苍术、厚朴；脾虚，纳少，神疲，便溏者，加党参、白术；痰从寒化，色白清稀，畏寒者，加干姜、细辛；痰浊郁而化热，按痰热证治疗。

4. 痰热郁肺证

证候：咳逆喘息气粗，胸满，烦躁，目胀睛突，痰黄或白，黏稠难咯。或伴身热，微恶寒，汗不多，口渴欲饮，溲赤，便干舌边尖红，苔黄或黄腻，脉数或滑数。

治法：清热化痰，宣肺平喘。

方药：桑白皮汤。身热重者，可加石膏；喘甚痰多，黏稠色黄者，可加葶苈子、海蛤壳、鱼腥草、冬瓜仁、薏苡仁；腑气不通，便秘者，加瓜蒌仁、大黄或玄明粉。

5. 阳虚水泛证

证候：心悸、咳喘，咳痰清稀，面浮，下肢浮肿，甚则一身悉肿，腹部胀满有水，脘痞，纳差，尿少，怕冷，面唇青紫，苔白滑，舌胖质暗，脉沉细。

［29］倪伟．内科学［M］．北京：中国中医药出版社，2016.
［30］高树中，杨骏．针灸治疗学［M］．北京：中国中医药出版社，2016.
［31］吴勉华，王新月．中医内科学［M］．北京：中国中医药出版社，2012.
［32］云秀花．实用中医内科学［M］．上海：上海交通大学出版社，2018：170-172.
［33］梁繁荣，王华．针灸学［M］．北京：中国中医药出版社，2016.
［34］周仲瑛编．中医内科学［M］．北京：中国中医药出版社，2017.
［35］石学敏．针灸治疗学［M］．北京：人民卫生出版社，2001.
［36］陈志强，杨文明．中西医结合内科学［M］．北京：中国中医药出版社，2021：767-777.
［37］梁繁荣，常小荣．针灸学［M］．上海：上海科学技术出版社，2018.
［38］尤昭玲，雷磊．妇科病特色方药［M］．北京：人民卫生出版社，2006.
［39］尤昭玲．尤昭玲细说女人病［M］．北京：人民军医出版社，2011.
［40］赵霞，李新民．中医儿科学［M］．北京：中国中医药出版社，2021
［41］汪受传．中医儿科学［M］．北京：人民卫生出版社，2009
［42］何清湖．中西医结合外科学［M］．北京：中国中医药出版社，2019.
［43］周青，周兴．男科中成药用药速查［M］．北京：人民卫生出版社，2020.
［44］李曰庆．中医外科学［M］．北京：中国中医药出版社，2007.
［45］刘新民．内分泌系统疾病鉴别诊断学［M］．北京：军事医学科学出版社，2004.
［46］赵炳南，张志礼．简明中医皮肤病学［M］．北京：中国中医药出版社，2014.
［47］赵辨．临床皮肤病学［M］．南京：江苏科学技术出版社，2001.
［48］欧阳恒，杨志波．新编中医皮肤病学［M］．北京：人民军医出版社，2000.
［49］朱仁康．中医外科学［M］．北京：人民卫生出版社，1987.
［50］陈达灿．皮肤性病科专病［M］．北京：人民卫生出版社，2000.
［51］顾伯华．外科经验选［M］．上海：上海人民出版社，1977.
［52］黄桂成，王拥军．中医骨伤科学［M］．北京：人民卫生出版社，2020.
［53］周宾宾．中西医结合骨伤科学［M］．北京：中国中医药出版社，2006.
［54］彭清华．中医眼科学［M］．北京：中国中医药出版社，2021.
［55］彭清华．中医眼科学［M］．北京：中国中医药出版社，2012.
［56］李传课．中医眼科学［M］．北京：人民卫生出版社，2011.
［57］唐由之，肖国士．中医眼科全书［M］．北京：人民卫生出版社，2011.
［58］刘蓬．中医耳鼻咽喉科学，第五版［M］．北京：中国中医药出版社，2021.
［59］张勤修，陈文勇．中西医结合耳鼻咽喉科学［M］．北京：中国中医药出版社，2021.
［60］刘蓬．中医耳鼻咽喉科学［M］．北京：中国中医药出版社，2016.
［61］刘蓬．中医耳鼻咽喉科学［M］．北京：中国中医药出版社，2021.
［62］阮岩，田理．中医耳鼻咽喉科学［M］．北京：人民卫生出版社，2022.
［63］陈立典．中医康复学［M］．北京：中国中医药出版社，2019.
［64］王瑞辉．冯晓东．中医康复学［M］．北京：中国中医药出版社，2017.
［65］施洪飞，方泓．中医食疗学［M］．北京：中国中医药出版社，2016.
［66］章真如．肝胆论［M］．武汉：湖北科学技术出版社，1986.
［67］任继东．实用中成药新编［M］．济南：山东科学技术出版社，1998.